보다 나은 총의치를 위한
총의치 제작의 단계별 검사할 사항들

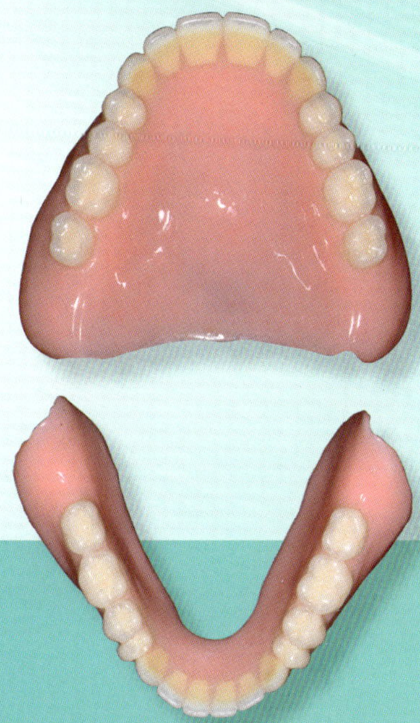

보다 나은 총의치를 위한

총의치 제작의 단계별 검사할 사항들

이 청 희

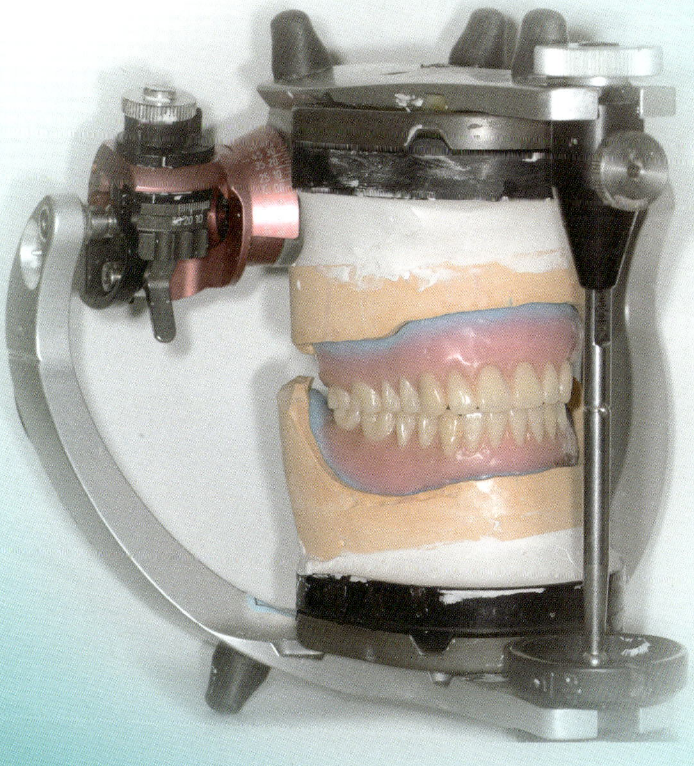

dh 대한나래출판사

DaehanNarae Publishing, Inc.

#1507 SK V1 Tower
Younmujang 5 gagil 25, Sungdong-gu,
Seoul 04782, Korea
TEL: +82-2-922-7080
FAX: +82-2-922-0841
E-mail: nrpub@naver.com
Website: www.dhpub.com

보다 나은 총의치를 위한 총의치 제작의 단계별 검사할 사항들

발행일 2018년 10월 25일
저자 이청희
발행인 최용원
편집디자인 박영화
표지디자인 박영화
발행처 **대한나래출판사** (등록 제2012-000051호/1994.6.10)
주소 서울시 성동구 연무장 5가길 25 (성수동 2가 315-61) SK V1 Tower 1507호
전화 (02) 922-7080
팩스 (02) 922-0841
이메일 nrpub@naver.com
홈페이지 www.dhpub.com

ISBN 978-89-5741-619-8

정가 70,000원

저자 약력

이 청 희

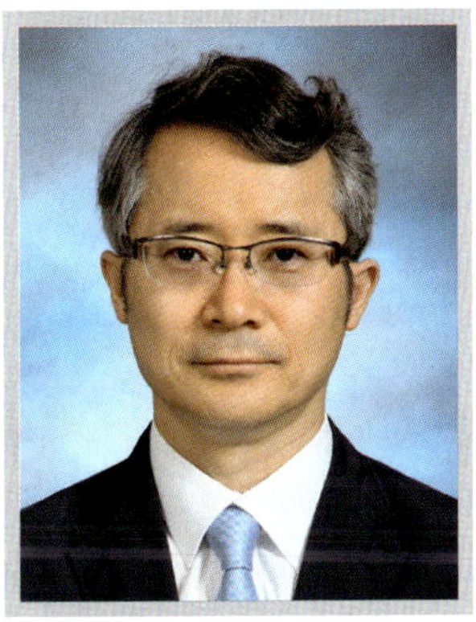

경북대학교 치과대학 졸업

경북대학병원 치과보철과 수련

경희대학교 치과대학 박사

UCLA대학 악안면보철학교실 방문교수 및 수련

경북대학교 치과대학 치과보철학교실 교수

인 사 말

임플란트가 처음 개발될 때 하악 무치악 환자의 치료의 어려움 때문이었다고 하니 총의치 치료는 누구에게나 다 어려운 것 같습니다. 우리는 치과의사로서 무치악 환자에게 즐거운 식사를 통한 신체적 건강과 정서적 행복감을 회복시켜 줄 수 있는 기술과 능력을 가졌다는 점에서 대단한 자부심을 가져도 좋다고 생각합니다.

임플란트가 총의치 환자에게 성공적으로 적용되면서, 총의치는 점차 사라질 것으로 예상하는 분들도 있었지만, 임상적으로 사용하면서 알게 된 임플란트의 한계와 그리고 다양한 임플란트 피개의치를 성공적으로 적용하면서 전통적인 총의치의 개념과 적용 원리가 여전히 무치악 환자의 진료를 위하여 꼭 필요하다는 것을 확신하고 있습니다.

이러한 무치악 환자의 치료에 대한 책에는, 학생 때 총의치가 무엇인지도 잘 모르면서 배웠던 이전의 Boucher 책에서부터 현재의 총의치학교수협의회에서 제작한 '무치악 환자를 위한 보철치료'라는 책까지, 그리고 제가 항상 가슴으로 존경하는 훌륭한 교수님들과 임상대가님들의 총의치에 관한 책들이 있습니다. 여기서 저는 항상 우물에서 물을 구하듯 갈증을 해소하여 왔습니다.

좋은 총의치 관련 책에서 많은 정보를 얻고 또 총의치 환자를 치료하면서, 좀 더 임상가들의 입장에서 쉬우면서 총의치 치료를 좀 더 좋게 할 수 없을까하는 생각을 하게 되었습니다. 즉 이론에 관한 내용은 이미 배웠고 또 교과서를 참조하면 되고, 또 기공에 관한 것은 기공사에게 맡기면서, 우리 임상가들은 자신이 하여야 할 것만 효율적으로 체크만 잘하면 힘들이지 않고 의치를 더 좋게 만들 수 있지 않을까 생각했습니다.

그래서 제가 이러한 주제로 수년간 강의하고 기고한 것에 좀 더 보충하여 책으로 내게 되었습니다. 이미 많은 임상가님들께서 훌륭한 치료를 하고 계신 상황에서 사실 더 특별한 것도 없겠지만 제가 총의치 치료할 때 생각하고 check하고 우리 기공사에게 지시하는 것을, 우리 전공의 선생님들이 총의치를 제작하면서 어려워하거나 서툰 단계를 보고 가르쳐주면서 느낀 점을, 왜 그렇게 해야하는지 그 이유를 곁들여서 가능한 쉽게 설명하는 방법으로 하였습니다.

무치악 환자를 진료하는데 심리적 부담이 되시거나, 열심히 의치를 제작하였으나 좀 부족하다고 아쉬워하시는 열정적인 임상가님들에게 조금이나마 도움이 된다면 저는 너무 행복하겠습니다. 첫 숟가락에 배부를 수는 없을 것입니다만, 임상가님들이 배우고 알고 있는 이론에다가 tip을 더하여 조금만 더 단계별로 검사를 잘 한다면 제작되는 의치는 점차적으로 좋아져서 많은 환자에게 기쁜 선물이 될 것이라고 확신하는 바입니다.

외람되지만, 총의치 진료에서 가장 중요한 것은 진료의사의 정성이라고 생각합니다. 총의치의 이론은 대체적으로 다 알고 있으니, 단지 정성을 다해 열심히 만들어야지 하는 마음이 진료의 차이를 주는 것이 아닌가 생각합니다. 다음으로 필요할 것은 반조절성 교합기라고 생각합니다. 교합기가 없었다면 내가 어떻게 총의치를 만들었을까? 를 생각하면 교합기가 문제를 해결하는 열쇠인 것 같습니다.

우리는 환자를 위해서 존재한다고 생각합니다. 조금 힘들고 가끔은 한계를 느끼기도 하지만, 환자의 환한 웃는 모습을 위하여 힘쓰시고 계시는 많은 임상가들에게 축복을 기원합니다.

끝으로 항상 총의치에 대한 열정으로 많은 영감과 가르침을 주시는 총의치교수연합회의 선배교수님들에게 감사드립니다.

2018. 8

저자 이 청 희

목 차

제 1 장

도입

먼저 총의치 제작을 시작하기 전에 다음과 같은 환자를 한번 검토해 보겠습니다(그림 1-1). 보는 바와 같이 상악은 총의치를, 하악은 국소의치를 하였는데 사용한 지 오래 되었고, 42번 치아도 발치 되어 불편하여 새로 의치를 하기 위해 내원하였습니다.

A

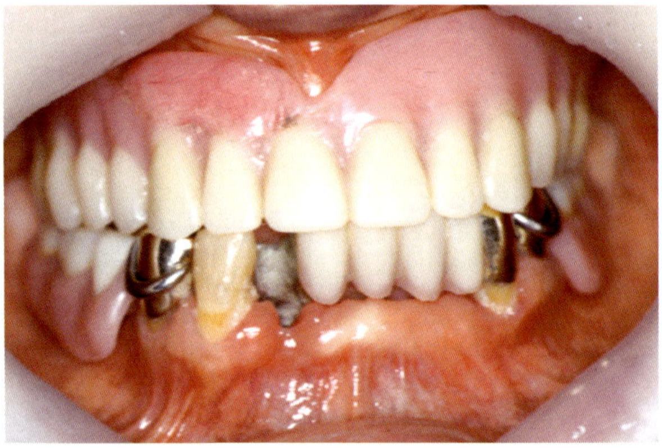

구의치 장착 전면사진

B

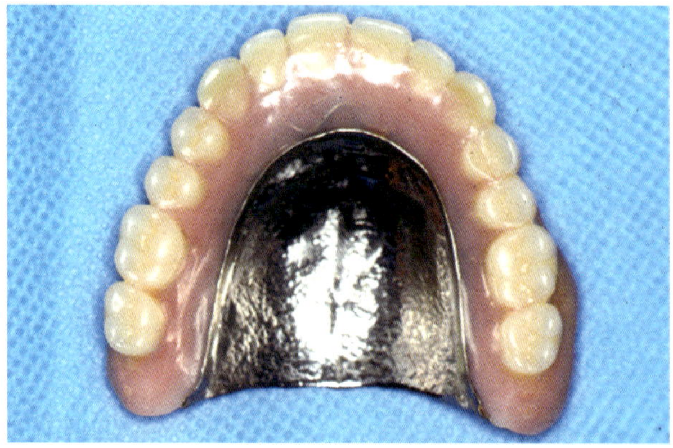

상악 총의치 교합면

C

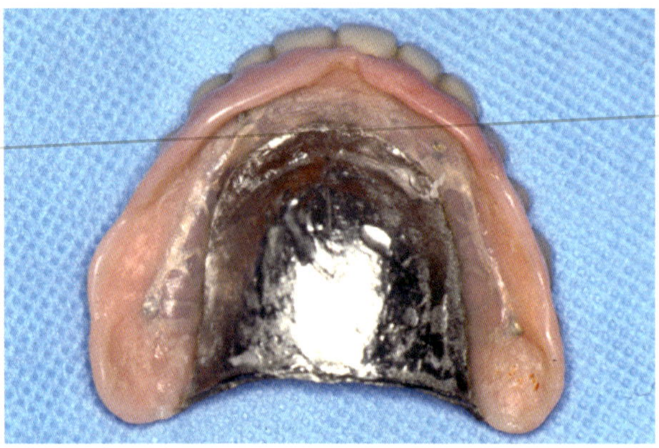

상악 총의치 인상면

D

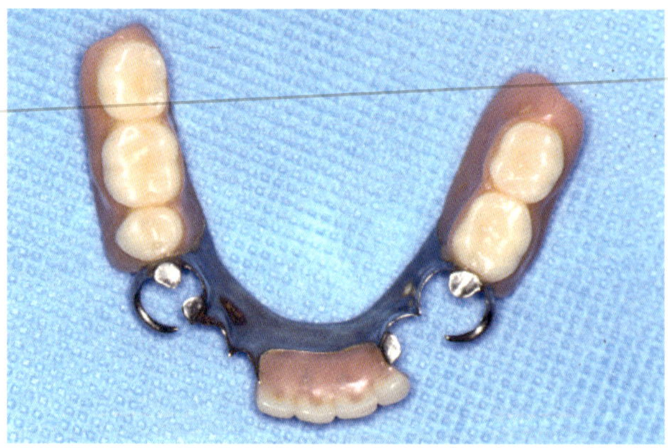

하악 국소의치 교합면

E

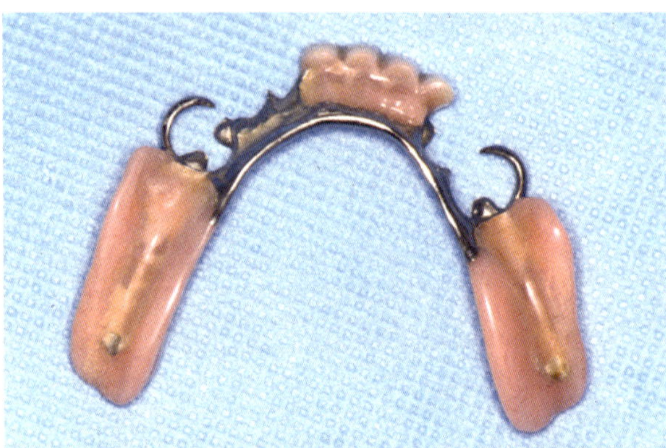

하악 국소의치 인상면

그림 1-1. 불편감으로 내원한 환자의 구의치

환자의 구강상태는 발치 이외는 큰 문제가 없는 듯하여 구의치를 검사하였습니다. 상악 총의치는 큰 문제는 없으며 단지 치아가 많이 마모되고 전방 우측 의치상연이 파절되어 새로 고친 흔적이 보이며(그림 1-1. A & B), 하악 국소의치는 치아가 발치된 부위와 후방무치악부위의 의치상 형태가 일반적인 형태에 비하여 좀 작은 형태를 갖고 있는 것을 볼 수 있습니다(그림 1-1. D & E). 이렇게 상악 총의치와 하악 국소의치를 제작할 경우에는 모두 알다시피 성공률이 매우 좋고 환자들이 잘 사용하므로 오랜 기간 내원하지 않는 경우가 많습니다. 일단 이런 환자가 오면 새로 제작해도 문제가 없으나, 사정상 구의치를 사용할 수 있으면 조정하여 사용하기로 환자 보호자와 결정하고 구의치를 검사하였습니다.

상악은 총의치이므로 서작 등의 힘에 하나의 교합면으로 움직이는 반면에, 전통적인 후방연장 국소의치는 자연치의 교합면과 국소의치의 교합면이 두 개로 분리되어 저작할 때 따로 움직인다는 것입니다. 전통적인 치아지지형 국소의치(Class Ⅲ, Ⅳ)의 경우에는 예후가 매우 좋고 무치악부에 흡수도 거의 일어나지 않는 경우도 매우 많으나, 전통적인 후방연장 국소의치의 경우에는 예후가 좋지 않고 잔존 치조골 흡수도 심하여 자주 이장을 해야 하는 이유가 여기에도 있다고 생각합니다. 그래서 하악의 이장 필요성을 알아보기 위하여 후방 무치악부위를 손가락으로 눌러서 전방의 레스트(간접유지장치)가 레스트 시트에서 탈락되는지를 확인합니다(그림 1-2). 그림 1-2에서는 의치가 전후방으로 까딱까딱하고 움직이고 있습니다(잘 안 보입니다만).

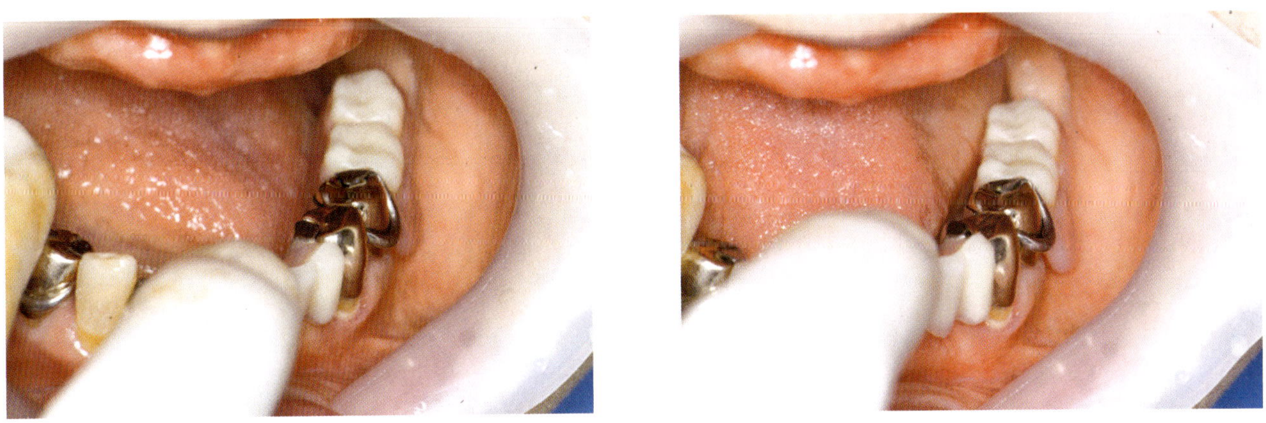

A 레스트와 시트 사이 공간

B 공간이 보이나요?

그림 1-2. 레스트와 레스트 시트 사이의 공간검사; 전후로 움직입니다.

공간이 있는 것을 확인한 후 이장을 결정하였습니다. 이장은 바로 조직조정제를 적용할 수도 있으나 변연이 적절히 연장되지 않아 조직조정제가 두꺼우면 변형이 될 수 있고 또 적절한 힘도 들어가지 않기 때문에 더 좋은 변연의 연장과 형태를 얻기 위해 잔존치조제에만 조직조정제를 적용한 다음(그림 1-3)-인상채득 중 의치가 하방으로 움직이는 것을 예방하기 위함-, 다시 제위치시켜서 pick-up법으로 알지네이트 인상을 채득하여 석고를 부어 모형을 완성하였습니다(그림 1-4).

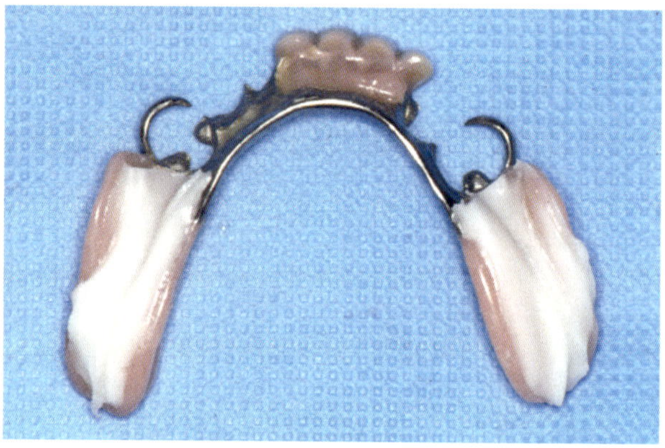

그림 1-3. 내면만 조직조정제로 이장

A

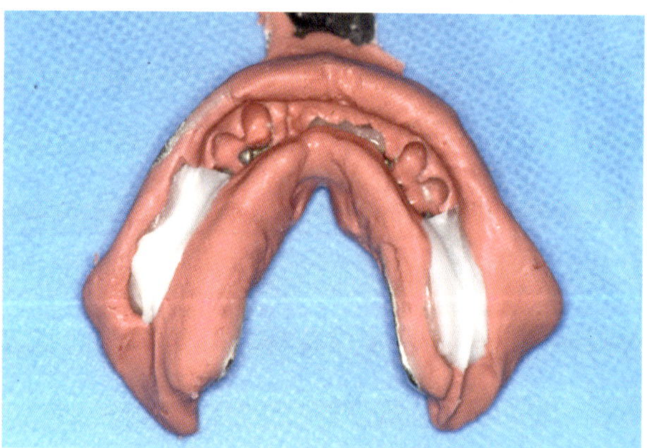

Pick-up 인상채득

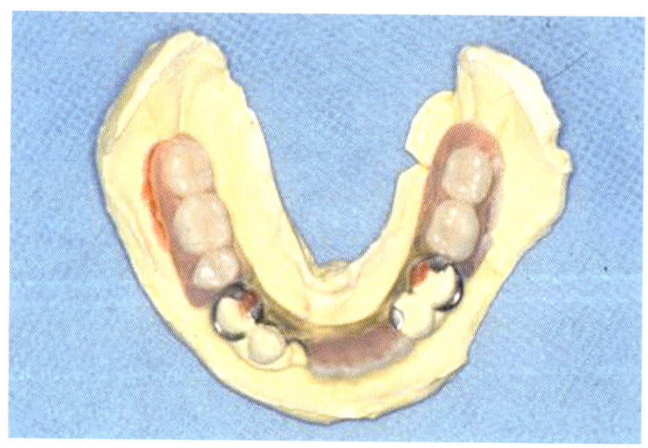

B

제작된 모형

그림 1-4. Pick-up 인상과 제작된 모형

만들어진 모형에서 발치된 42번 치아도 레진으로 고정시키고, 의치상의 확장이 가능한 부위만큼 직접온성용 레진으로 의치상을 확장합니다(그림 1-5. A & B). 이때 내면이나 변연의 1mm 정도는 조직조정제로 이장될 것이므로 너무 내면을 잘 맞게 만들 필요는 없으며 단지 짧은 변연부위에 조직조정제를 지지할 정도의 레진이 있으면 될 것입니다. 조직과 접촉할 수 있는 부위와 변연(공간이 1-2mm), 그리고 거친 부위를 먼저 조정합니다(그림 1-5. C). 그리고 위에서 설명한 것처럼 하악에 이장을 위한 조직조정제 인상을 채득하고, 상악에는 이장할 부위인 비금속부위에 조직조정제를 올린 후 이장을 위한 인상을 채득하였습니다(그림 1-6).

많은 원장님께서 아시겠지만 이때 매우 중요한 것이 하나 있는데 조직조정제를 적용할 때 교합을 시키면 안 된다는 것입니다. 국소의치에서는 매우 드문 경우에 일부러 교합을 시키는 경우도 있지만(총의치에서는 아주 자주 합니다), 이때 교합을 시켜서 이장을 위한 인상을 채득하면 이장이 필요없

A

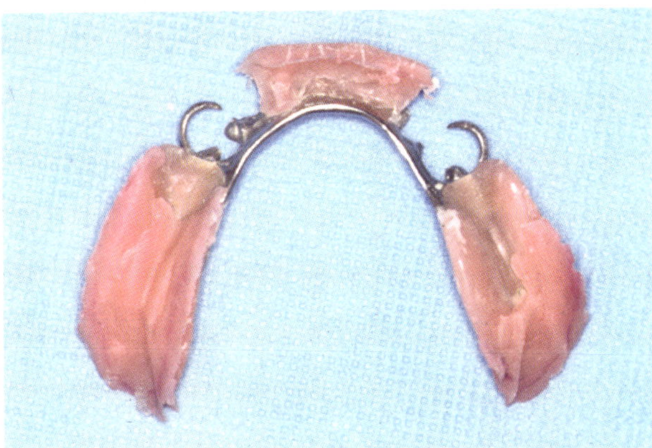

직접온성레진으로 변연부를 연장함(인상면)

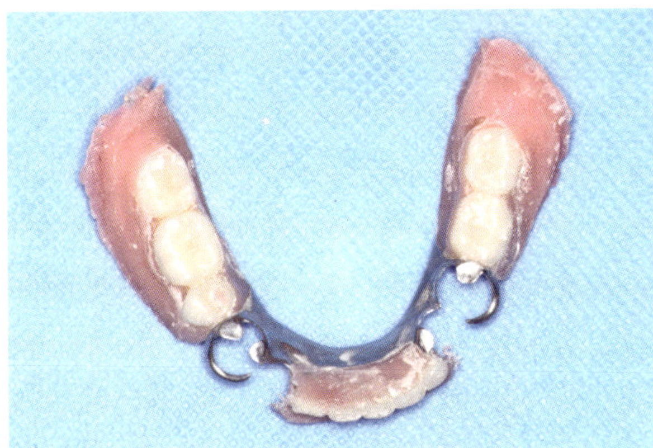

B

직접온성레진으로 변연부를 연장함(교합면); 42번 인공치아도 고정합니다.

C

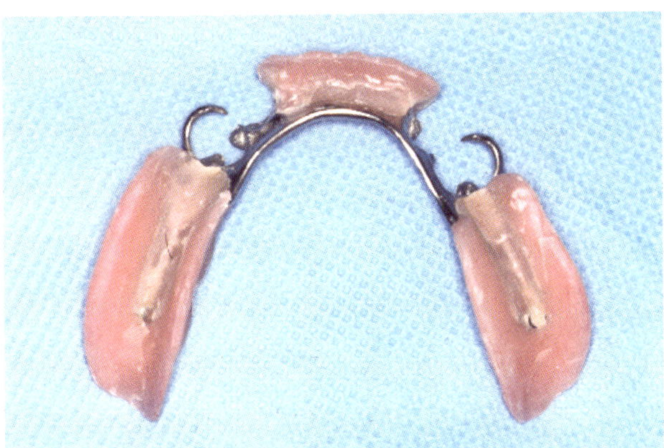

거친 면을 조정함(인상면)

그림 1-5. 제작된 모형에서 직접온성레진으로 임의로 예상되는 변연으로 연장하고 조정함.

는, 치조제와 아주 잘 맞아 조직조정제가 거의 없는 형태로 인상이 나온다는 것입니다. 교합으로 의치상이 눌려서 나오기 때문이죠. 즉, 교합관계가 완전하다는 전제가 있어야 가능한데 앞에서 이야기한 것처럼 후방연장 국소의치에서는 교합면이 2면으로 형성되어 후방의 교합관계는 깨져 후방무치악의 불편감을 주기 때문에 오랜 기간 사용한 경우 현재의 교합을 이용하는 것은 실패할 가능성이 거의 100%라고 생각합니다. 실제로 임상에서 한번은 교합시키고, 한번은 교합을 시키지 않고 채득해서 비교해보면 그 차이에 놀라게 될 것입니다. 그래서 이장을 위한 인상을 채득할 경우 교합이 안 되게 입을 벌리고 금속레스트(직접유지장치의 레스트와 간접유지장치의 레스트 모두)를 레스트 시트에 정확히 위치시킨 상태에서 채득하는 것이 매우 중요하다고 생각합니다. 여기서는 아니지만 몇 일 사용한 경우에 조직조정제의 면이 거칠어진 경우에는 그 위에 흐름이 좋은 실리콘 인상으로 얇게 채득할 수 있으나 하지 않아도 큰 문제는 없는 듯합니다.

하악에서 후방무치악부위에 두꺼운 조직조정제 두께를, 반대로 전방에는 공간이 많지 않은 것을 볼 수 있으며, 상악에서는 금속상에는 이장이 어려우므로 금속상에 인상재가 들어가지 않거나 아주 얇게 되도록 주의하여 채득–교합하지 않고–하였습니다(그림 1-6). 여기서 상악 구치부에는 인상재가 얇고 전방부위가 좀 더 두껍게 채득되었으며 하악 후방부위에 비하여 두껍지 않다는 것을 보여줍니다.

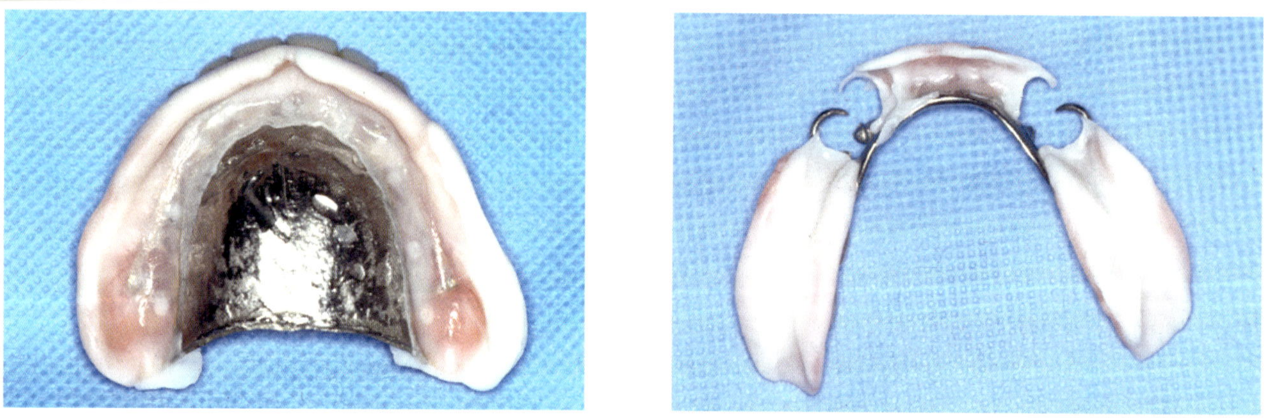

A 상악 구의치의 이장을 위한 조직조정제 인상

B 하악 구의치의 이장을 위한 조직조정제 인상

그림 1-6. 조직조정제로 이장을 위한 인상채득

이렇게 채득된 이장을 위한 조직조정제 인상을 이용하여 통상적인 방법으로 기공실에서 직접 온성레진으로 이장을 하였습니다(그림 1-7). 그리고 구강 내에서 교합을 시키지 않은 상태에서 PIP(pressure indicating paste)를 사용하여 내면 검사를 하였는데 매우 적절히 잘 적합하는 것을 볼 수 있습니다(그림 1-8).

A

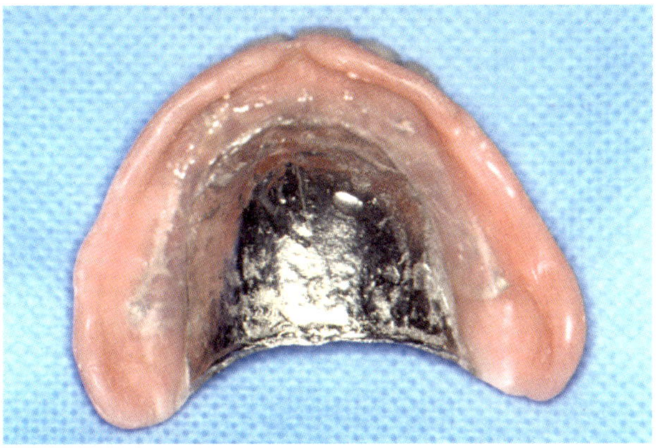

이장된 상악 구의치

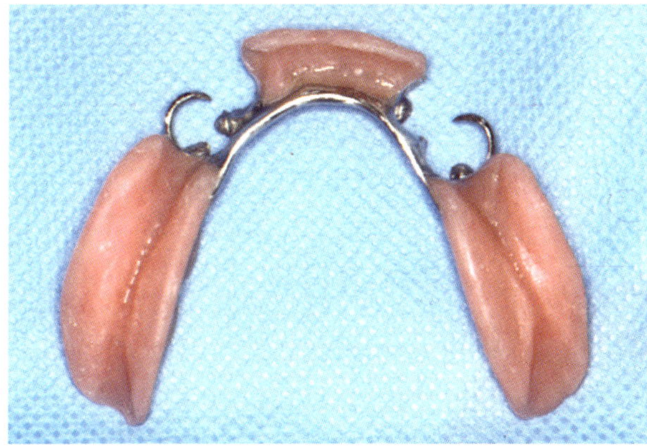

B

이장된 하악 구의치

그림 1-7. 간접법으로 이장된 구의치

A

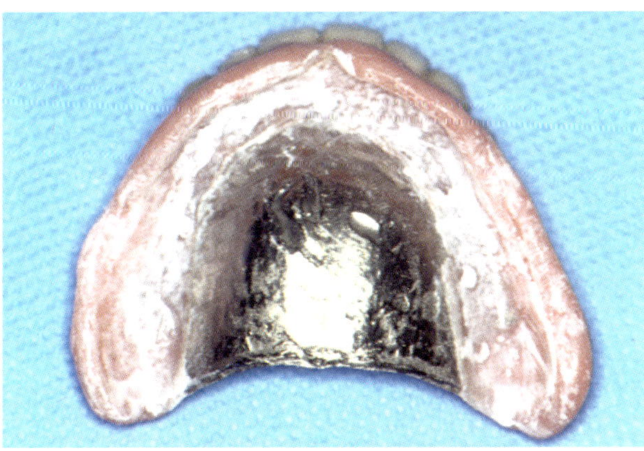

이장된 상악의치의 구강 내 적합검사

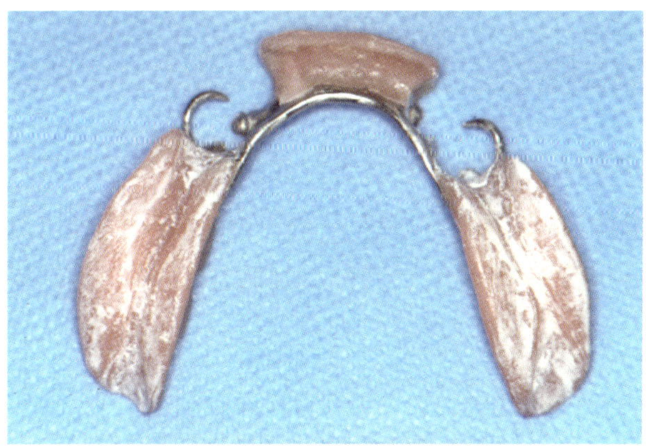

B

이장된 하악의치의 구강 내 적합검사

그림 1-8. 이장된 구의치의 구강 내 PIP 적합검사

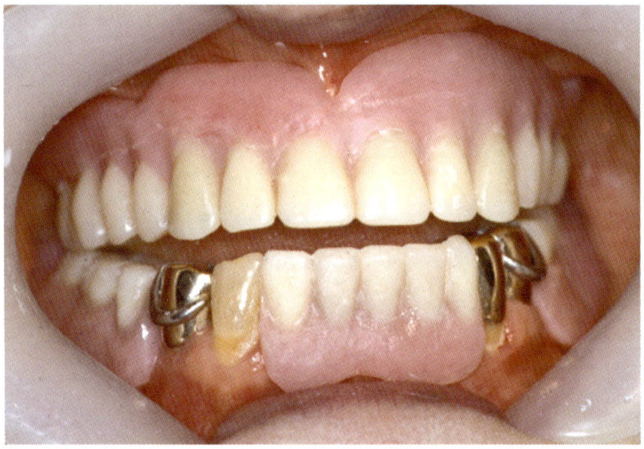

그림 1-9. 이장된 의치를 바로 장착한 모습 (심한 개교합을 보여줌)

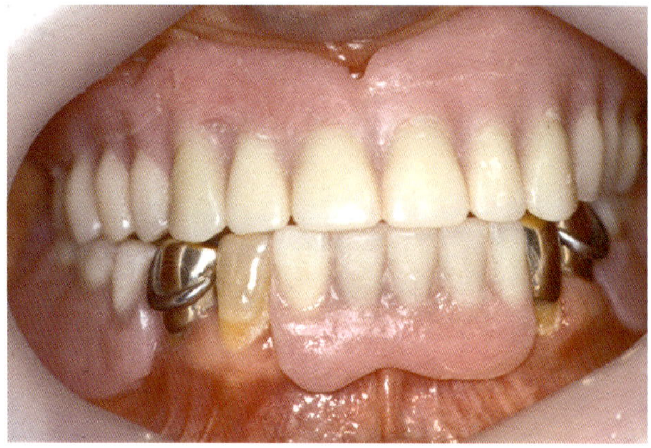

그림 1-10. 구강 내에서 심한 교합오차를 일차적으로 조정함

그 이장된 의치를 구강 내에 장착시켜 교합을 시켜보았습니다. 그림 1-9에서 보는 것처럼 매우 심한 개교합을 나타내고 있습니다. 어떻게 이런 결과가 나타나게 되었을까요?

처음부터 하악의치의 무치악부가 치조제에 잘 적합되었다면, 오랜 동안 의치를 사용하면서 자연치가 있는 하악 소구치와 견치부위는 상악 전방에 하중을 가하고, 상악의치는 전방이 눌리면서 후방은 하악 후방의치를 눌러서 하악 후방연장부에 치조골 흡수가 심해졌다고 생각합니다. 그렇더라도 너무 심하여 이는 하악의치를 처음 장착할 때도 후방부위가 적절하게 치조제에 잘 적합하지 않아서 안 맞은 상태에서 교합을 조정하여 주었고-실제적으로 교합력이 가해지면 하악 무치악부는 눌려지는데 후방부위만 치조제에 닿고 무치악부의 전방부위는 닿지 않는 상황이죠- 환자는 워낙 무던한 분이시고, 또 적응하기 좋은 상황이라 거기에 적응하지 않았나 상상해 봅니다.

구강내에서 하는 교합조정은 절대적으로 반대하지만 이렇게 심한 경우에는 여러번 교합기에 거상해야 하기 때문에 구강내에서 심한 교합조정을 먼저하고 세밀한 조정은 교합기에서만 하게 되겠습니다.(11장에서 자세히 설명되어 있습니다.)

하여튼 너무 심한 상황이라 먼저 구강 내에서 심한 교합오차를 좀 조정하였습니다(그림 1-10).

그런 다음 교합기에 clinical remounting을 하기 위하여 먼저 안궁이전을 먼저 하고, 악간관계를 채득하고 하악은 pick-up 알지네이트 인상을 채득하여 모형을 제작하였습니다(그림 1-11. A, B & C). 그리고 교합기에 거상한 후(그림 1-11. D & E), 치아의 관계가 좋지 않고 치아가 많이 마모된 상황이어서 간단히 교합조정을 하였습니다. 인공치아 때문에 더 이상 할 수가 없어서 간단히 하였습니다(그림 1-12). 다음 약속날 환자가 내원하여 환자에게 장착하였습니다(그림 1-13). 환자는 다음 검사에서 불편한 것이 하나도 없다며 잘 사용한다고 하였습니다. 몇 년 후에 환자의 보호자를 만날 기회가 있었는데 잘 사용하고 계신다는 애기를 전해 들었습니다.

A 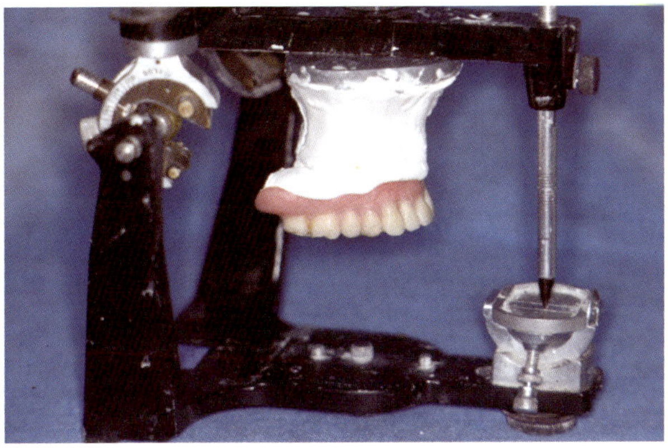

상악의치의 교합기 거상

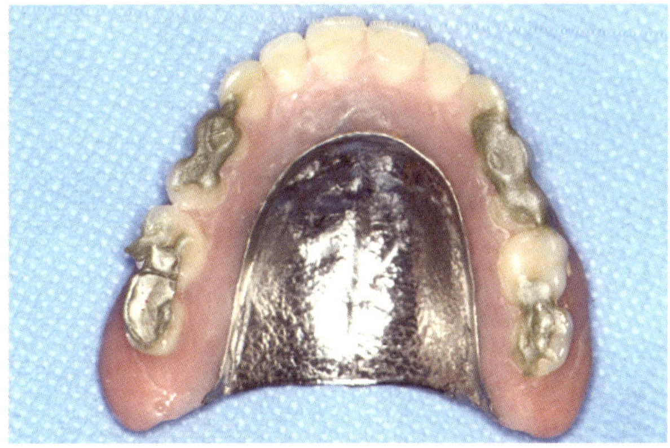 B

알루왁스를 이용한 구강 내 악간기록의 채득

C 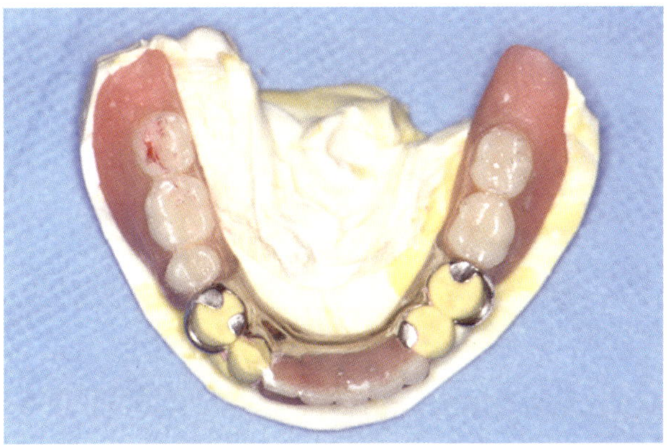

하악은 Pick-up 인상을 얻어 모형을 제작

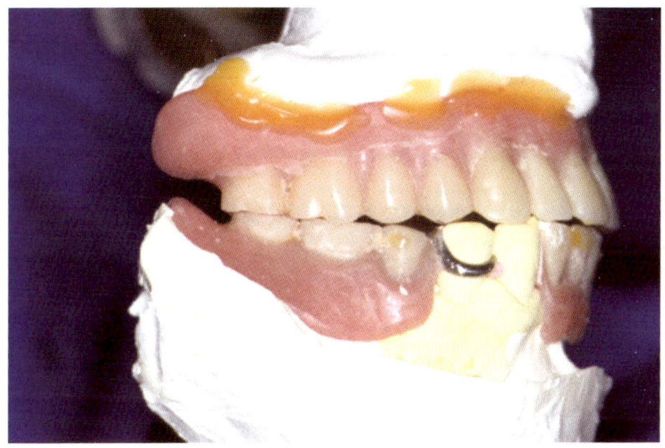 D

상하악 의치의 교합기 거상(우측)

E 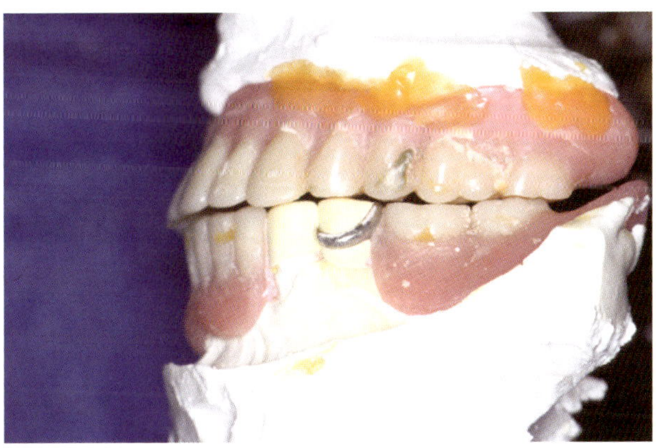

상하악 의치의 교합기 거상(좌측)

그림 1-11. 이장된 구의치의 교합기 거상

A

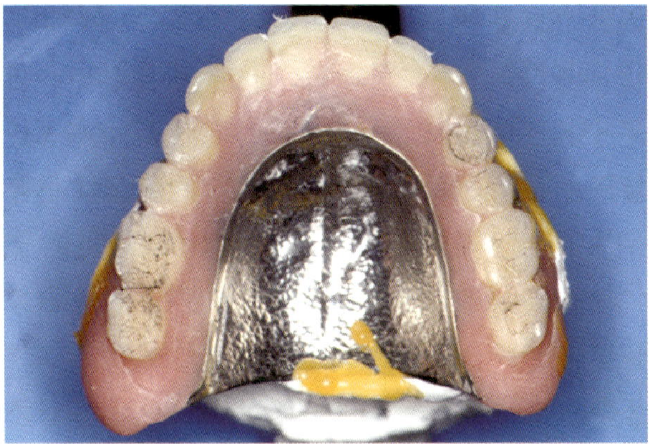

교합조정 후 상악의치 교합면

B

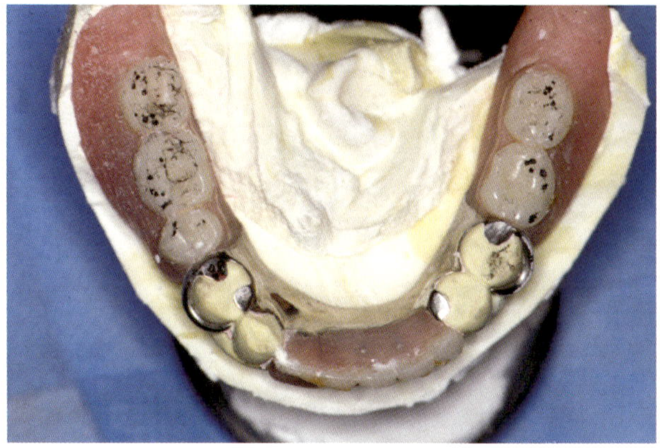

교합조정 후 하악의치 교합면

그림 1-12. 이장된 구의치의 교합조정

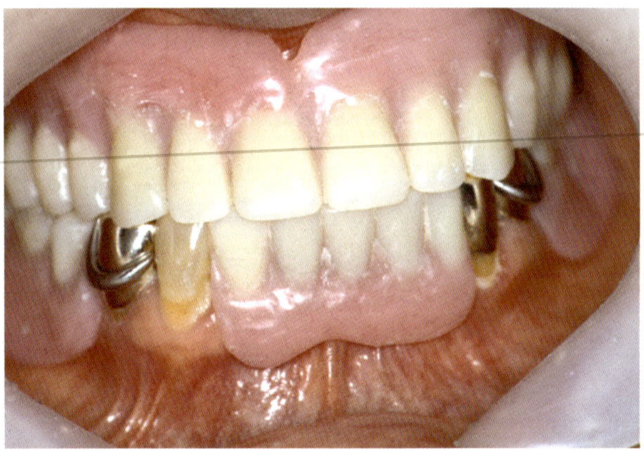

그림 1-13. 교합조정된 의치를 구강 내에 장착함

다른 환자의 경우를 한번 더 보도록 하겠습니다. 개인의원에서 상악의치는 구의치를 그냥 사용하고 하악의치만 새로 하였는데, 환자가 잘 사용하지 못하여 의뢰된 환자입니다(그림 1-14). 상악의치는 구의치라서 인공치아도 좋지 않은 레진치아이며 형태 등이 문제가 많아서 새로 하는 것이 좋을 듯하나(그림 1-14. A & B), 원장님이 마음이 좋아서 환자가 원하는 대로 하악의치만 새로 한 것으로 보입니다(그림 1-14. C & D). 저는 가능한 이러한 경우를 피하려고 상하 의치를 같이 하도록 강력히 권합니다만, 의뢰된 환자인 관계로 먼저 문제를 해결해 보았습니다.

A

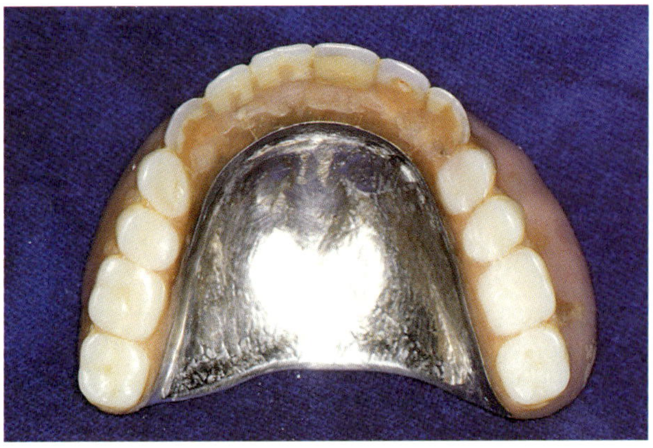

상악 구의치 교합면

B

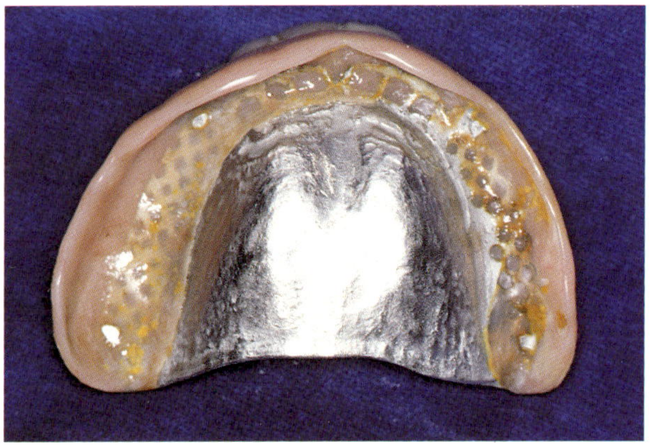

상악 구의치 인상면

C

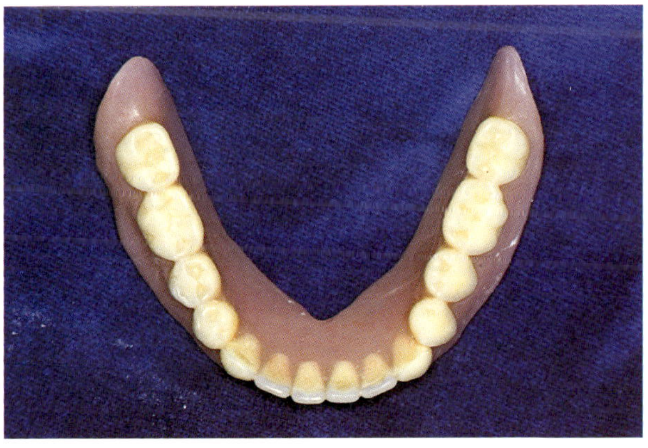

하악 새 의치의 교합면

D

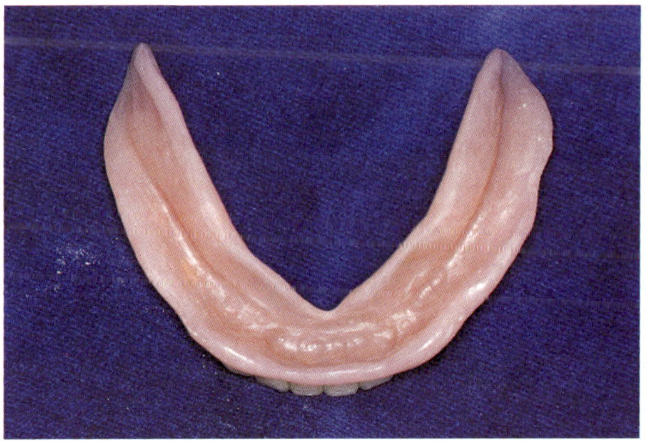

하악 새 의치의 인상면

그림 1-14. 의뢰된 총의치 환자의 상악 구의치와 하악 새 의치

일단 하악만 새로 조정해야 하므로 하악 의치를 검사하였습니다. 하악 변연의 확장이 구치부협측과 설측은 저연장되었고 전방 순측은 과연장된 것으로 보여서 전방부는 삭제하고 후방부는 치아색 레진(임시치아를 만들 때 사용하는 레진)으로 변연 형성하듯이 구강내에서 연장하였습니다(그림 1-15. A). 내면을 좀 삭제하고 조직조정제로 이장을 하였습니다(교합을 시키지 않았습니다)(그림 1-15. B). 조직조정제가 좀 굳은 후(최소 약 10분 이상) 구강에서 제거하여 과량의 조직조정제는 제거하고 상하 악간관계를 채득하고 교합기에 거상하였습니다. 교합조정을 하였으나 중심위 교합만 맞추고 측방운동에서는 작업 측만 유도면이 형성되게 하였습니다(균형 측은 인공치아 형태 등의 문제로 불가능)(그림 1-15. C & D). 교합기에서 조심스럽게 제거한 후 환자에게 며칠 사용하게 하였습니다. 다음 내원에 환자가 편하게 사용하였다고 하여(그림 1-15. E), 이전에 있던 조직조정제를 제거하고 새로 조직조정제로 이장한 다음(교합한 상태로 환자가 30분 정도 사용하게 한 후)(그림 1-15. F), 간접법으로 영구 레진으로 이장하여 환자에게 장착하였습니다(그림 1-15. G & H). 다행히(^^) 이 환자는 다시 병원에 오지 않았습니다.

A

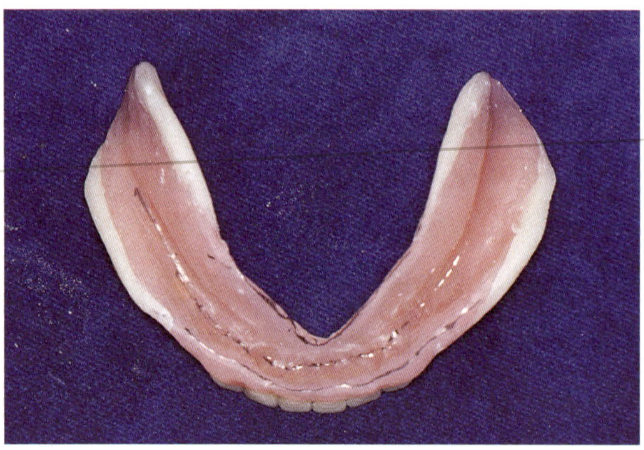

임치치아용 레진으로 변연연장하고 변연이 조금 짧도록 삭제함

B

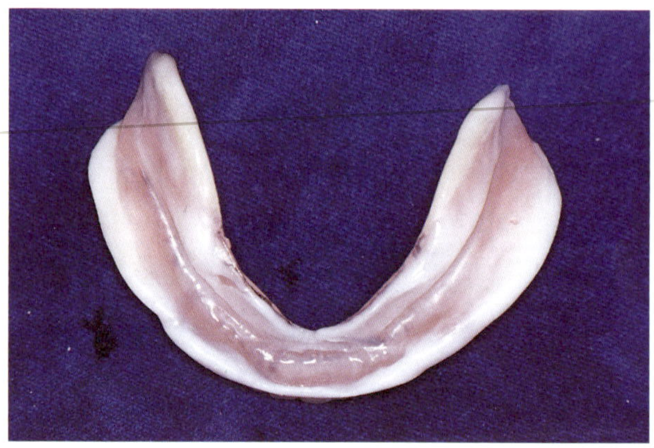

조직조정제로 이장

C

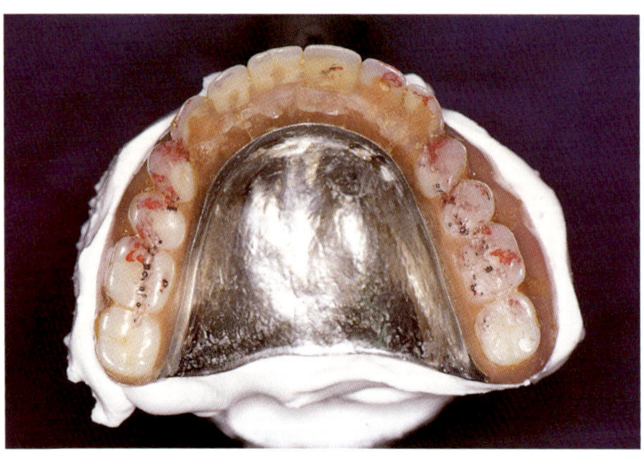

악간관계를 채득하여 교합기 거상 후 교합조정한 모습(상악)

D

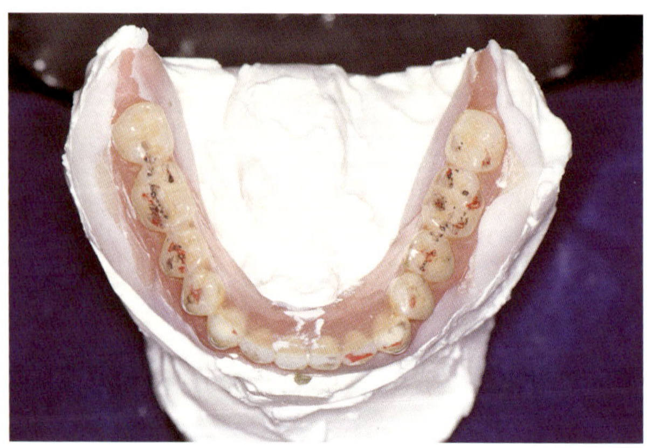

악간관계를 채득하여 교합기 거상 후 교합조정한 모습(하악)

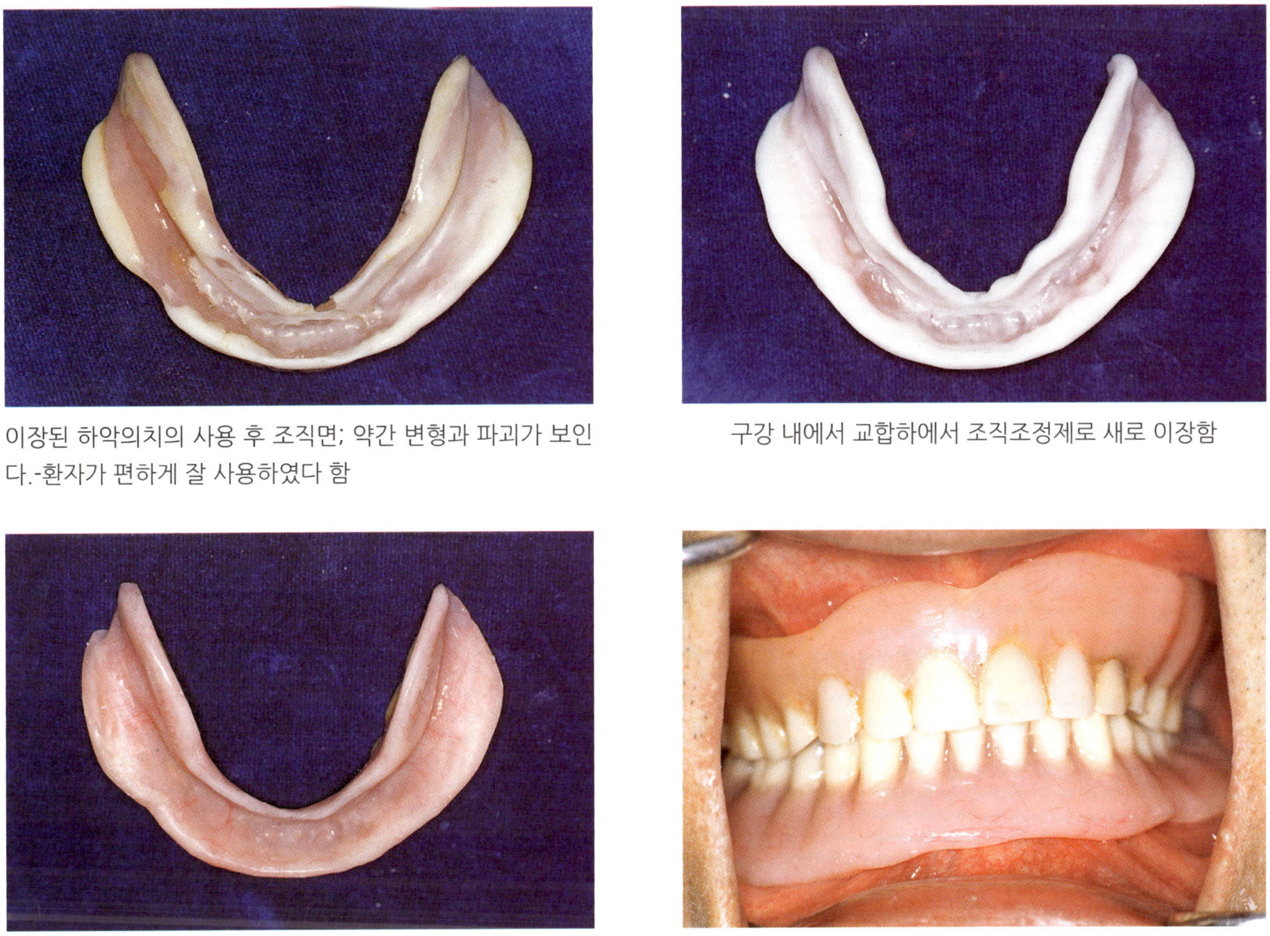

E

이장된 하악의치의 사용 후 조직면; 약간 변형과 파괴가 보인다.-환자가 편하게 잘 사용하였다 함

F

구강 내에서 교합하에서 조직조정제로 새로 이장함

G

간접법으로 영구레진으로 이장한 의치 조직면

H

구강 내 장착된 모습-그 후 환자는 내원하지 않았습니다.

그림 1-15. 하악 새 의치의 이장 및 교합조정

이러한 환자들을 보면, 의치는 제작하려는 의치의 3가지 면(인상면, 교합면, 연마면) 중에서 인상면을 잘 제작하여(인상을 잘 채득해야 한다는 것) 의치상의 안정성을 얻은 다음, 교합면을 조화롭게 잘 제작하고 조정하여(clinical remounting을 해야 한다는 것) 교합에서 올 수 있는 불안정성과 간섭을 가능한 없도록 노력하는 것이라는 생각이 들었습니다. 즉 인상과 교합이라고 크게 나눌 수 있겠는데요. 즉 좋은 인상으로 의치상의 안정성을 얻고 잘 조화된 교합으로 교합 안정성을 얻으면 성공 할수 있다는 생각이 들었습니다.

제 2 장
예비인상

환자가 내원하고 상담한 후에 총의치를 제작하기로 결정했다면 처음으로 우리가 해야 할 것은 구강 내 검진입니다. 구강 내 검사에서 잔존 치조제가 좋은가? 변연을 결정할 전정부도 살펴보고, 의치 유지와 지지에 방해할 가동성 조직이 있는지 등을 검사합니다. 검사에서 이러한 것들을 확인하는 것이 중요하며 문제가 있을 것 같으면 해결책을 찾아야 되겠죠(여기서 다루지는 않겠습니다). 이러한 검사에서 문제가 없다면 다음 단계로 인상을 채득하면서 총의치 치료를 시작해야겠죠. 즉 의치의 완성에서 매우 중요한 역할을 하는 인상면을 완성하는 것입니다.

최종 인상을 얻기 위해서 모두 알다시피 우리는 예비인상을 먼저 채득하고 그 연구모형에서 개인트레이를 제작한 다음 최종인상을 채득하게 됩니다.

많은 사람이 총의치 인상은 쉽지 않다고 생각하는 것 같습니다. 쉽지 않은 것은 누구에게나 해당되는 것입니다. 예를 들면 3본 브릿지 지대치 인상을 얻는 것보다 더 많이 신경이 쓰이는 것은 사실이고 또 자연치 대합치 인상을 알지네이트로 얻는 것은 요령만 잘 알려주면 위생사도 잘하는 간단한 일인 것이죠. 이런 어려움의 차이는 3본 Br.에서는 해부학적으로 인상을 얻는 것(경조직의 인상으로 누가 채득하느냐에 따라 달라지지 않는다는 것)인데 반해 총의치에서는 연조직에 대한 인상으로 적용 개념에 따라 인상을 만들어야 가야 한다는 것(변연 연조직 인상으로 술자와 개념에 따라, 동일한 술자에서도 할 때마다 달라지는 것)입니다. 그래서 Br. 인상은 taking이라고 하고 총의치 인상은 making이라고 하죠. 모든 인상 단계, 단계 모두가 매우 중요하다고 생각합니다.

예비인상은 최종인상의 시작점으로 최종인상에 가장 큰 영향을 주는 것으로 가장 중요하다고 생각하고 있습니다. 특히 치주 흡수가 심한 환자에서는 매우 중요하겠습니다. 적절하게 채득하지 못한 예비인상은 다음에 어떤 방법을 사용해도 좋은 최종인상을 채득하는 것이 거의 불가능하다는 것입니다. 여기서 다시 생각해 보아야 할 예비인상의 목적은 '모든 필요한 해부학적 구조물을 포함한 조금 과연장된 모형을 얻는 것'입니다.

A

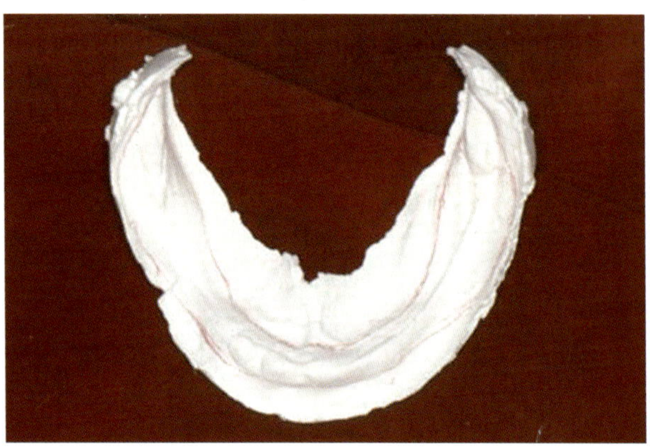

교합면

B

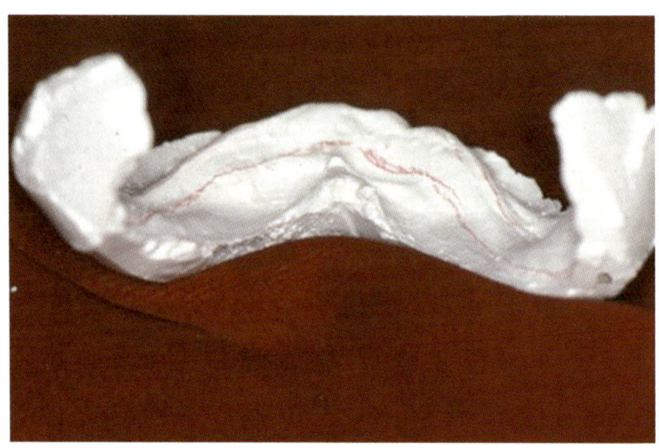

설측면

그림 2-1. 처음 제작된 1차 모형. 협측으로 연장도 부족한 것으로 보이며, 설측 연장은 매우 부족하게 보입니다.

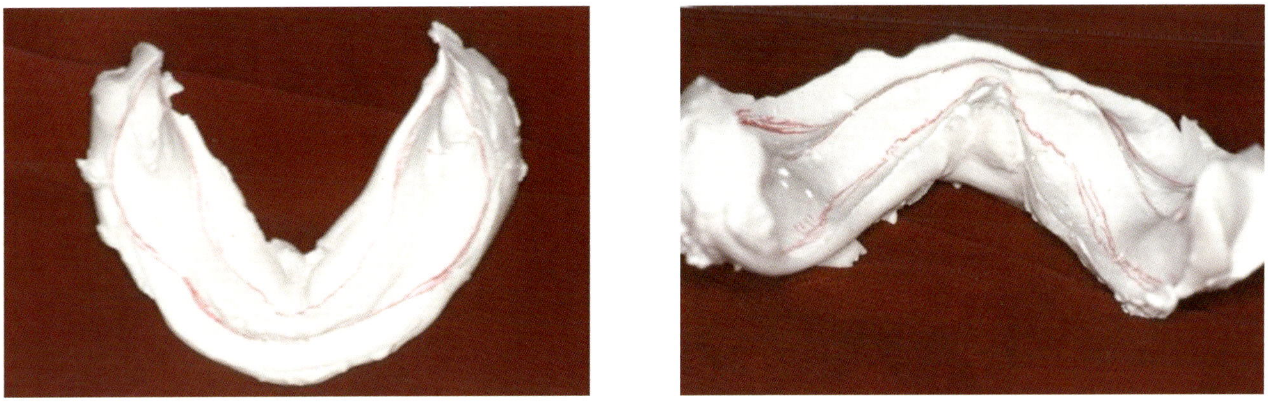

그림 2-2. 다시 제작된 1차 모형. 협측으로 연장도 충분한 것으로 보이며, 설측의 전정부위가 적절하게 나온 것을 볼 수 있습니다. 그림 2-1과 비교해 보면 큰 차이를 알 수 있습니다.

그림 2-1은 무치악 환자의 하악 예비인상을 채득한 모형입니다. 위에서 본 모형은 큰 문제는 없어 보이나 설측에서 본 경우는 설측 전정으로 인상이 나오지 못한 것을 볼 수 있습니다. 이러한 모형에서 개인트레이를 아무리 잘 만들어도, 또 어떤 훌륭한 치과의사가 인상채득해도 좋은 인상은 언감생심인 것이죠. 그림 2-2는 새롭게 다시 채득한 모형입니다. 이전의 모형과 비교해 보면 교합면에서 본 것을 비교해도 협측으로 충분히 연장되었고 설측으로는 우리가 원하는 설측전정의 모습이 나타나는 것 같습니다. 물론 약간 과연장되었겠지만요. 왜 이런 차이가 생길까요? 그 원인을 고심해 보고 제 나름대로 다음과 같이 원인을 간추려 보았습니다.

1) 기성 트레이의 형태가 적절하였는가?
2) 알지네이트를 적절한 점도로 사용하였는가?
3) 인상채득 중에 구강 주위조직을 가능한도 내에서 적절한 운동을 시켰는가?
4) 경화 동안 트레이를 제위치에 잘 유지하였는가?

기성트레이의 형태가 적절하였는가?

시중에 다양한 기성트레이가 공급되고 있습니다. 비슷할 것 같아 그냥 사서 사용하기보다는 좀 더 자세히 형태를 비교해 보는 것이 매우 중요합니다. 형태에 문제가 많은 것도 많습니다. 그림 2-3은 제가 주로 사용하는 기성 트레이입니다. 우리나라 사람의 형태를 기본으로 하여 제작되어서 우리 할머니와 할아버지에게 대부분 잘 맞는 것 같습니다. 즉 전후방으로 길지 않고 좌우로 좀 넓습니다. 그리고 구강 내 해부학적 구조물에 맞추어 잘 형성되어서 임상에 사용하기에 좋은 것으로 사료되고 또 잘 사용하고 있습니다. 그러나 총의치 환자의 악궁 형태는 매우 다양하기 때문에 다른 형태의 기성트레이도 가시고 있으면 좋을 것으로 생각합니다. 기성트레이를 선택하는 방법은 변연의 해

A
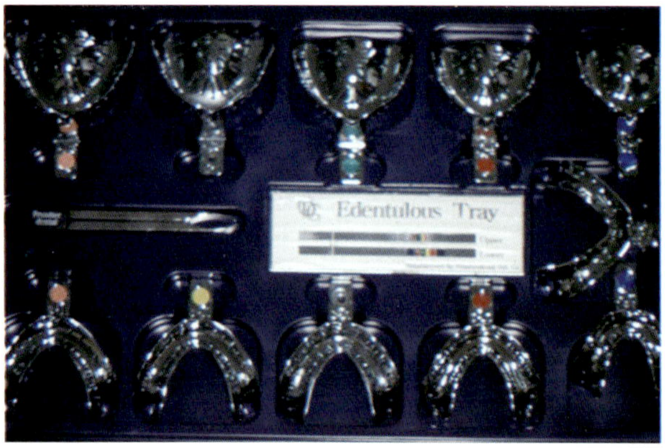

CDG 트레이

B
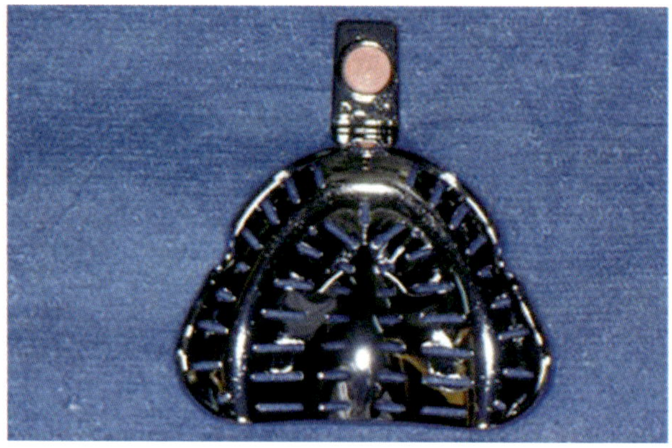
상악 트레이의 윗면

C
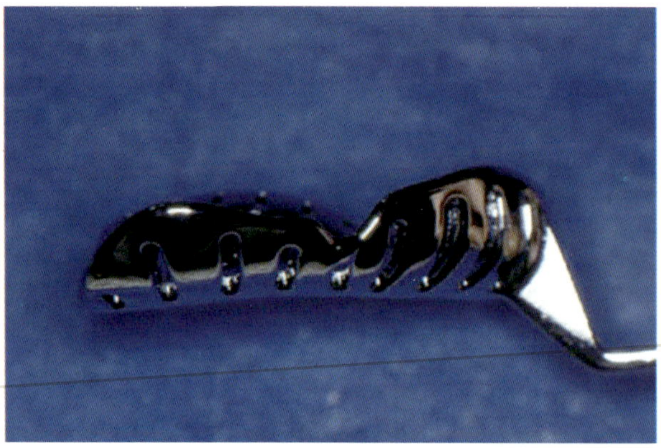
상악 트레이의 측면

D
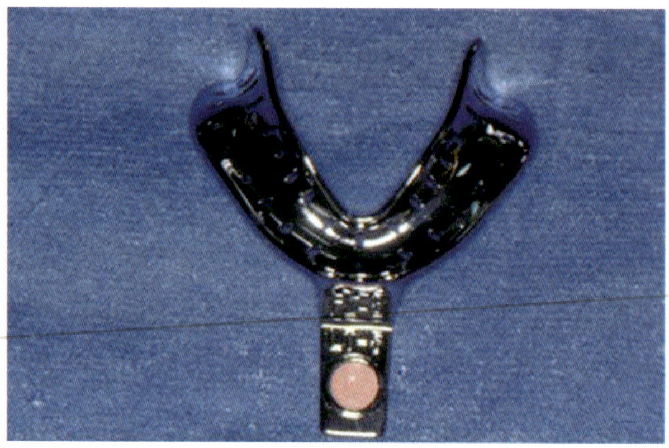
하악 트레이의 윗면

E
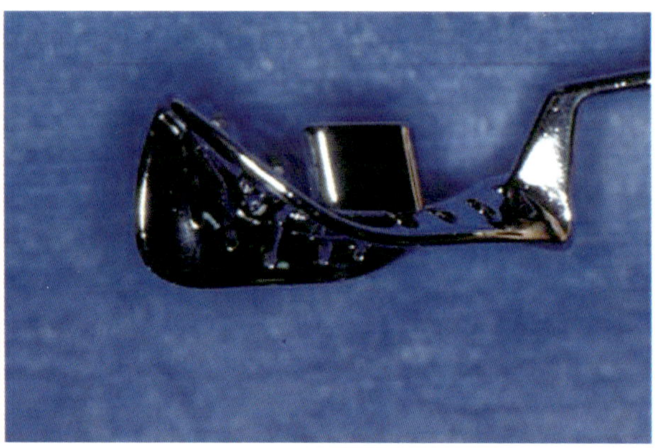
하악 트레이의 측면

그림 2-3. CDG 기성트레이; 한국인의 해부학적 형태와 대체적으로 잘 맞습니다.

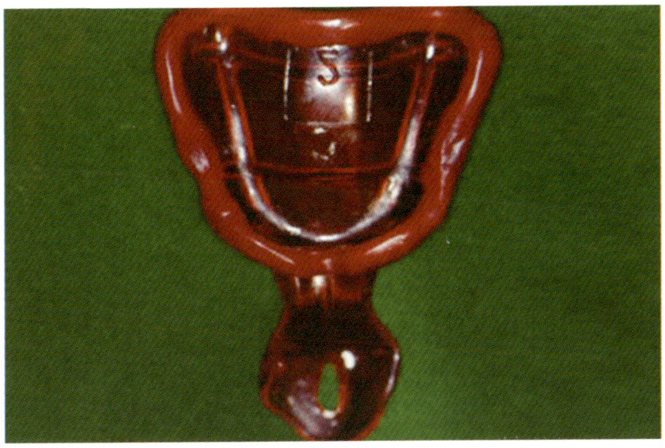

그림 2-4. 기성트레이의 변연부에 환자의 변연 형태에 맞도록 유틸리티 왁스를 붙이고 약간 변형을 준 모습입니다.

부학적 형태를 잘 따르고 필요한 구조물을 다 포함하고 5mm 정도 큰 것을 사용하는 것이 좋습니다. 환자의 악궁과 잘 맞는 기성트레이가 없는 경우에는 유틸리디 왁스로 변연의 형태를 변형시켜서 개개 환자의 악궁 형태에 맞도록 한 다음 인상을 채득해야겠죠(그림 2-4) –이러한 이야기가 항상 듣던 것이고 그냥 하는 소리 같지만 실제로 중요하다고 생각합니다–. 이러한 좋은 기성트레이는 초기 비용이 좀 들지만 사실 그렇게 비싸지도 않고 관리만 잘하면 거의 반영구적이므로 구입해서 잘 사용하는 것이 스트레스도 줄이고 좋을 것 같습니다.

알지네이트를 적절한 점도로 사용하였는가?

총의치 일차 인상재는 잘 맞지 않는 기성트레이(개인트레이에 비하여)에서 그 빈 공간을 채우고 또 연조직을 좀 밀어내면서(과연장) 인상을 채득할 수 있어야 합니다. 이러한 목적을 달성하기 위해서는 점도가 아주 중요합니다. 그래서 일차 인상재로 과거에는 모델링 컴파운드도 사용되었으나 알지네이트 인상재가 조작하기에도 편하고 결과도 훨씬 우수하여 요즘은 거의 대부분 알지네이트 인상재를 사용하고 있으며, 저는 모델링 컴파운드 사용을 추천하지 않습니다.

A

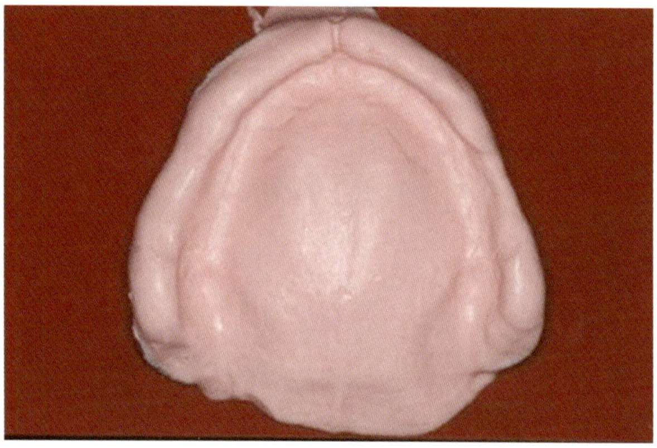

적절한 점도로 혼합된 경우

B

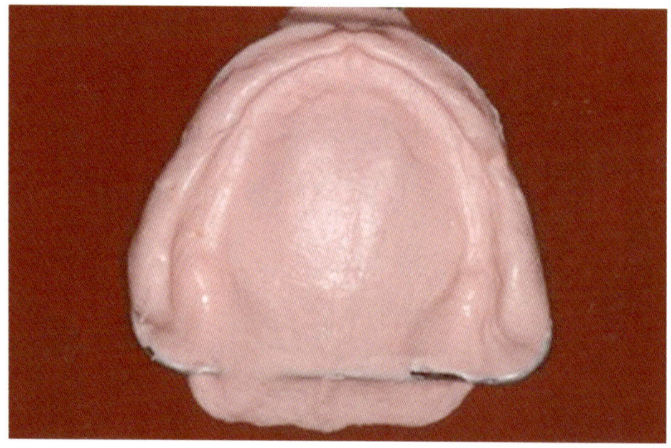

묽은 점도로 혼합된 경우; 순측변연의 두께가 많이 얇습니다.

C

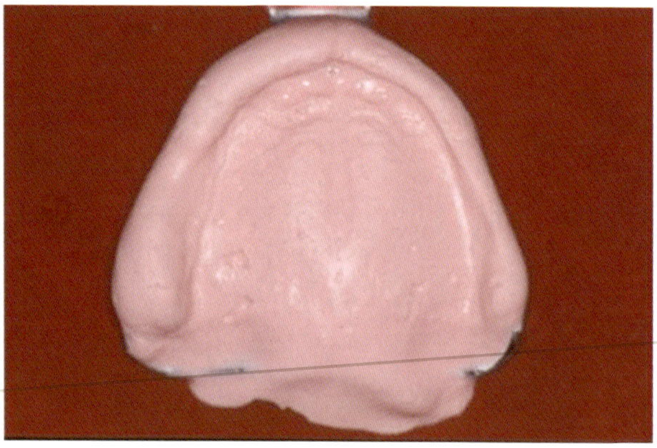

된 점도로 혼합된 경우; 전체적으로 변연이 두껍습니다.

그림 2-5. 같은 환자에서 같은 기성트레이로 채득한 상악 예비인상

같은 환자에게서 같은 기성트레이를 가지고 상악 일차 인상을 채득하였습니다(그림 2-5). 이렇게 차이가 나는 것은 무엇 때문일까요? 그렇죠. 점도 때문입니다. 그래도 상악에서는 해부학적으로 필요한 부위는 다 채득된 것 같고 변연의 두께에서 차이만 나는 것을 볼 수 있습니다. 하악에서도 같은 기성트레이를 가지고 3번 인상채득하였습니다(그림 2-6). 상악에 비하여 하악에서는 점도가 인상결과에 매우 심하게 영향을 미쳐서 점도가 묽은 경우 설측전정 즉 혀 밑으로 인상재가 들어가지 못하여 우리가 반드시 얻어야 하는 부위를 얻지 못하는 경우가 생길 수 있습니다. 당연히 새로 채득해야 겠죠. 이렇듯 하악에서는 점도가 매우 중요하다는 것을 알 수 있습니다. 그러면 이 점도를 어떻게 맞추어야 할 것인가? 사용설명서에 있는 대로 하면 될 것이나 정확한 혼수비는 인상재 무게에 물의 부피로 되어 있어 일일이 측정하여 적용하기가 어렵다는 것입니다. 그래서 약간 되게 혼합할 때 힘이 들지 않게 즉 약간 물이 부족하게(너무 되게 하면 심한 과연장과 조직의 변형 등의 이유로

A

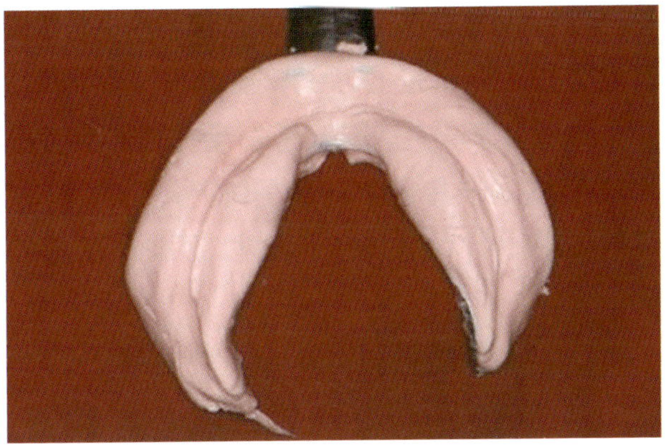

적절한 점도로 혼합된 경우; 설측변연이 보이는 것 같습니다.

B

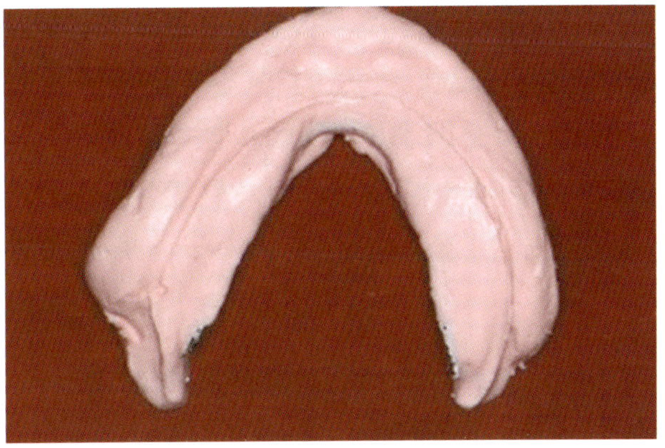

묽은 점도로 혼합된 경우; 설측 전정으로 인상재가 밀고 들어가지 못하였습니다.

C

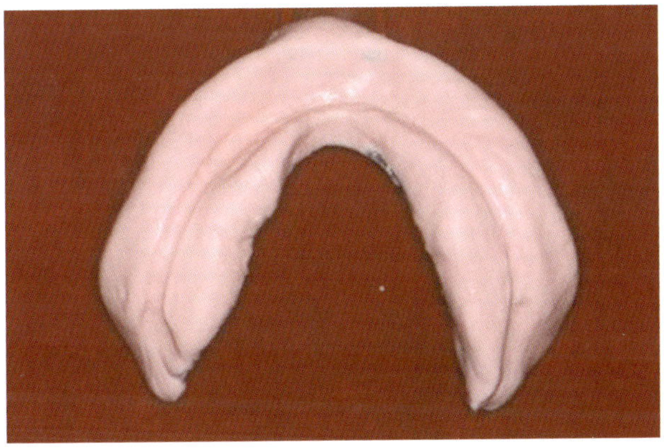

된 점도로 혼합된 경우; 과연장과 과도한 압박이 느껴집니다.

그림 2-6. 같은 환자에서 같은 기성트레이로 채득한 하악 예비인상

좋지 않습니다) 혼합하는 것이 묽은 것보다 좋은 결과를 얻을 수 있기 때문에 이 방법을 추천합니다(10~15% 정도 물을 줄이라는데 너무 과한 것 같고 약간만 줄이는 기분이면 될 듯합니다). 그리고 기성트레이에 담은 후 물로 한번 묻혀주고 손가락으로 살짝 문질러주고, 구강 내 재료가 부족할 수 있는 곳에는 손으로 조금 미리 넣어주면 실패가 없는 더 좋은 인상을 얻을 수 있을 것으로 생각됩니다.

인상채득 중에 구강 주위조직을 가능한노 내에서 적절한 운동을 시켰는가?

기성트레이를 사용하는 상황에서 인상채득 중에 환자에게 구강 주위조직에 운동을 하게 하는 것은 어려운 점이 있으나 하지 않을 경우 너무 과연장된 인상을 얻게 되어 실제적인 변연의 위치를 결정하는 것이 매우 어렵기 때문에 가능한 적절한 운동을 술사가 하게 합니다. 먼저 인상재를 트레이에 담아 구강 내에 적절하게 위치시켜서 충분한 인상재가 먼저 해당부위에 갈 수 있게 트레이를 안착시켜

서 과량의 인상재가 채득할 인상부위에 밀고 들어가도록 한 후에 적절한 구강 주위조직운동을 술자가 함으로써 빠진 곳 없이 과연장된 인상을 채득할 수 있게 될 것입니다.

그림 2-7은 상악에서 예비인상을 채득하는 과정을 보여주는 것으로 먼저 상순을 들어 전방전정부에 인상재가 충분히 들어가게 하면서 양손의 인지로 구치부를 눌러서 트레이를 제위치시킨 후 한 손의 인지로 트레이의 구개 중앙부를 잡은 상태에서 다른 손으로 뺨을 잡고 주위조직의 운동을 시킵니다(그리고 손을 바꾸어 반대편에도). 하악에서도 비슷한 상황으로(그림 2-8) 인상재가 담긴 트레이를 구강 내에 넣을 때 구각부에 조심하면서 돌려서 넣은 다음, 혀를 약간 뒤로 든 상태(그래야 인상재가 혀의 하방 즉 설측 전정부로 들어갈 수 있음)에서 하순을 트레이 바깥쪽에 위치시킨 후에 트레이를 안착시키며 제위치에 도달하였을 때 혀를 인상재 위로 들어서 충분히 앞으로 내밀게 하면서(아주 중요합니다) 양손의 엄지로 트레이를 제자리 위치시킵니다. 제위치에 도달하면 양 엄지로 고정하면서 다른 손가락(둘째, 셋째 손가락)으로 협측소대 부위(구각부)를 들어올려 운동(운동을 시키기 위해 한손을 떼는 것은 트레이를 움직이게 하여 인상이 변형될 수 있습니다)을 시킵니다.

경화 동안 트레이를 제위치에 잘 유지시켰는가?

보통은 잘 생기지 않는 문제이나 드물게 구강 주위운동을 위하여 한손을 떼는 경우에 트레이가 움직여서 인상이 변형되는 경우(그림 2-9)가 있습니다. 한번 트레이가 제위치에 도달하면 움직임이 없도록 잘 유지하는 것이 중요하며 여기서 유지라는 것은 계속 힘으로 누르는 것이 아니라 holding 하는 것입니다.

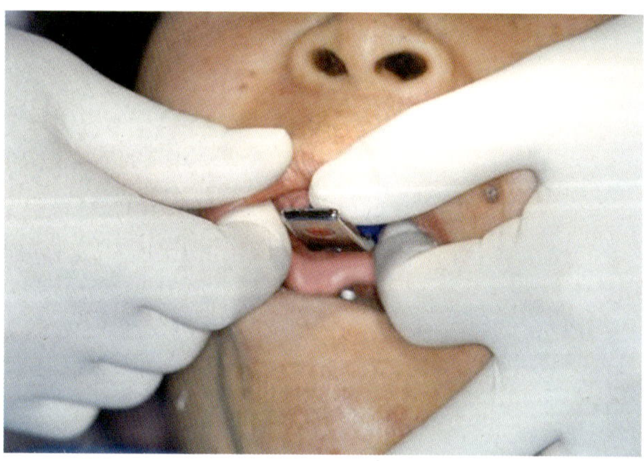

그림 2-7. 상악 예비인상의 채득에서 구강주위조직의 운동

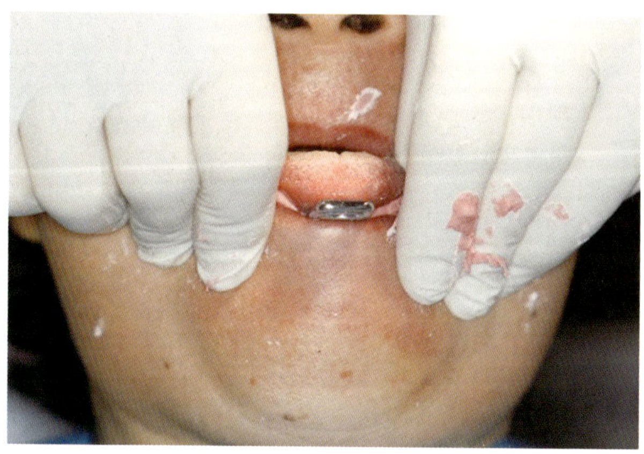

그림 2-8. 하악 예비인상의 채득에서 구강주위조직의 운동

A

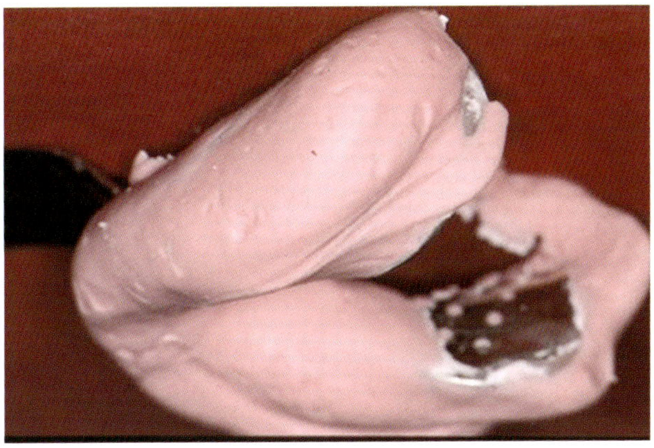

잘못된 인상

B

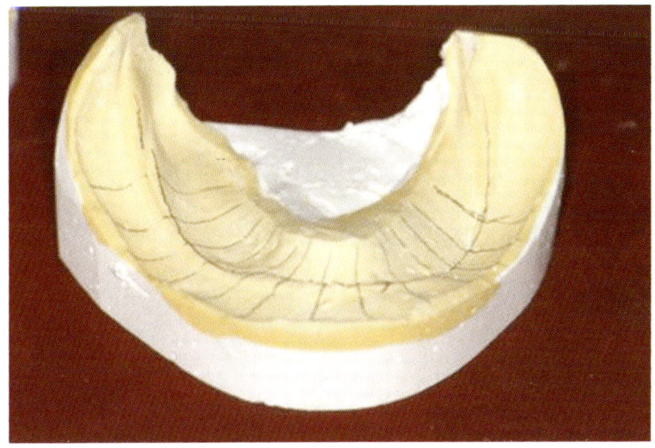

잘못된 인상으로 제작된 예비모형

C

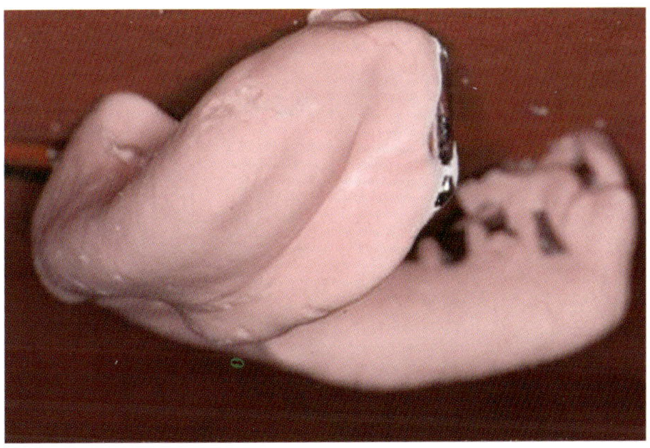

다시 채득된 인상

D

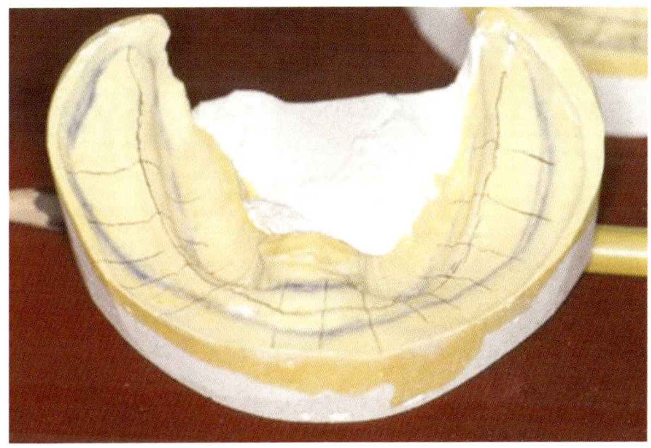

다시 채득된 인상으로 제작된 예비모형

그림 2-9. 같은 환자에서 채득된 예비인상과 그 모형. 하악 좌측부위의 인상에 심한 차이가 있는 것으로 보입니다. 아마도 트레이를 장착한 후 굳기 전 좌측부위가 들려서 이런 결과가 나온 것으로 생각됩니다.

환자의 무치악 형태는 매우 다양하여 기성트레이로는 적절히 맞출 수 없는 경우가 많습니다. 그래서 기성트레이에 유틸리티 왁스를 사용하여 환자의 구강 내 형태와 비슷하도록 조정하게 되겠습니다. 이러한 조정에는 두 가지로 나누어 생각할 수 있습니다. 하나는 기성트레이의 변연과 환자의 변연보다 짧으면 그 부위를 왁스로 추가하여 보강하는 방법입니다(그림 2-4 & 그림 2-10. A). 즉 치조제가 높아서 의치의 변연이 짧거나 혹은 해부학적 landmark를 트레이가 포함하지 못할 경우 변연을 연장시켜서 효과를 얻을 수 있습니다. 그러나 치조제가 심하게 흡수된 경우(특히 하악)에서는 잔존치조제상과 트레이 사이에 공간이 많아서 스탑 역할을 못 하여 기성트레이의 변연이 변연 연조직을 눌러서 인상이 채득되어 정확한 변연을 판단하기 어렵습니다(그림 2-10. B & C). 이런 경우에 잔존 치조제상에 유틸리티 왁스를 간단히 두고 인상을 채득하므로 이전과 비교하여 아주 명확한 변연을 얻을 수 있는 것을 볼 수 있습니다(그림 2-10. D, E, F). 이렇듯 유틸리티 왁스를 적질히 사용히면 좋은 인상을 얻는 데 도움이 될 것입니다.

A

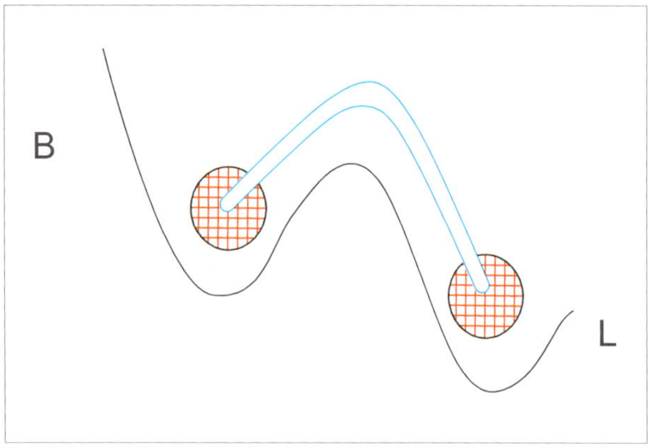

트레이 변연에 변형을 주는 경우

B

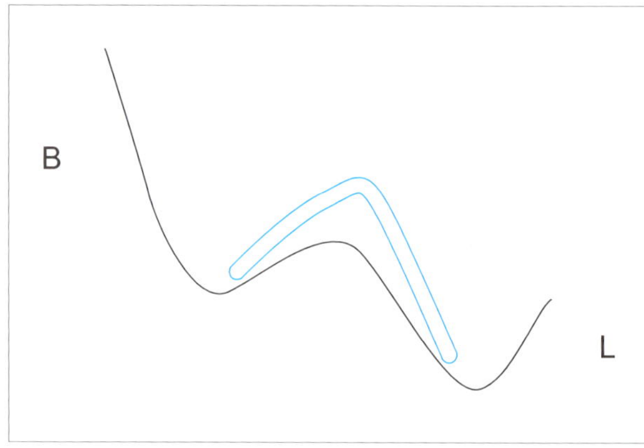

잔존치조제 흡수가 심한 경우의 트레이와 잔존치조제 관계

C

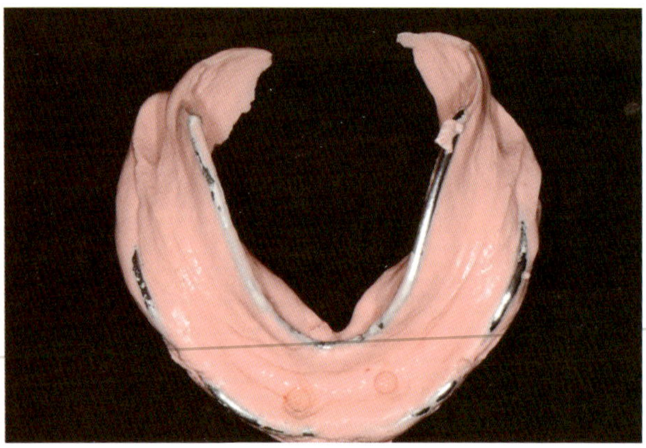

B의 경우에 해당하는 인상 예; CDG 트레이로 인상채득한 상태. 변연부가 금속변연에 의해 눌려서 정확히 알 수가 없습니다.

D

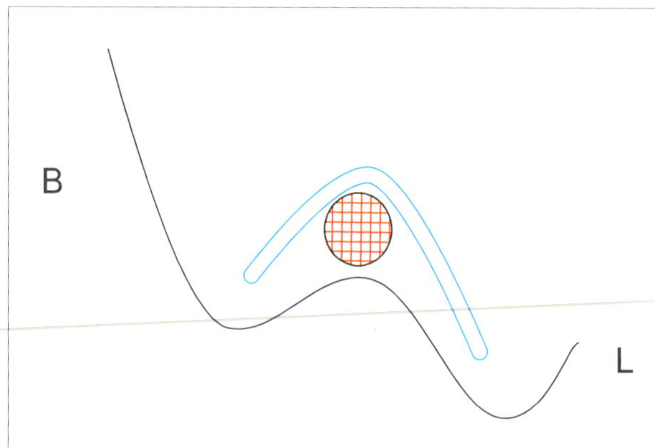

B의 경우에 잔존치조제상 위에 유틸리티로 보강하는 개념

E

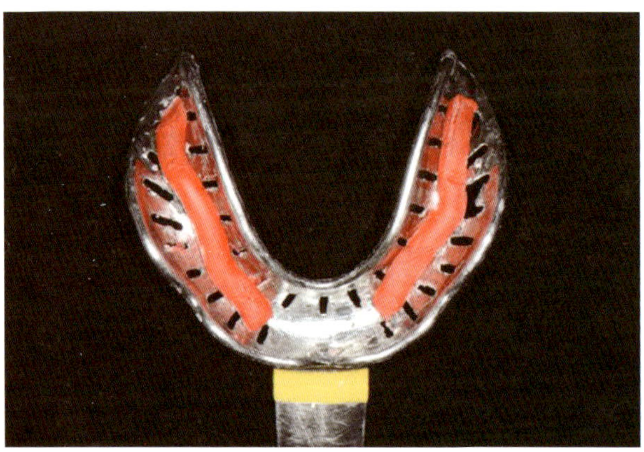

C 환자의 같은 트레이에 유틸리티 왁스 사용; 구치부에 유틸리티 왁스를 간단히 놓았습니다

F

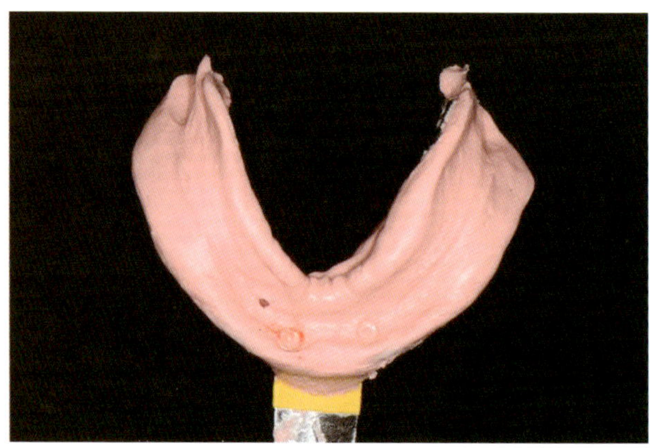

C 환자에 다시 채득된 인상; 왁스가 스탑 역활을 하여 변연부(특히 설측변연)가 적절히 나온 것을 볼 수 있습니다.

그림 2-10. 기성트레이에 유틸리티 왁스를 적용한 개념도와 예비인상.(B; buccal side, L; lingual side, 검은 선; 연조직, 파란 선; 기성트레이, 그리고 붉은 빗금 선; 유틸리티 왁스).

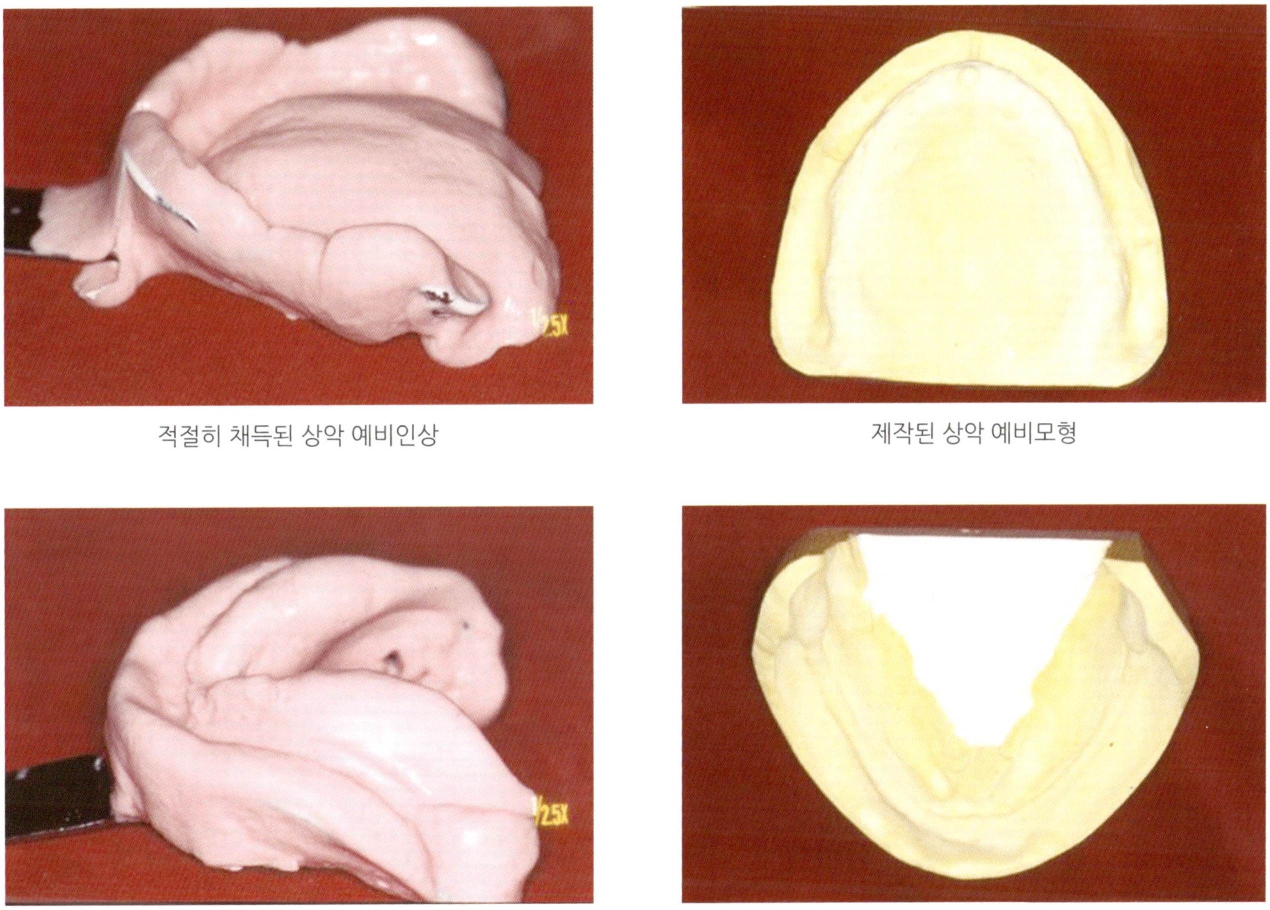

A 적절히 채득된 상악 예비인상

B 제작된 상악 예비모형

C 적절히 채득된 하악 예비인상

D 제작된 하악 예비모형

그림 2-11. 적절하게 채득된 상하악 예비인상과 그것으로 제작된 예비 모형

그림 2-11은 채득된 상하악 예비인상과 여기서 제작한 상하악 예비모형입니다. 예비모형에서 우리가 원했던 해부학적으로 중요한 부위가 모두 포함되어 있으며 변연은 조금 과연장된 형태로 잘 나온 것으로 사료됩니다. 여기서 주의할 것은 하악 설측변연입니다. 예비인상을 보면 약간 과연장은 되었겠지만 설측변연은 잘 나타나 있습니다. 즉 눈에 확 보여야 합니다(그림 2-11. C & 그림 2-12. C). 왜냐하면 환자가 혀를 쉽게 운동할 수 있기 때문이지요. 즉 하악 설측변연은 예비인상에서 거의 결정된다고 봐야합니다. 설측변연이 살 보이지 않으면 잘못된 인상이므로 원인을 찾아서 새로 채득해야 한다는 것입니다.

모든 인상이 그림 2-11처럼 다 이렇게 멋져 보이지는 않습니다. 즉 환자의 치조제가 좋아서 인상이 멋있을 수도 있지만 치조제 흡수가 심한 경우(그림 2-12)에서 상악 전방부에 가동성 조직이 있는 경우에는 변형되고 진정부가 깊게 나오지 못하게 되며, 이런 경우에는 가동성 조직의 위치를 채득된 인상에 표시하거나 모형에 옮겨서 개인트레이 제작 시에 참고해야 합니다(그림 2-12. A & B). 하악의 경우에도 설측 전정부가 얕게 나올 수 있는데, 반드시 환자 구강 내를 검사해서 얕은지 혹은 잘못 채득된 것인지 평가해야 합니다. 구강 내에서도 설측 전정부가 얕다면 잘못된 것이 아니며 억지로 더 깊게 인상채득하는 것은 하지 말아야 하며, 그렇게 제작한 의치는 결국 사용할 수 없을 것입니다.

이렇게 하여 채득된 예비인상은 순측변연에서는 상하악 순측 전정은 손잡이 등으로 과연장이 많이 되어 있을 것이나 다른 변연은 조금 과연장이 되었을 것이며, 설측변연은 혀의 운동으로 변연의 형태가 잘 나와야 하며, 모든 조직면은 인상재의 점도 등으로 인하여 조금 눌려서 채득되었을 것입니다. 인상채득 후에 구강검사에서 정상보다 동요가 심한 조직부위나 인상에서 트레이로 눌린 부위는 인상체에 표시하여 개인트레이 제작에 반드시 참고할 수 있어야 합니다.

채득된 예비인상은 경석고(주로 yellow stone)로 예비모형을 제작하겠습니다.

A

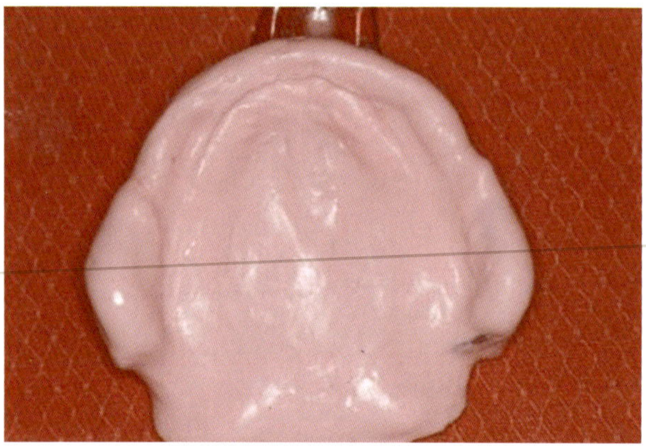

상악 예비인상

B

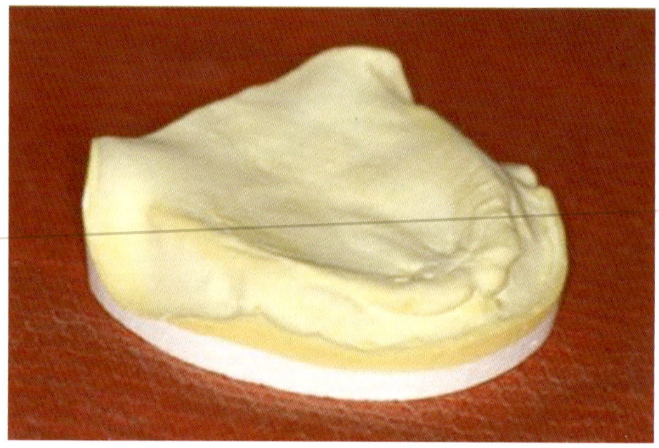

제작된 상악 예비모형; 전방 치조제가 앞으로 눌린 듯합니다

C

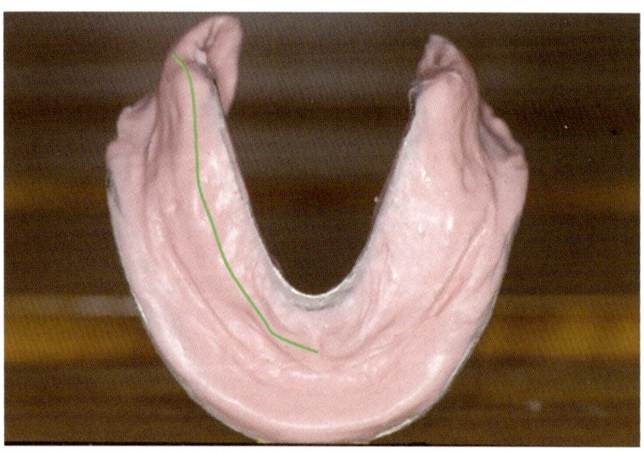

하악 예비인상; 심한 치조제 흡수와 구강저가 높아서 이러한 결과가 나왔으나 설측변연의 형태(녹색선)는 인상체에 보입니다.

D

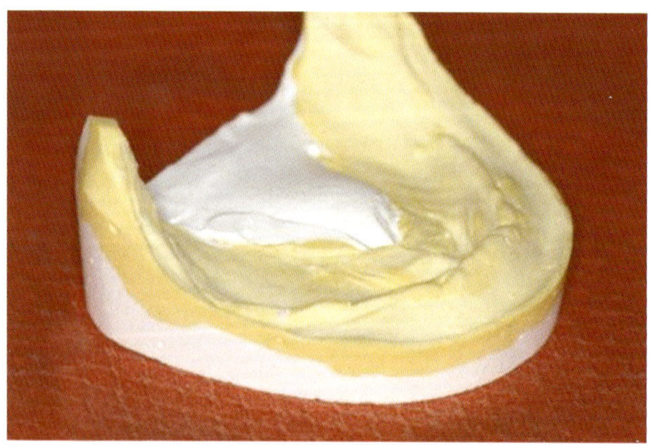

제작된 하악 예비모형; 설측 전정이 치조제와 거의 같은 높이입니다.

그림 2-12. 잔존치조제가 심하게 흡수되어 좀 특이하게 채득된 경우

제 3 장

개인트레이 제작

예비인상을 채득하여 연구모형을 제작한 후 다음 단계는 개인트레이의 제작입니다. 개인의원에서 개인트레이의 제작은 치과 기공사에게 의뢰하여 제작하는 경우가 대부분인 것으로 알고 있습니다만, 저는 지금까지 모든 총의치 환자의 개인트레이는 제가 직접 만들어서 사용하고 있습니다. 트레이 형태의 조그만 차이가 인상채득에 큰 영향을 주는 것 같아서 직접하고 있습니다만, 원장님께서는 트레이 제작의 원칙적인 것을 잘 알고 있다가 기공사가 제작한 트레이를 검사해서 문제점이 있으면 수정하라고 반드시 이야기할 수 있어야 한다고 생각합니다.

개인트레이 제작

개인트레이는 최종적으로 제작된 의치(본인이 제작한)가 가장 좋은 개인트레이라고 이야기합니다. 즉 최종 의치의 외부 형태를 갖추도록 제작하여 인상채득 시에 주위 조직과 기능적 조화를 이루도록 하는 것이 매우 중요하다는 것 같습니다. 그래서 개인트레이는 의치의 형태로 제작해야 하며 손잡이는 주위조직의 기능적 운동에 방해되지 않도록 잔존치조제 위 치아가 있을 위치에 위치시켜야 하겠죠.

의치의 형태라는 것이 예비모형에서 바로 알 수 있는 것이 아닙니다(특히 하악에서). 그래서 좋은 혹은 이상적인 의치 형태를 마음에 두고 모형에서 임상 검사를 바탕으로 술자가 그리는 것입니다.

자 이제 연구모형에서 트레이의 외형을 그려볼까요. 먼저 상악 모형의 협측전정부위는 보통 인상이 약간 과연장되므로 가장 깊은 전정보다 2mm(교과서적 양이며 적절한 조정이 필요함) 정도 짧게 트레이의 변연을 결정하면 될 것 같습니다(그림 3-1). 전방으로 나아가 협측소대부위는 운동성을 생각하여 조금 넓게 해주면 됩니다. 순측전정부는 인상채득 시의 조직부위 변형이 많이 생기는 경향이 있어서 변연의 과연장이 심하게 나타나는 경향이 많습니다. 그래서 구강검사에서 순측전정의 깊이를 가늠해 두거나, 예비인상채득 즉시 인상에 표시해 두는 것도 현명한 방법입니다(그림 3-2).

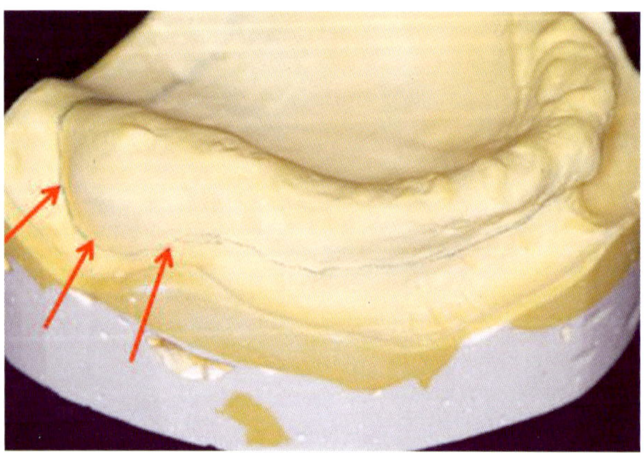

그림 3-1. 상악 모형에서 협측 전정부의 트레이 변연선

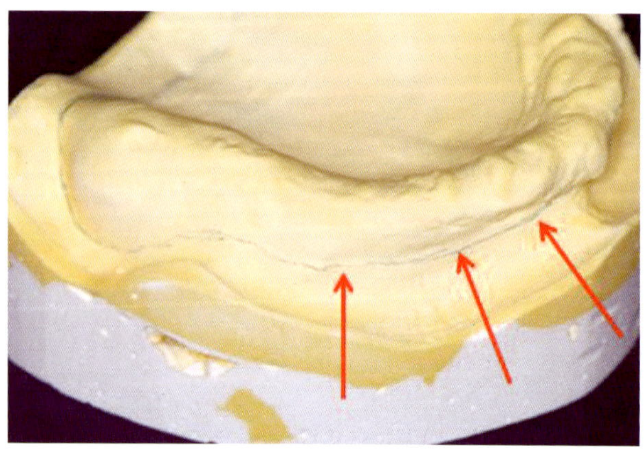

그림 3-2. 상악 모형에서 순측 전정부의 트레이 변연선

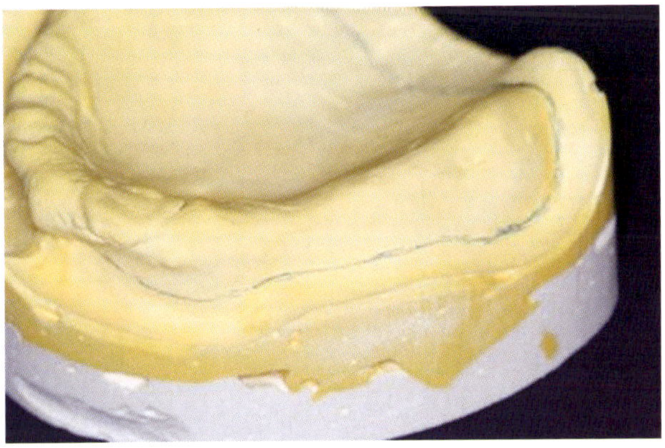

그림 3-3. 반대편 트레이의 변연 표시 그리고 후방 구개경계도 확인할 것

그림 3-3은 반대편 트레이의 변연을 표시한 것이며 후방 구개부위는 환자의 구강 내에서 진동선을 검사하여 진동선이 충분히 포함되도록 결정하면 될것 같습니다.

하악 모형에서 트레이의 변연을 그리는 것은 상악보다는 훨씬 주의해야 합니다. 그림 3-4 (A)는 하악 모형입니다. 여기에 그림 3-4 (B)와 같이 트레이의 변연을 그려야겠죠. 먼저 모형을 정밀하게 검사하여 해부학적 형태를 검사한 후 변연부는 조직의 반전부, 즉 모형상에 나타나는 변연 주위 조직의 반전부를 검사하여 결정해야 되겠습니다(이

A

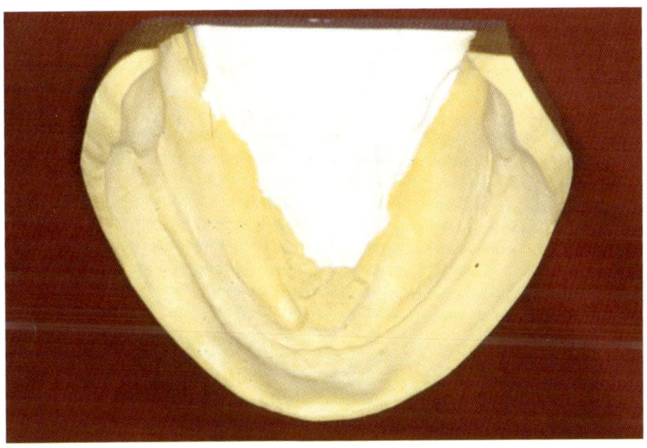

하악 모형

B

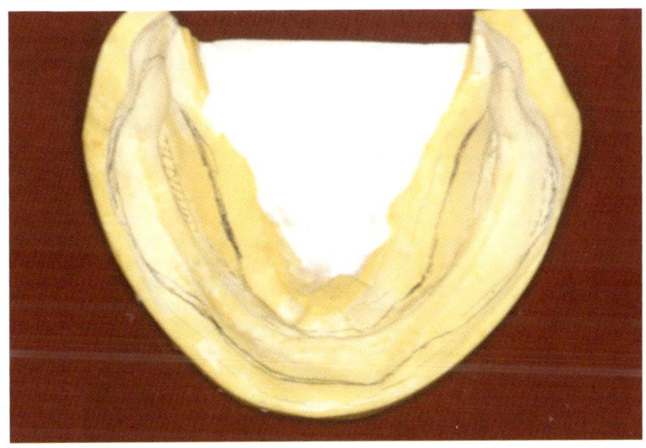

트레이의 변연

C

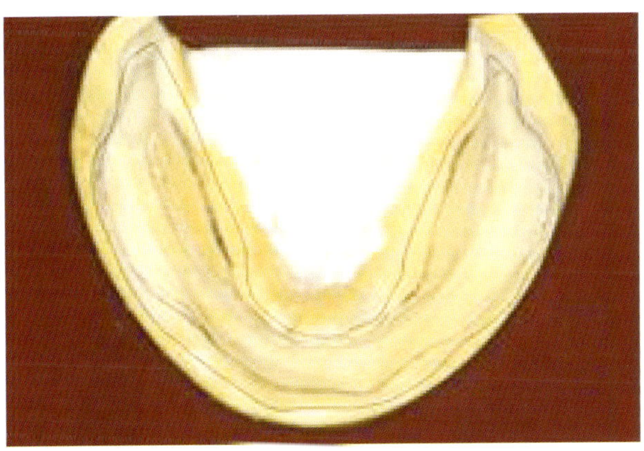

실선은 전정의 가장 깊은 부위를 표시한 것

그림 3-4. 하악 모형에 트레이 변연 그리기. 전정의 깊은 부위와 변연과의 관계가 부위마다 다르다.

때 구강검사에서 미리 확인한 것도 좋은 참고가 되겠죠). 우리가 트레이를 잘못 만들고 나서 변연 형성으로 충분히 의치변연을 이상적으로 형성할 수 있다고 생각할 수 있는데 절대 그렇지 않는 것 같습니다. 그래서 트레이의 변연을 결정하는 것이 아주 중요합니다. 그래서 하악의치의 형태(잘 만들어진 하악의치)를 기억했다가 여기 트레이 변연을 그릴 때 적용하는 것입니다(물론 예비인상이 먼저 잘 나와야 되겠죠). 그림 3-4 (C)에서 보는 것처럼 모형의 전정 깊은 부위에서 트레이의 변연까지 거리는 부위마다 다르다는 것을 알 수 있습니다.

먼저 부위별로 검사해 보면 그림 3-5 (A)는 교근의 전방부가 기능 시 이 부위에 영향을 주므로 잘 나타나지 않아도 볼록하게 하면 불편감을 야기할 수 있어서 그림처럼 잘록하게 형성하는 것이 좋을 것으로 생각되며, 그림 3-5 (B)는 협붕 위치로 변연을 협측으로 연장하는 것이 필요할 것으로 생각되며, 그림 3-5 (C)는 협측소대 위치로 인상에는 나오지 않아도 이 부위를 잘록하게 함몰되도록 그리는 것을 추천하며, 그림 3-5 (D)는 순측변연부로 예비인상에서 변연 형성이 거의 어렵기 때문에 보다 짧게(구강 내 검사에서 확인하거나 인상에 미리 표시하면 좋음) 연장하는 것이 좋을 것입니다. 그림 3-5 (E)는 설측변연의 전방으로 예비인상에서 혀의 운동을 충분히 한 경우에는 너무 짧지 않도록 그리며, 그림 3-5 (F)는 premylohyoid fossa 부위로 변연이 보다 길어지면서 두꺼워지는 경우가 많으며, 그림 3-5 (G)는 mylohyoid 부위로 변연이 혀 밑으로 들어가는 느낌으로 연장해야 하며, 그림 3-5 (H)는 retromylohyoid fossa 부위로 mylohyoid 근육의 영향이 끝나고 변연이 구강저로 연장되어 협측으로 돌도록 그립니다. 보통 하악 예비인상 채득 시에 적절한 혀운동을 했다면 설측변연의 형태는 잘 나와야 합니다(변연의 형태가 고스란히 나오는데 (특히 치조제가 흡수된 경우) 나오지 않으면 잘못 채득한 것이라고 생각합니다). 그래서 설측변연은 조금 짧게 트레이 변연을 결정하면 되니 쉽고, 반대로 협측은 트레이 변연 결정하기가 좀 어렵습니다.

A

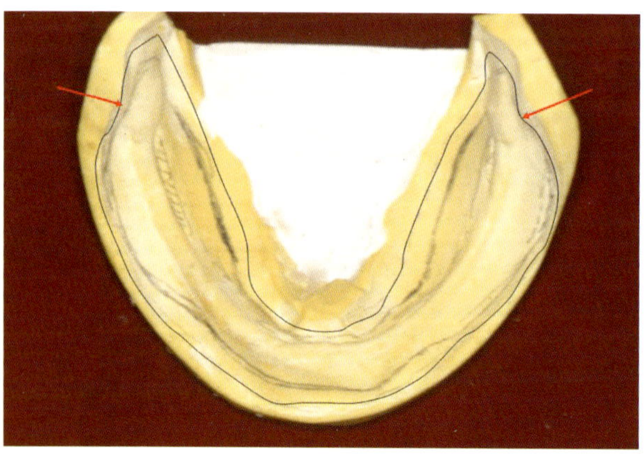

교근의 전방부

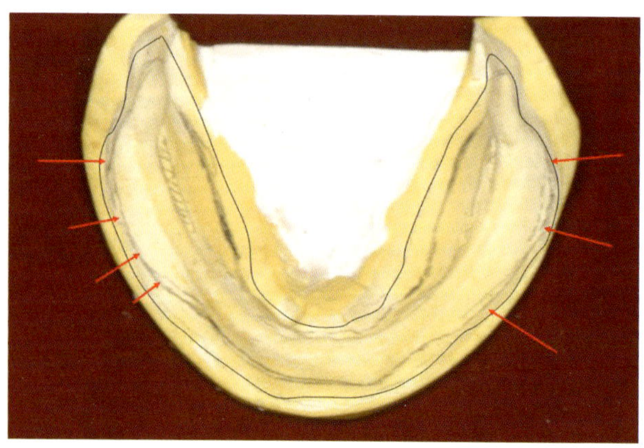

B

협붕 위치

C

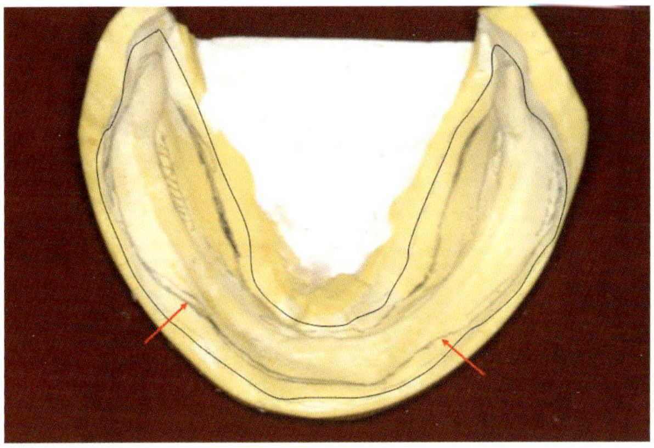

협측소대 위치

D

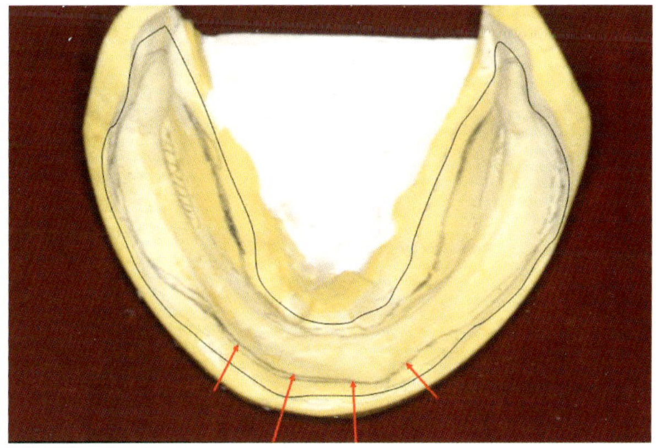

순측 변연부

E

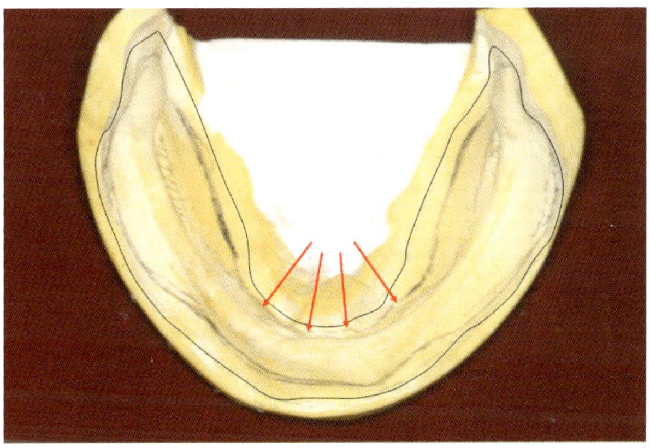

설측 변연의 전방

F

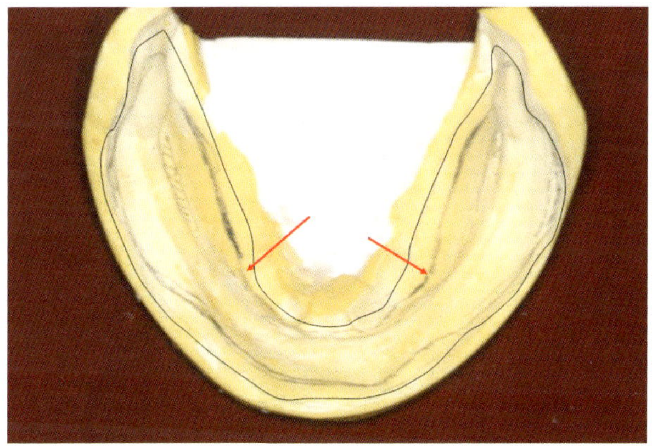

Premylohyoid fossa 부위

G

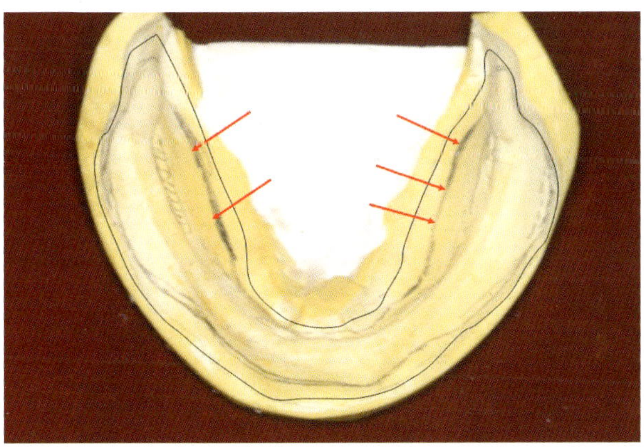

Mylohyoid 부위

H

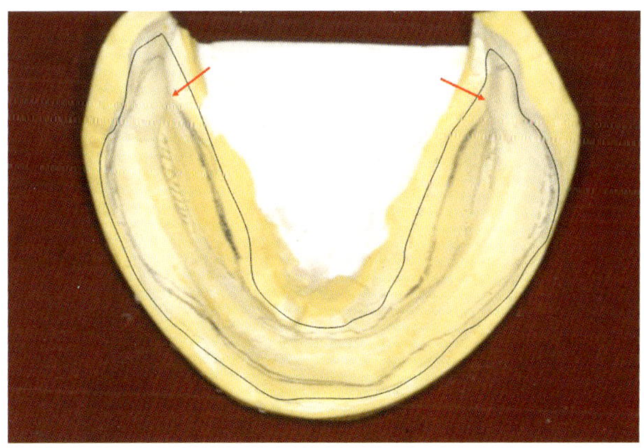

Retromylohyoid fossa 부위

그림 3-5. 하악 개인트레이 변연의 부위별 영향주는 요소와 형태

개인트레이를 제작하는 방법에는 여러 가지가 있지만 가장 일반적인 2가지 방법에 대해 이야기하겠습니다. 첫째는 예전부터 배워왔던 선택적 압박방법입니다(그림 3-6). 모두가 알다시피 예비모형에 그려진 트레이 변연보다 2mm 짧게 wax spacer를 1장 깔아주며 상악에서는 후방 구개폐쇄부위에 wax spacer를 제거하여 트레이가 눌리게 하여 stop 역할을 하게 하는 것이고, 하악에서도 저작력을 지지하는 협붕부위에 wax spacer를 제거합니다. 석고 주위에 바세린을 바른 후 트레이용 레진을 적절히 혼합하여 dough stage(손에 묻지 않고 작업을 할 수 있는 시기인데 가능한 초기에 시작하는 것이 작업시간도 길어지고 작업 후 변형도 적을 것임)에 적용합니다. 손잡이는 다음 단계로 새로 혼합하여 사용할 수도 있습니다.

그림 3-7은 상악 개인트레이의 형태를 보입니다. 전방 손잡이는 형태적 원리를 보여주는 것으로(그림 3-7. B), 상순의 길이와 운동을 위하여 전치의 길이를 고려하여 손잡이를 내려야 합니다. 인상채득 후 제거하는데 힘이 들지 않을 것 같으면

A

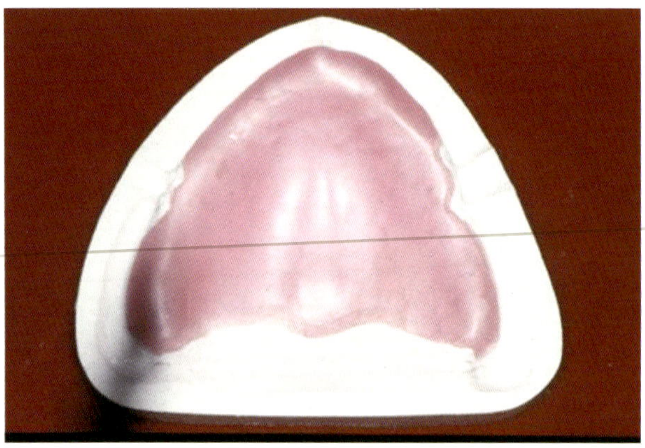

상악에 적용한 wax spacer

B

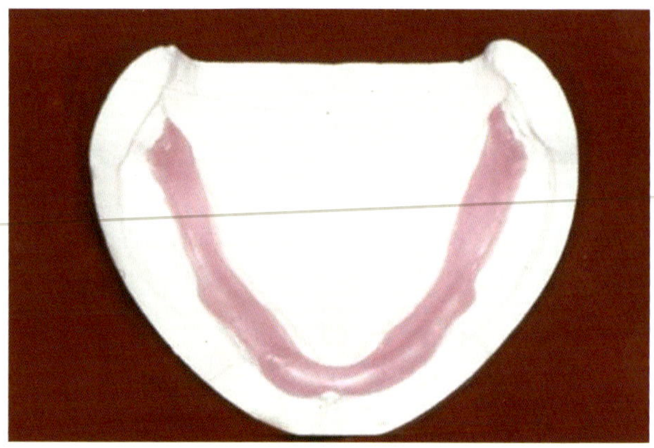

하악에 적용한 wax spacer

그림 3-6. 예비모형에 적용한 wax spacer

A

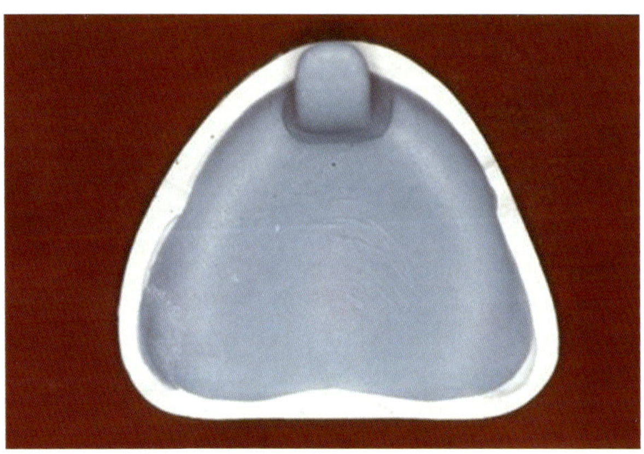

상악 개인트레이

B

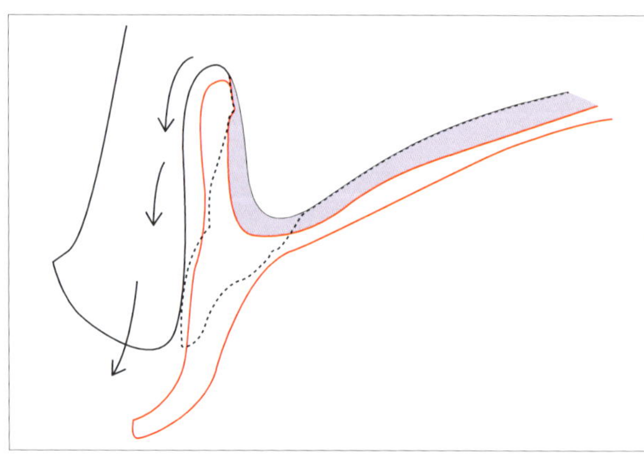

전방 손잡이의 형태적 원리

C

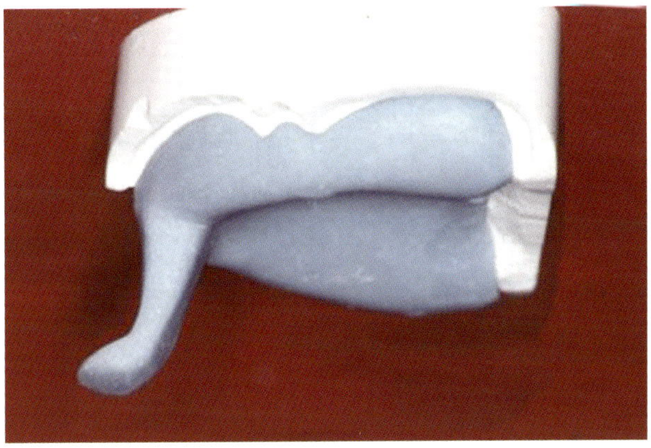

원리에 따라 제작된 전방 손잡이

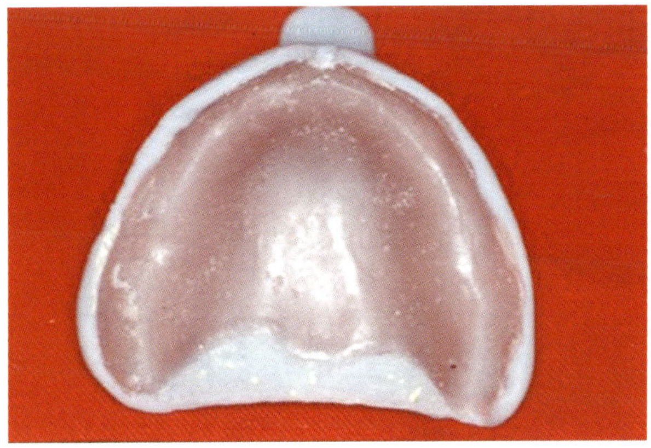

D

완성된 상악 트레이의 내면 모습

그림 3-7. 상악 개인트레이 제작 및 전방 손잡이의 형태

(대부분 환자에서) 전방 손잡이를 쉽게 수직으로만 만들 수 있습니다(그림 3-9. C). 그리고 트레이의 윤곽에 맞도록 형태를 조정하면 됩니다.

그림 3-8은 하악 개인트레이의 제작과정입니다. 먼저 트레이의 본체를 제작하고- 굳이 같이 할 필요가 없다고 생각함-나서 형태를 먼저 덴쳐버로 변연의 형태나 설측의 concavity를 형성합니다(그림 3-8. A & B). 그리고 하악에는 전방 손잡이와 후방 손잡이를 제작하였습니다. 손잡이의 목적을 생각해 보면 전방 손잡이는 트레이를 옮길 때 잡는 부위이고 후방 손잡이는 트레이를 구강 내에 위치시킨 후 인상이 굳을 동안 그 자리에 유지하기 위해 잡을 부위입니다. 그리고 손잡이로 인하여 환자의 구강 주위 조직의 기능운동이 방해되면 안 되기 때문에 중립대 부위 즉, 치열이 있을 부위에 만드는 것이 좋겠죠. 그래서 전방 손잡이와 후방손잡이는 치조제 상에 만들어야 되겠죠. 후방손잡이는 트레이를 제자리에 유지할 때 사용하기 때문에 잔존치조제가 제일 편평한 곳, 즉 주로 제1대구치부위에 만들면 좋습니다. 높이는 혀의 높이가 교합면보다 1~2mm 높으니 교합면 높이로 하면 될 것 같은데-너무 높으면 인상채득 중 환자가 입을 크게 벌려야 하니 좋지 않겠죠- 그 높이는 retromolar pad의 높이와 유사하니 그 높이에 맞추면 되겠죠. 그리고 양쪽에 양손 인지로 고정하게 되는데 양쪽의 높이가 다르면 고정하는 동인 높은 쪽에 힘이 많이 가는 경향이 있으니 기왕이면 비슷한 높이가 되는 것이 좋습니다. 전방손잡이는 입술의 높이와 비슷하거나 조금 높게 하면 될 것 같습니다 .

A

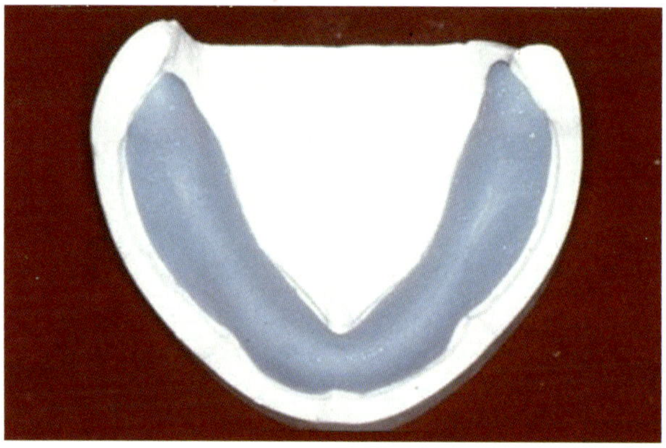

먼저 레진을 올림- 트레이 변연에 맞추어 조정함

B

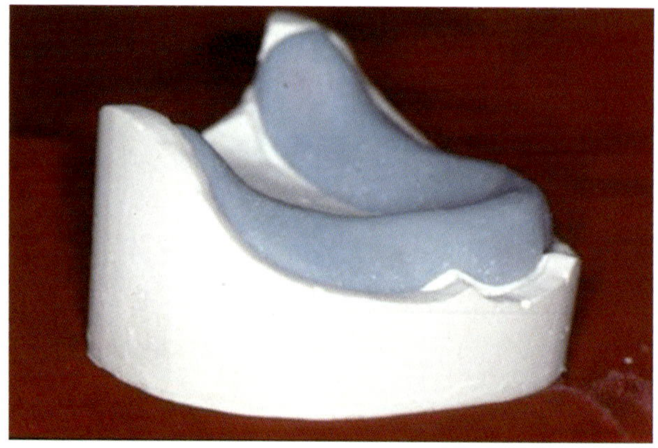

옆에서 보아서 원래의 치조제와 유사하게 되어야 함

C

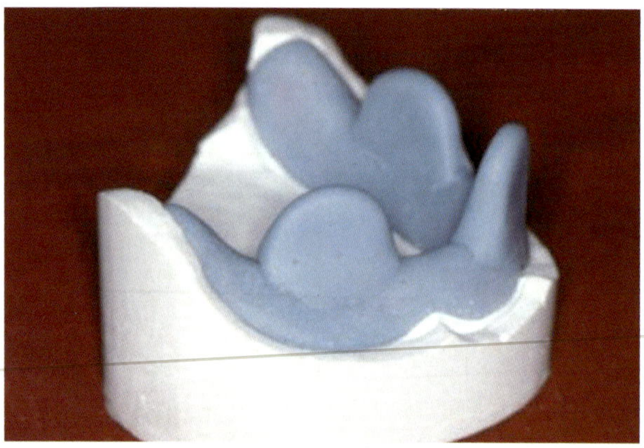

전방 및 후방 손잡이를 위치시킨 후 형태와 길이를 나중에 조정함,

D

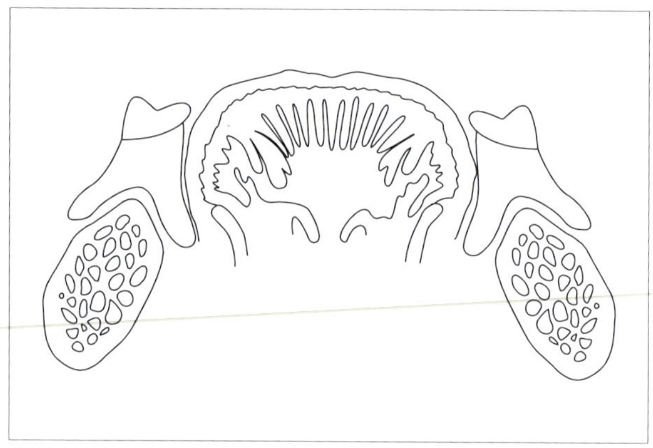

하악의치와 혀와의 관계도

E

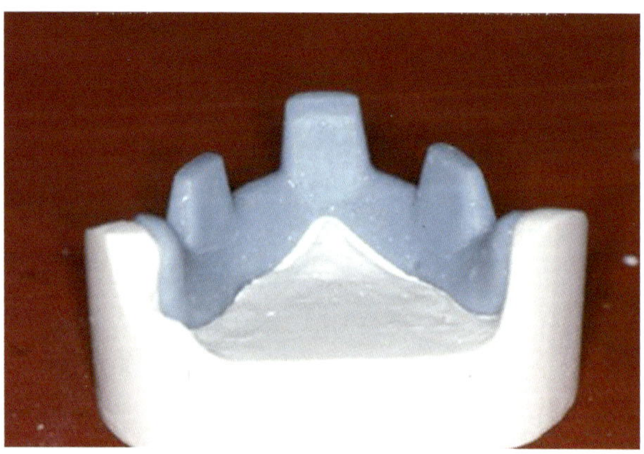

(D)를 참조하여 설측이 concave하게 하여 혀의 운동을 방해하면 안 됨

F

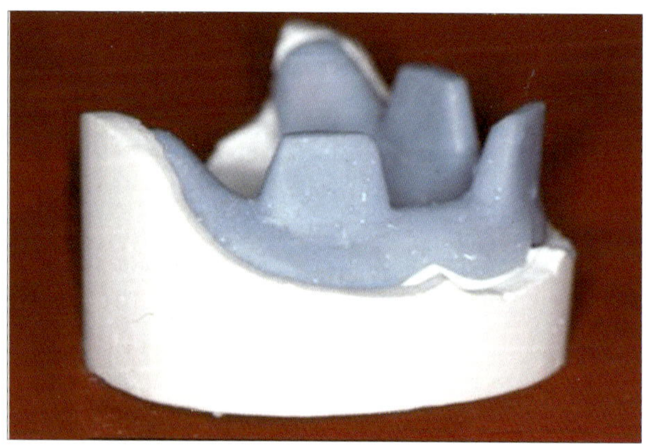

전방 및 후방손잡이를 조정한 모습

G 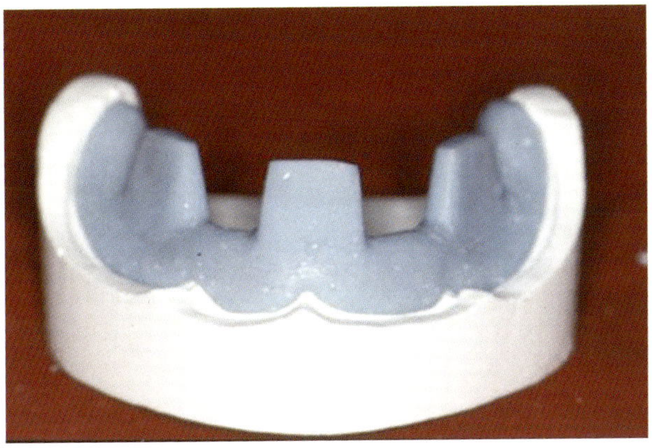

완성된 개인 트레이의 정면 모습

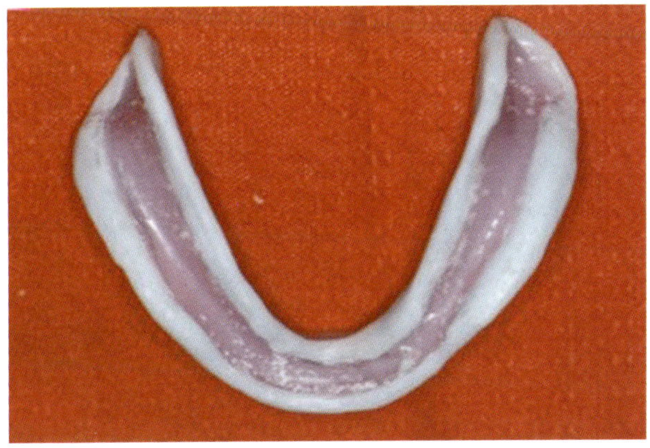 H

완성된 하악 개인트레이의 내측 모습

그림 3-8. 하악 개인트레이의 제작

다른 방법으로 트레이를 제작하는 방법(그림 3-9)은 사용하기 편하여 많이 추천할 수 있는데 다음과 같은 조건에서만 추천하여야 할 것 같습니다. 첫째 잔존치조제 등 점막이 단단할 것(즉 flabby ts가 없을 것) 그리고 두 번째, 인상재는 흐름성이 좋은 것을 사용해야 합니다. 이 방법은 인상 중에 잔존치조제의 변형이 잘 생기지 않을 거라는 전제 하에서 wax 1장의 spacer를 사용하지 않고 필요한 부위, 상악엔 구개정중선과 절치유두, 하악에는 함몰부나 악설골근 부위에 그리고 예비인상에서 눌린 부위 등에 wax relief만 하고 제작한다는 것입니다. 이 트레이의 장점은 최종인상을 채득할 때 트레이를 구강 내에 정확하게 위치하기 쉬워서 실패할 확률이 적다고 생각합니다–인상재를 적게 담아야 한다는 것이 매우 중요합니다.

A

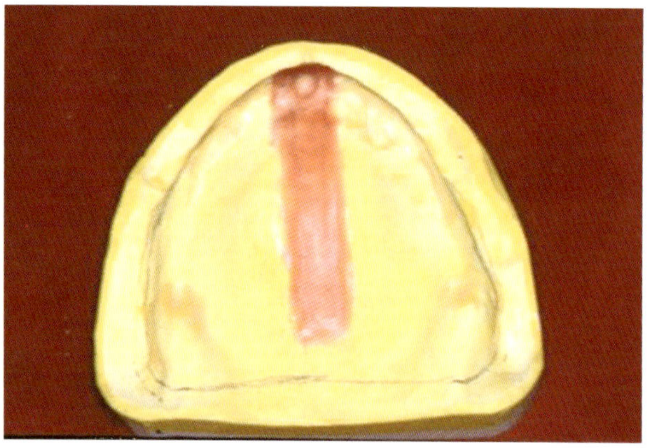

상악 모형에서 왁스 relief한 모습

B

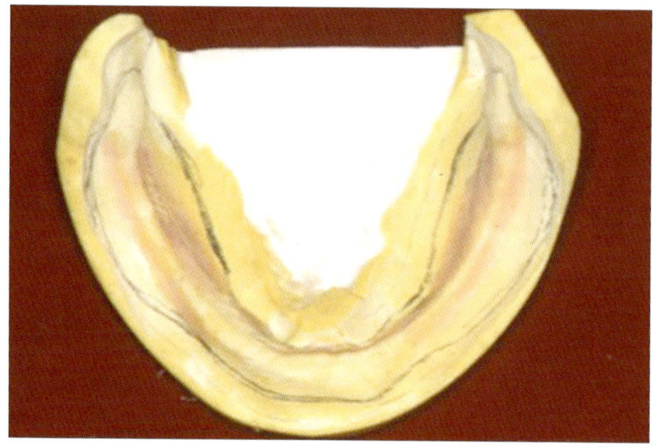

하악 모형에서 왁스 relief한 모습

C

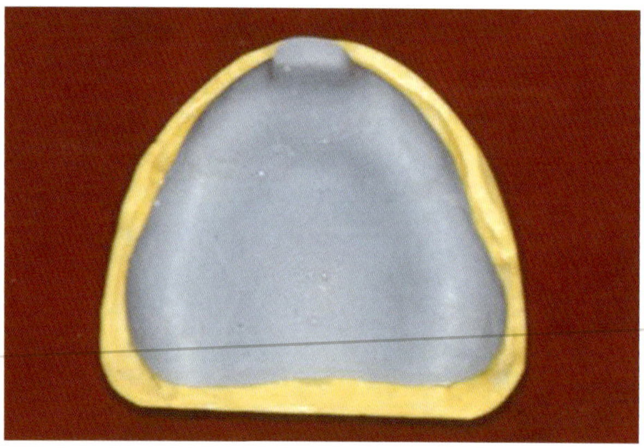

상악 트레이 외측 모습

D

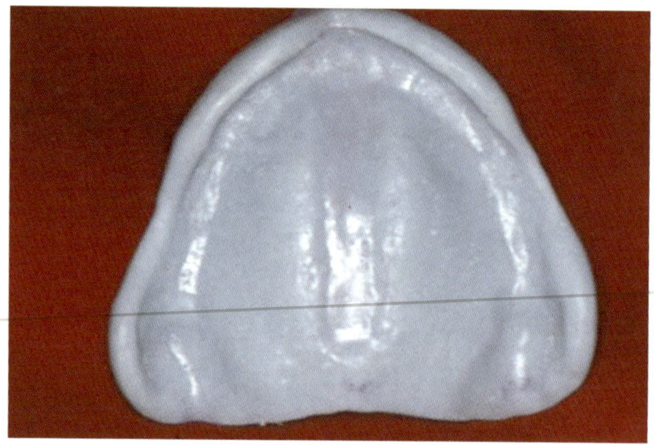

상악 트레이의 내측 모습

E

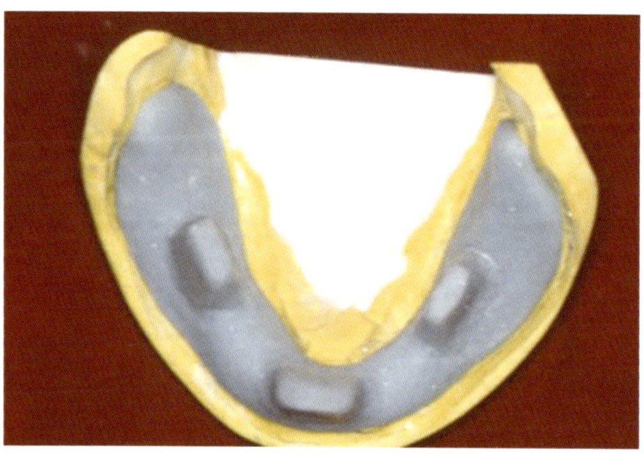

하악 트레이의 외측 모습

F

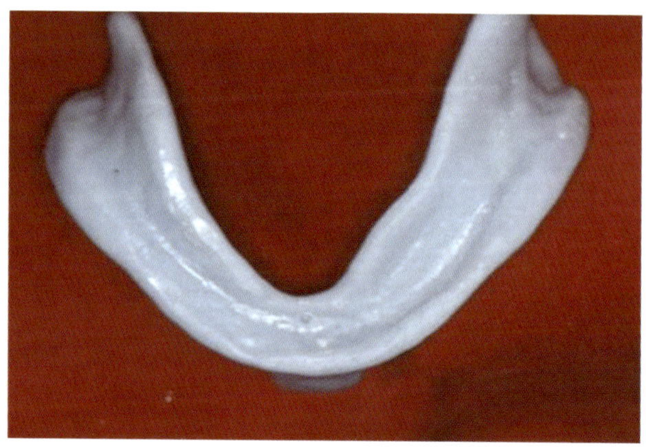

하악 트레이의 내측 모습

그림 3-9. 다른 방법으로 제작된 상하 개인 트레이

제작된 하악 개인트레이(그림 3-10. A)를 횡단으로 잘라 보았습니다. 설측 공간은 concave하도록 형성하는 것을 볼 수 있으며 변연을 보면 round하면서 모형의 전정과의 관계가 나타나 있습니다(그림 3-10). 즉 소구치와 정중부의 협측의 트레이변연은 예비 모형의 변연에서 많이 떨어져 있는 것을 볼 수 있습니다. 이러한 관계를 기억하였다가 개인트레이 검사때 연상하여 조정하면 좋을 것 같습니다.

A

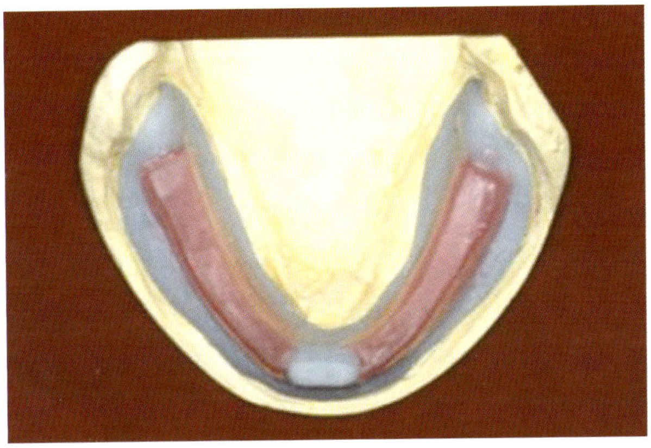

제작된 하악 개인트레이

B

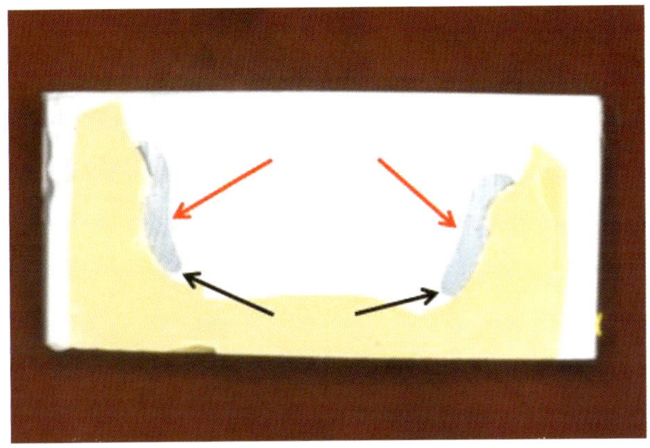

후구치 삼각융기 부위

C

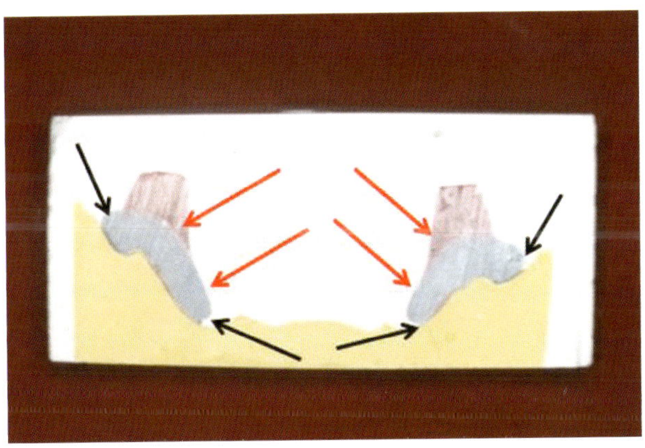

대구치 부위

D

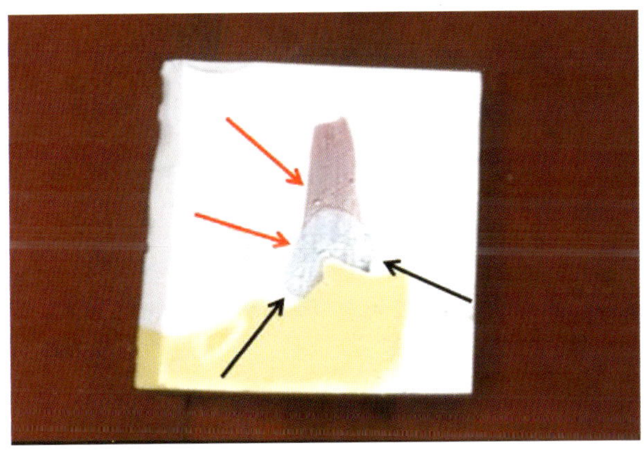

소구치 부위

E

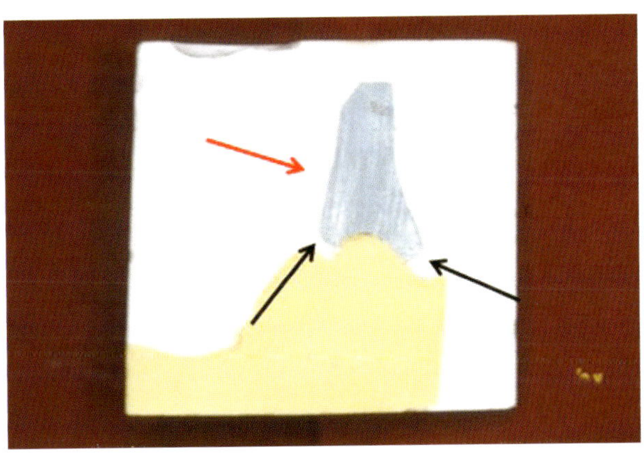

정중선 부위

그림 3-10. 하악 개인트레이의 횡단면. 붉은 화살표는 설측으로 혀의 공간이므로 concave하게 형성되었음을 보여주고 검은 화살표는 변연부가 둥글게 형성된 것을 보여줌

이렇게 개인트레이를 제작하였습니다. 여기에 덧붙여 트레이 제작에서 한 번 더 생각해야 할 점을 간추려 보면

1) 개개 환자의 변연 두께는 같아야 하나? 2mm로?
2) 변연의 형태는 잔존치조골을 따라서 만드나?

자 왜 이런 의문점을 갖게 되었는지 그 계기를 한번 보도록 할까요.

다음 환자는 개인적으로 가까운 환자로 개인의원에서 사용 중이던 국소의치를 이용하여 총의치로 전환한 경우입니다. 환자의 불편은 상악의치가 떨어져서 사용할 수가 없다는 것이었습니다.

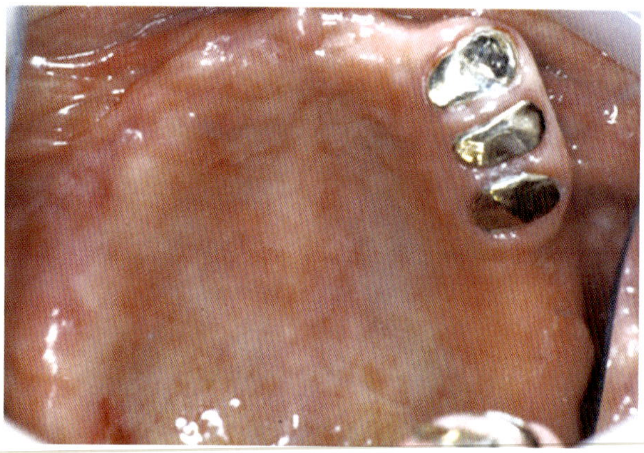

그림 3-11. 환자의 상악. 잔존치근이 남아 있습니다.

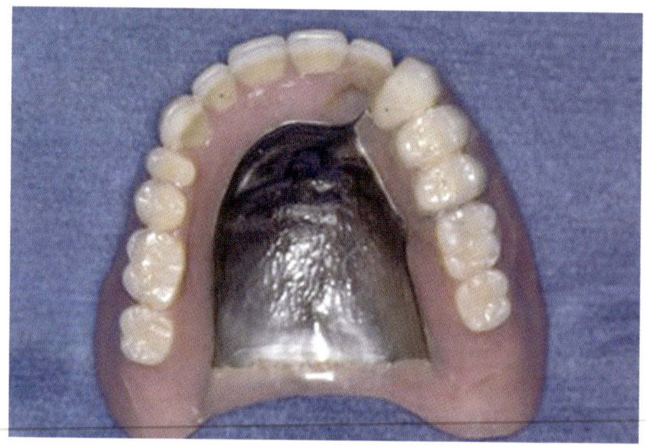

그림 3-12. 사용 중인 환자의 총의치

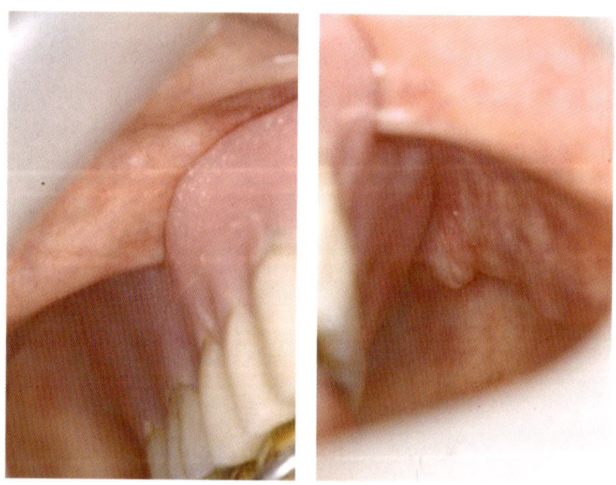

A

우측 협측공간

B

좌측 협측공간

그림 3-13. 장착한 상태에서 협측전정부의 공간

환자의 구강 내 검사(그림 3-11)에서 치조제는 양호한 상태이며, 구 의치 관찰(그림 3-12)에서 구 국소의치를 사용하여 지대치 보철물을 구의치에 추가 고정하고 다시 이장을 함으로써 의치의 무게는 상당하다고 느껴졌습니다. 그러나 의치가 특히 상악의치가 무게 때문에 유지가 파괴되는 법은 거의 없으므로 의치를 장착하고 구강 내 검사를 해 보니(그림 3-13), 의치의 변연 폭보다 협측전정의 폭이 매우 넓어서 많은 공간이 보였습니다. 이러면 협측에서의 실링을 얻기가 어려울 것이라는 생각이 들었습니다. 그래서 간단히 변연의 길이를 조금 조정하고 조직조정제로 이장을 바로 하였습니다(그림 3-14).

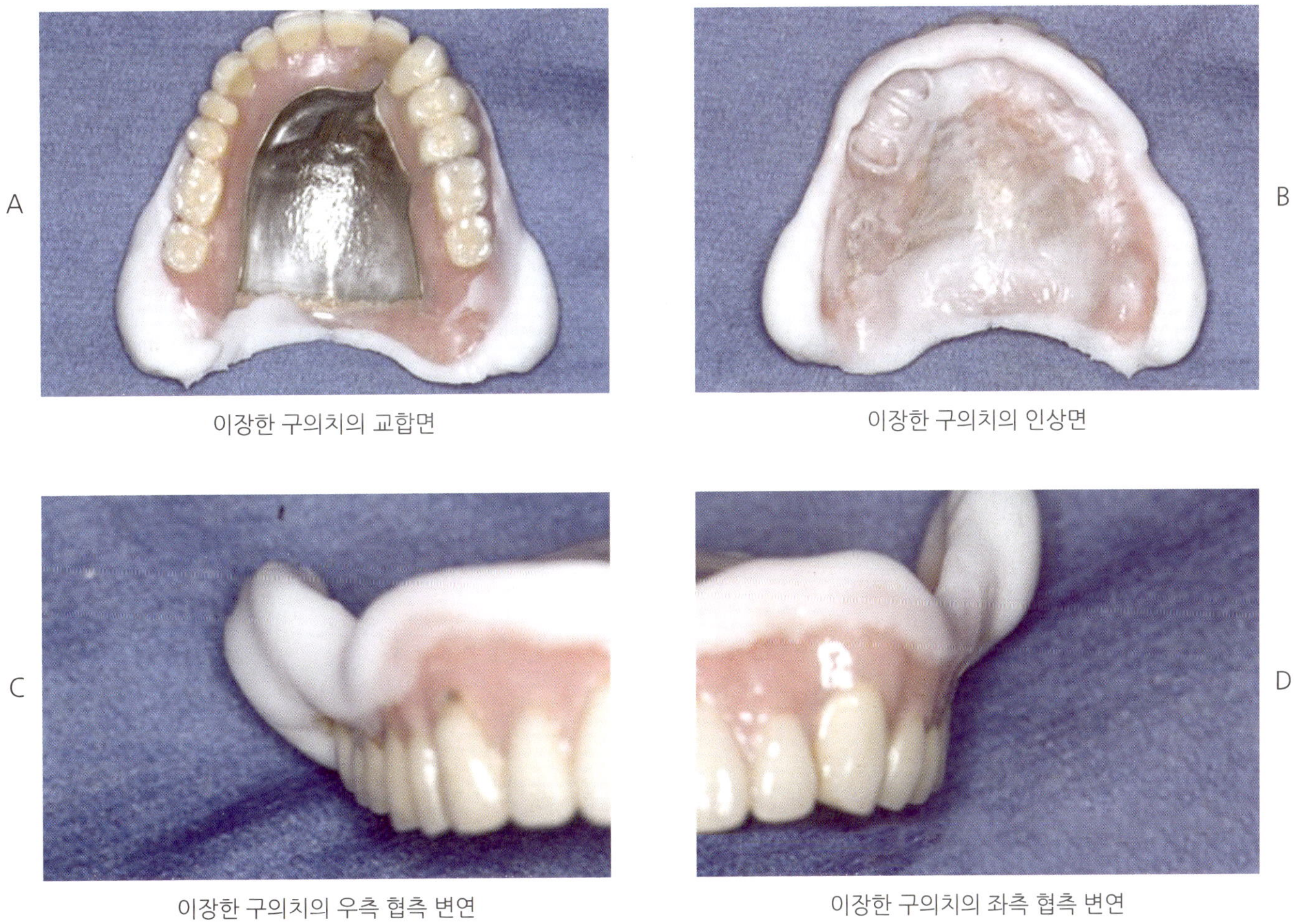

그림 3-14. 조직조정제로 바로 이장한 구의치의 이장된 모습

A

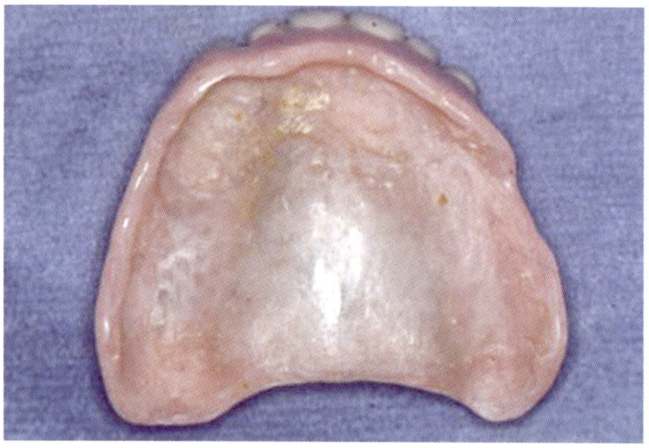

구의치의 인상면

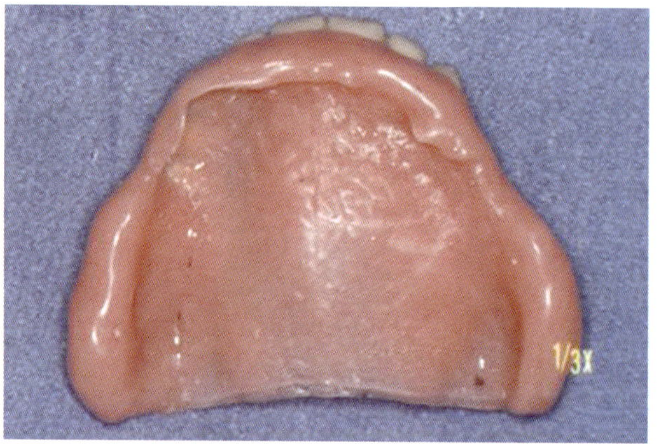

B

새의치의 인상면

그림 3-15. 구의치와 새의치의 인상면 비교. 변연 특히 협측변연의 두께에 심한 차이가 있습니다.

이렇게 간단히 이장을 하니 의치는 거짓말처럼 붙었습니다. 이것은 바로 의치의 무게(이장하면서 더 무거워졌으니까요)는 중요하지 않고 변연 실링이 중요하다는 것을 이야기하는 것이죠. 그냥 상악을 이장하여 사용하라고 했으나, 환자가 다시 하길 희망하여 새로 제작하였습니다(그림 3-15). 새로 제작된 의치로 두꺼워진 협측변연을 볼수 있으며 이 의치로 환자는 불편 없이 잘 사용하였습니다.

일반적인 트레이 변연의 두께에 대하여 생각해 보면 잔존치조제가 좋은 경우에는 변연의 폭이 좁고 잔존치조제 흡수가 심한 경우에는 변연의 폭이 넓어진다고 합니다. 그러나 인체는 항상 다양하기 때문에 구강 내 검사에서 반드시 평가하는 습관이 있는 것이 좋겠습니다. 그림 3-16의 (A) 에서처럼 전정의 폭이 좁은 경우에는 일반적인 트레이 변연으로는 적절한 변연 형성이 되지 않기 때문에 변연의 두께를 줄여야 다음 단계인 변연 형성 할 공간을 줄 수 있습니다(그림 3-16. B). 그러나 전정 공간이 넓을 경우에는 일상적인 2mm의 두께로 제작한 트레이로는 넓은 공간을 변연 형성으로 충분히 얻을 수 없습니다(그림 3-16. C). 즉 일반적으로 사용되는 모델링 컴파운드를 사용한 변연 형성은 재료의 특성상 두께가 2-3mm 이상일 경우에는 형성되기가 어렵습니다. Thermoplastic 재료이기 때문이죠. 그래서 이러한 경우에는 트레이 변연을 충분히 두껍게 제작하여 모델링 컴파운드 재료를 위한 적절한 공간만을 남겨두어야 좋은 결과를 예상할 수 있습니다(그림 3-16. D).

A

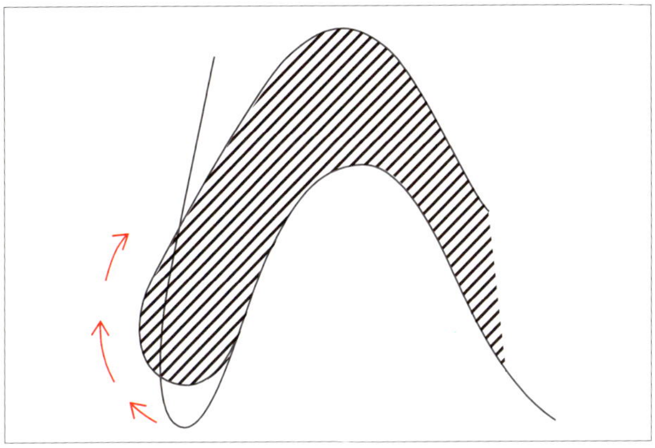

전정의 폭이 좁은데 두꺼운 트레이 변연이 경우. 연조직 운동을 방해하여 좋은 변연 형성이 될 수 없습니다.

B

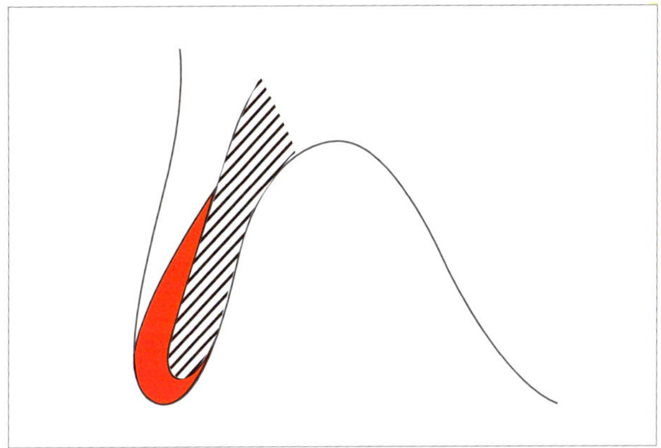

전정 폭이 좁은 경우. 트레이 변연두께도 좁게 하여 변연 형성할 공간을 주어야 적절한 변연 형성을 할 수 있습니다.

C

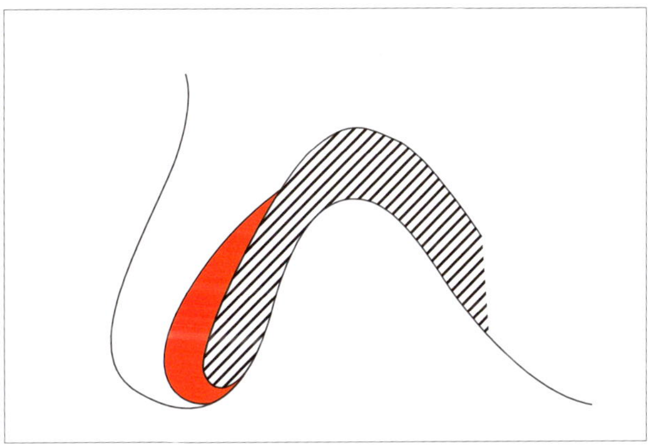

전정 폭이 매우 넓은 경우. 트레이 변연의 두께를 충분히 하시 않을 경우 충분한 변연 형성을 할 수 없습니다.

D

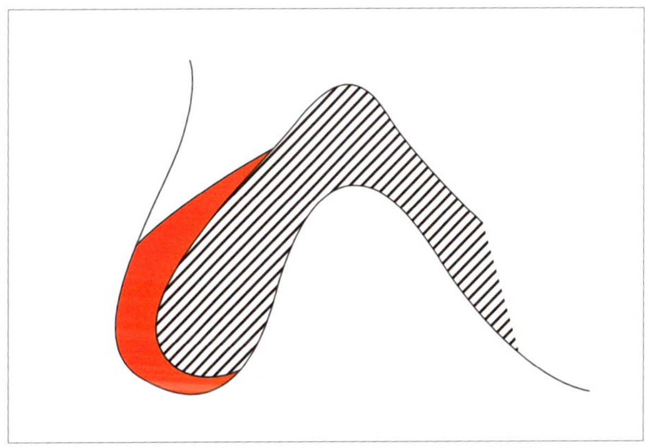

전정 폭이 넓은 경우에는 트레이 변연을 두껍게 제작하므로 변연 형성을 적절히 할 수 있습니다.

그림 3-16. 전정의 폭과 트레이 변연 두께와의 관계. 붉은 화살표는 연조직의 운동방향. 붉은 색칠한 것은 무델링 컴파운드의 변연 형성. 흑색 빗금은 트레이

계속 다음 환자를 한번 볼까요. 전공의가 치료를 하는 중에 의치를 장착하고 마무리하려고 했는데, 의치가 뚝뚝 떨어져서 환자에게 한번 사용해보고 오시라고 말할 수 없다고 하였습니다. 그래서 제가 의치를 검사해 보니 상악 금속상을 이용한 의치였습니다. 상악에 금속의치상으로 할 경우에 금속의치상 인상면이 조직과 잘 적합하지 않거나 혹은 정중구개부에 금속의치상이 먼저 닿아서 유지력이 떨어지는 경우가 있는데 이 문제를 검사했는지 물었는데 그것은 다했는데도 해결되지 않았다고 했습니다(그림 3-17).

그래서 제작된 의치를 살펴보니 금속상은 약간

투박하여 무겁게 느껴졌으나 무게는 문제가 되지 않아서 변연 봉쇄 쪽으로 살펴보니 협측변연이 얇아보여서 너무 얇지 않냐고 물었더니 수련의가 두껍게 하고 싶었으나 환자가 좌우로 하악을 움직일 때 하악 coronoid process가 협측에서 받치니 두껍게 할 수 없었다고 하였습니다.

그래서 구강 내를 검사해 보니, 움직일 때마다 정말로 coronoid process가 협측 점막에서 협측전정부위를 누르고 있었습니다(그림 3-18). 단순한 생각에 이러면 정말 변연을 두껍게 할 수 없다는 생각이 들었습니다만, 치아가 있는 우리도 입을 약간 벌리고 좌우로 운동하면 coronoid process가 협측치조골에 받치는 것을 알 수 있습니다. 즉 이 운동은 저작에서는 하지 않는 극단적인 운동임으로 신경쓰지 않아도 됩니다. 그래서 바로 조직조정제로 이장을 하고 나니 의치는 유지력이 생겨

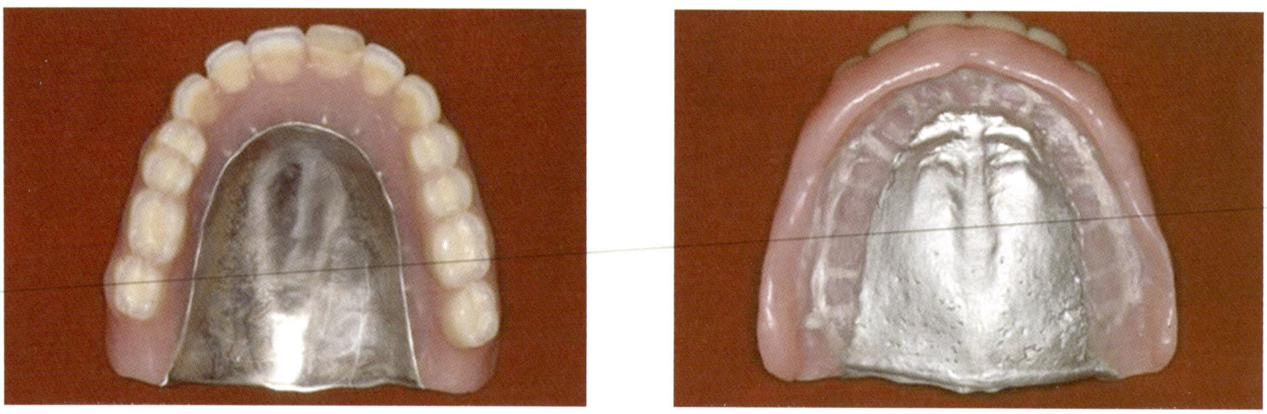

그림 3-17. 제작된 금속의치상의 상악의치

A

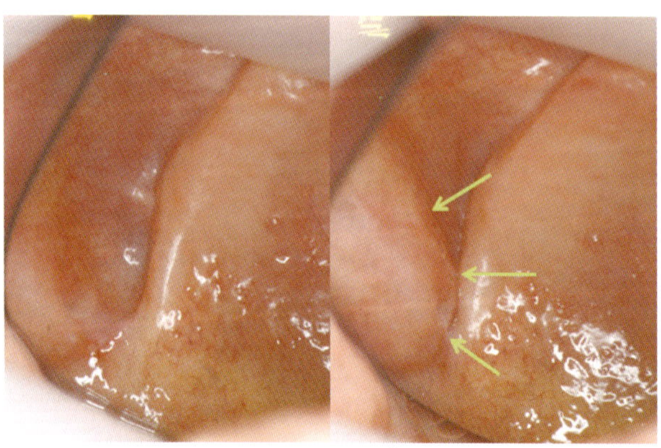

좌측 협측전정

B

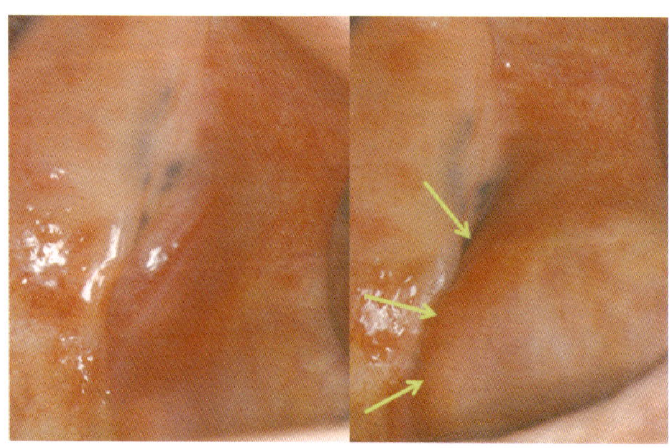

우측 협측전정

그림 3-18. 하악의 좌우 운동으로 상악 협측전정 부위로 coronoid process가 영향을 미치는 구강 내 모습; 녹색 화살표가 나타내고 있습니다.

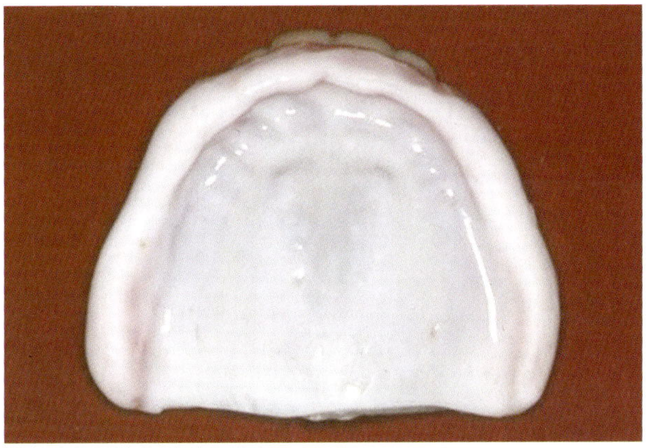

그림 3-19. 조직조정제로 이장된 의치. 그림 3-17의 의치와 비교해 보면 협측 변연부가 많이 두꺼워진 것을 알 수 있습니다.

서 문제가 사라지게 되었습니다(그림 3-19).

물론 모든 환자에게 이렇게 두껍게 해야 하는 것은 아닙니다. 통상적으로 치조제가 흡수되면서 변연부가 두꺼워지지만 환자의 상태에 따라서 다르기 때문에 환자를 검사할 때 눈여겨보거나 예비인상에서 확인해야 합니다-얇은 변연을 가진 사람도 많습니다-. 환자의 상태를 보고 또 잘 채득된 예비모형에서 결정하여, 개인트레이를 제작할 때 변연부를 두껍게 혹은 얇게 제작하는 것이 매우 중요합니다. 두꺼워야 할 부위에 얇게 트레이를 만들면 모델링 컴파운드 변연 형성만으로는 해결이 안 될 경우가 많으니 미리 검사하여 트레이 제작에 참고해야 합니다. 인상채득 약속에서 트레이를 시적했을 때, 즉 트레이를 새로 만들 시간이 없는데 공간이 생각보다 많은 경우에는 직접온성레진으로 변연 형성한 다음 모델링 컴파운드의 변연 형성 공간을 만들어 주는 것(2mm 정도 삭제)이 좋습니다.

이렇게 협측변연을 협측전정에 가득하도록(억지로 하는 것은 아닙니다.) 두껍게 형성하면 문제가 되지 않을까? 하는 의문이 생기기도 합니다. 이런 경우 의치 장착 후에 환자가 불편을 호소하기도 합니다. 그림 3-20에 나타낸 것처럼 의치 장착후 첫 검사일에 상악좌측 후방 협측이 불편하다고 한 환자로 예상되는 부위에 압박표시제를 사용하여 닿는 부위를 찾아서 조정하면 해결되겠습니다.

즉 협측변연 모두가 닿는것이 아니라 그림 3-20의 (D)와 같이 특정 부위만 조금 조정하면 된다는 것입니다.

A

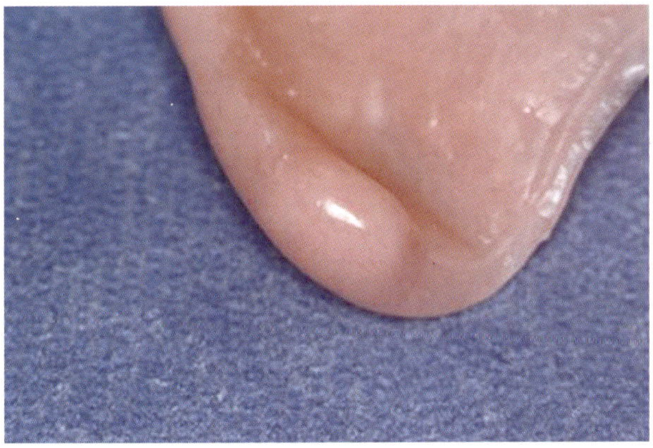

협측변연

B

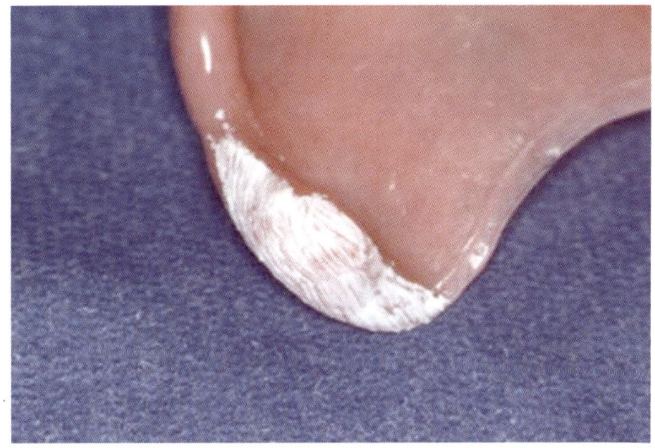

압력표시제를 적용

C

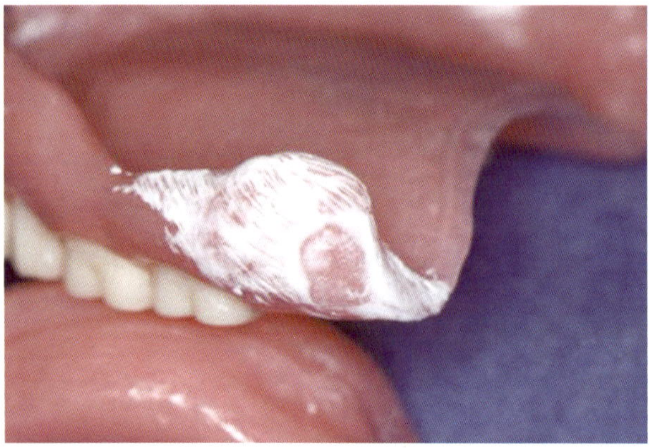

운동 후(환자가 어떻게 하면 불편한지 알고 있는 경우가 많습니다)

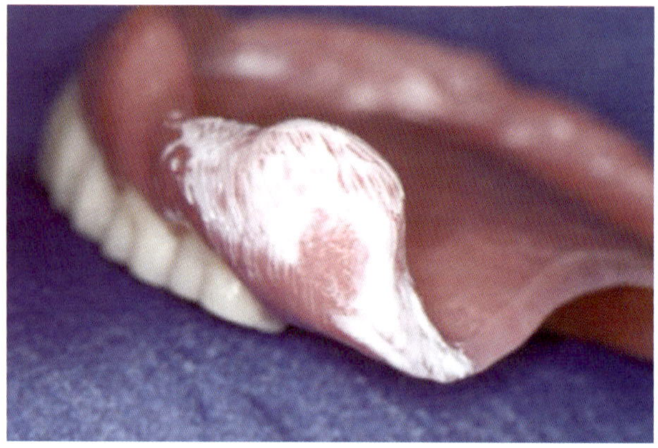

D

압력부위를 제거하고 다시 채득한 것으로 많이 좋아졌습니다.

그림 3-20. 의치 협측변연 후방부위의 조정

이것으로 변연의 두께에 대한 이야기는 마치고 두 번째 의문으로 변연의 형태에 대한 이야기를 한 번 해볼까요. 전공의 선생이 인상을 채득한 것(그림 3-21)을 우연히 보고 놀라서 어떻게 된 것인지 알아본 것이 계기가 된 것이기도 하죠.

우측으로 잔존치근이 있어 치조골 흡수가 거의 되지 않은 상태이고, 좌측은 치아가 일찍 발거되어 오랫동안 흡수가 진행된 상황으로 잔존치조골의 형태가 일반 치궁의 형태에서 왜곡된 상황입니다. 우리가 가끔 간과하기 쉬운 것은 잔존치조골을 보고 트레이를 제작하면 이런 일이 생기게 되고 이런 상태에서는 사실 좌측 전치를 위치시킬 공간이 없어 공중에 심어야 할 상황이 되겠죠. 즉 트레이 제작에서 잘못된 것이죠.

A

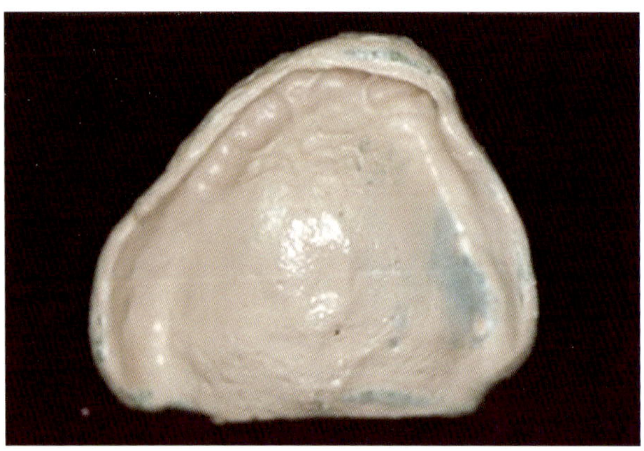

채득된 상악인상

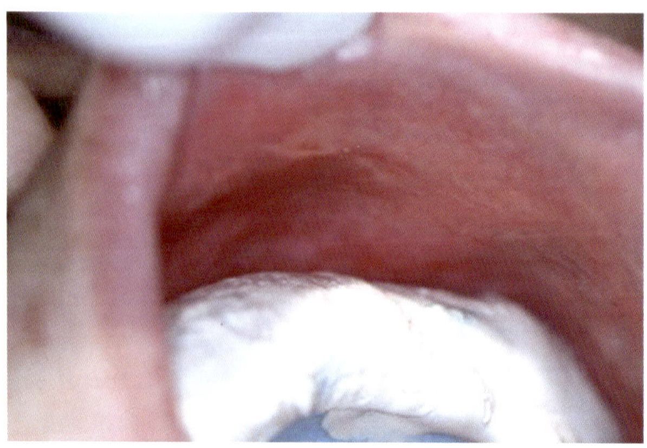

B

다시 구강 내 넣어본 상태 - 입술 밑으로 공간이 있어 보입니다.

그림 3-21. 전공의가 채득한 상악인상

A

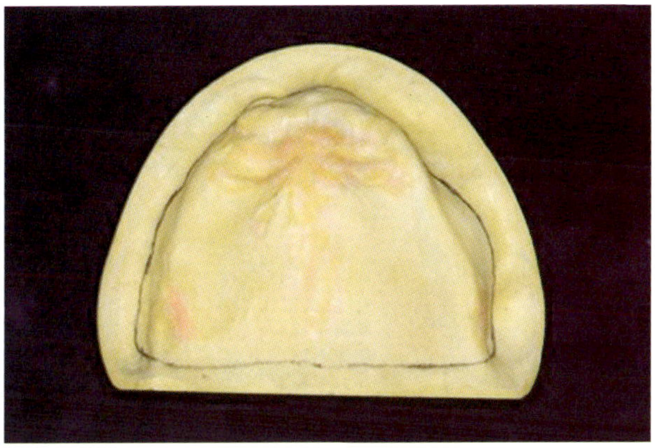

예비 모형

B

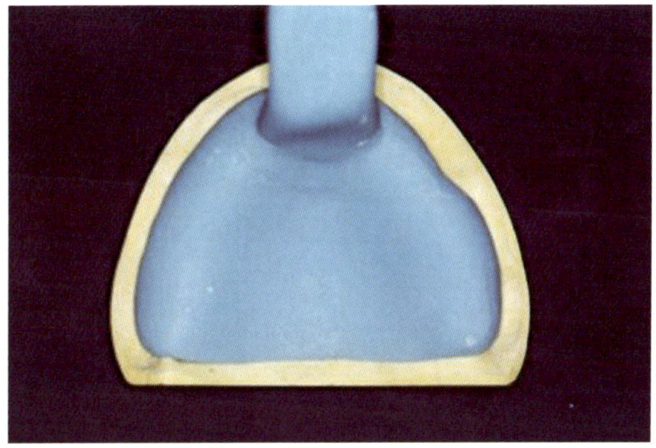

제작된 트레이의 교합면

C

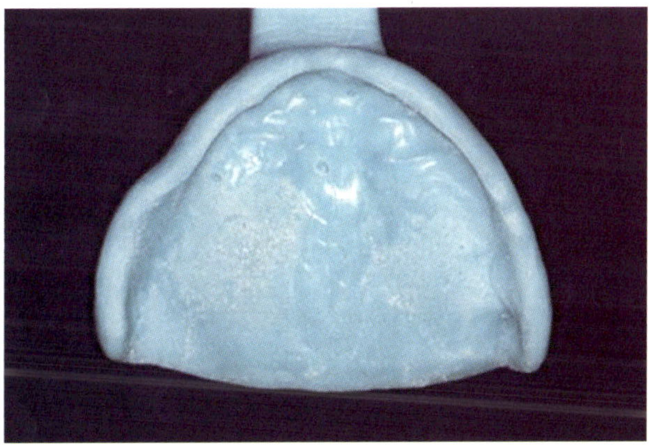

제작된 트레이의 인상면

그림 3-22. 예비 모형에서 제작된 트레이의 외형

좀 쉬운 다음 환자를 한번 보도록 하죠. 전공의 선생이 예비 모형에서 트레이를 제작하였습니다(그림 3-22).

이 트레이를 제작한 전공의 선생도 트레이를 잔존치조제의 외형에 맞추다 보니 좌측 소구치부가 흡수가 심한 것을 보고 트레이의 외형을 흡수된 형태로 제작하였습니다. 그래서 요번에는 제가 같은 예비모형에서 다시 제작하고 그 트레이를 가지고 변연 형성을 하였습니다(그림 3-23).

A

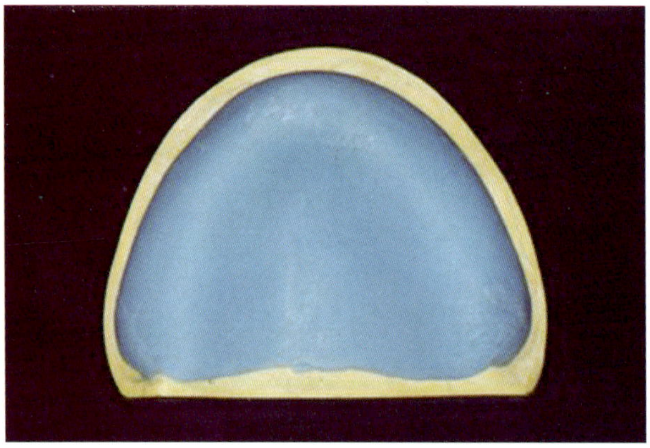

제작된 트레이의 외형

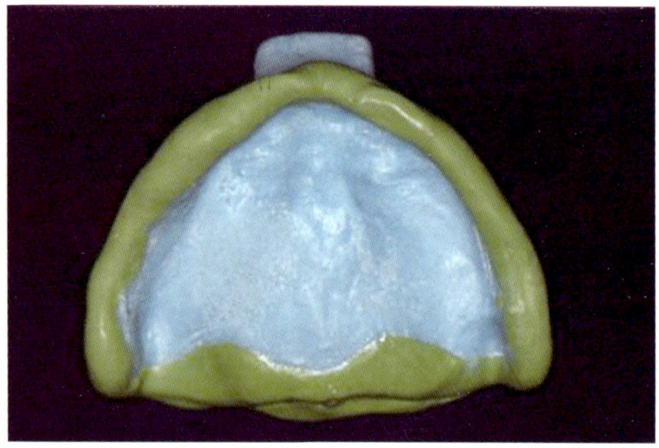

B

제작된 트레이로 변연 형성한 모습

그림 3-23. 새로 제작된 트레이와 그것으로 한 변연 형성

그림 3-23에서 변연 형성한 인상면에서 보면 좌측 잔존치조제가 약간 흡수되어 있으나 변연의 형태를 보면 양측이 대칭적인 것을 볼 수 있습니다. 그림 3-24를 보면 이러한 대칭성이 흰선으로 나타난 것처럼 큰 텐트처럼 형태를 나타낸다는 것입니다. 대체적으로 적절하게 총의치 인상을 채득하면 잔존치조제와 큰 상관없이 변연부위를 비교하면 정확하지는 않으나 대체적인 대칭성이 있다는 것입니다.

A

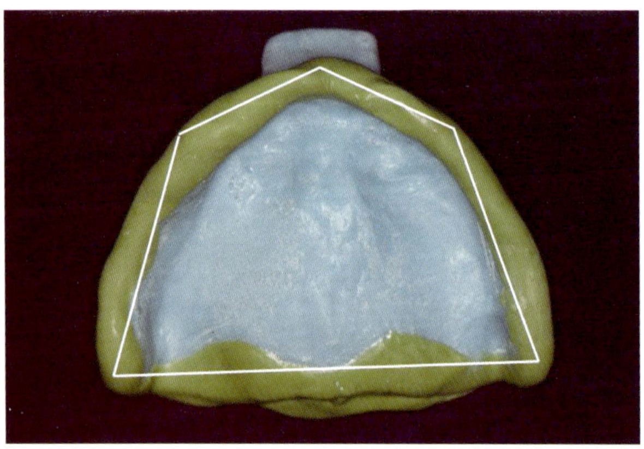

변연 형성된 트레이의 대칭성

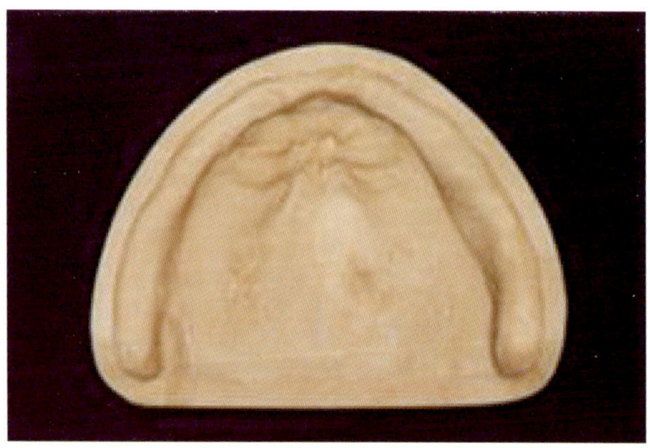

B

최종모형

그림 3-24. 변연 형성된 트레이의 대칭성을 간략히 나타낸 모습과 채득된 최종모형

그래서 트레이를 제작할 때도 그렇게 되도록 제작해야 한다는 것이죠. 위에서 언급한 그림 3-21의 환자를 다시 예비인상을 채득하였습니다(그림 3-25). 이 그림에서 보면 잔존치근이 존재하는 치조제의 전정은 매우 얇게 나왔고 잔존치조제 흡수가 많이 된 반대편은 전정이 두껍게 인상이 나온 것을 알 수 있습니다(그림 3-25. B). 즉 이러한 심한 비대칭의 치조제에도 변연부는 대칭성이 완전하지는 않으나 얻을 수 있으며 인상을 채득할 경우에도 이것을 얻을 수 있도록 트레이의 변연의 두께를 조정해야 하며 또 그렇게 해야 대칭적인 최종의치를 제작할 수 있습니다. 생각하는 사람의 눈에만 대칭적인 변인이 보이는 것이죠.

다음 환자가 내원했습니다. 환자는 한눈에 봐도

A

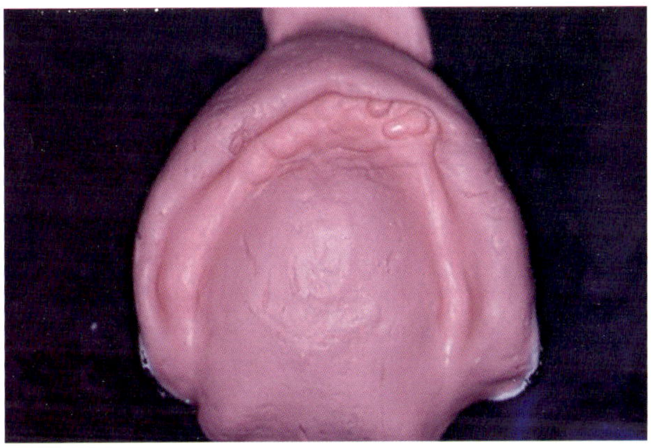

예비 인상

B

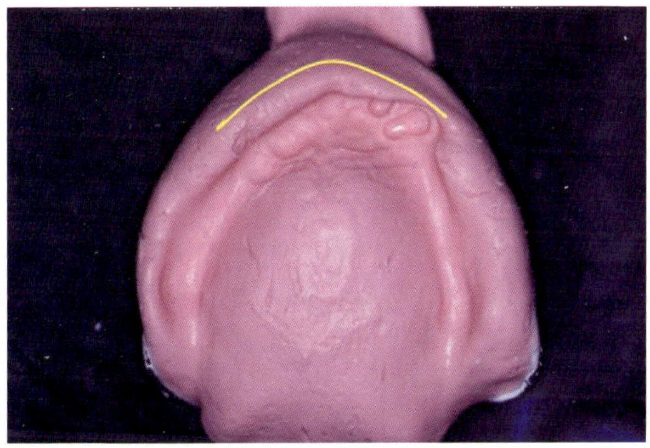

전방부에서 최종인상이 나와야 할 형태

C

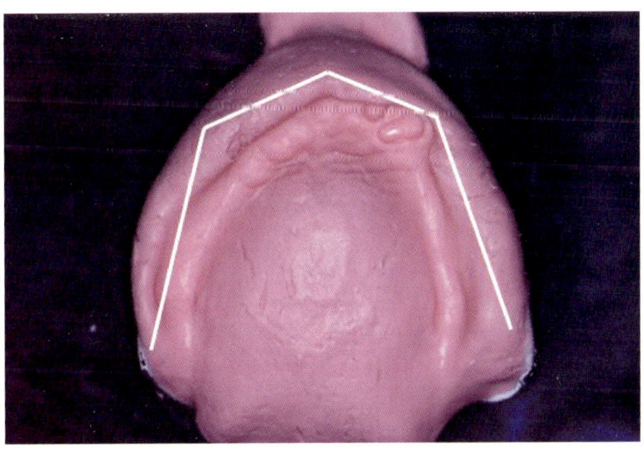

(B)를 참조하여 대칭성을 나타냄

그림 3-25. 지조제의 심한 비대칭 한자의 예비인상

입술이 한쪽으로 돌아가서 심미적으로 문제가 있었습니다(그림 3-26). 그래서 검사해 보니 환자는 잔존치근이 있었고 그쪽으로 의치가 돌출되어 입술이 돌아가 비심미적이었던 것이었습니다. 그래서 환자의 예비 인상과 예비 모형을 제작하고 트레이를 제작하였습니다(그림 3-27).

그림 3-27의 (A)에서 처럼 예비인상의 내측 치조제와는 다르게 순측면의 외측에 대칭성이 나타나 있습니다. 이 인상에서 제작된 예비모형(그림 3-27. C)에도 대칭적인 외측 변연(검은선)이 보입니다. -이것을 보존하도록 모형제작에 주의하여야 합니다.- 이러한 변연의 외측 대칭성을 유지하도록 트레이를 제작합니다.

즉, 잔존치근이 있는 우측 부위의 트레이 변연은 좀 더 얇게 제작하고 좌측은 통상적으로 제작하여 그림 3-27. (C)의 전방 변연선과 같이 대칭적으로 제작하였습니다.

그리고 통상적인 방법으로 인상을 채득하였습니다(그림 3-28). 채득된 최종인상에서 전방변연의 대칭성을 볼 수 있습니다. 즉 불규칙하게 흡수된 잔존치조제의 대칭성이 아니라 채득된 변연의 대칭성이 중요합니다. 이 대칭적인 변연이 의치 제작에 적용되도록 해야 한다고 생각합니다.

A

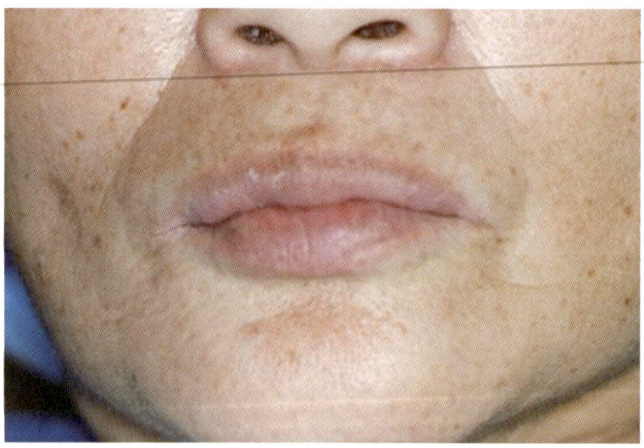

내원 시 환자의 외관 - 입술이 오른쪽으로 돌아가 있음

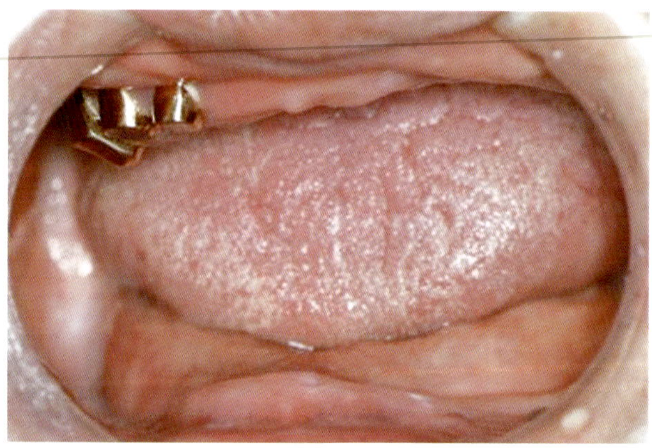

B

예상한대로 오른쪽에 잔존치근이 있습니다.

그림 3-26. 심미적 문제로 내원한 환자

A

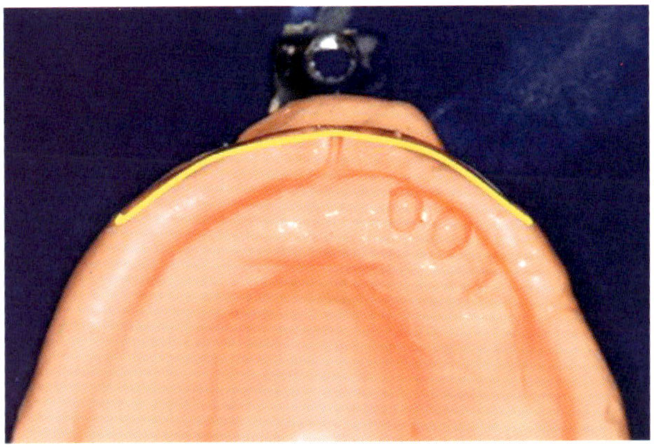

예비인상에서 변연부위의 대칭성; 노랑 선

B

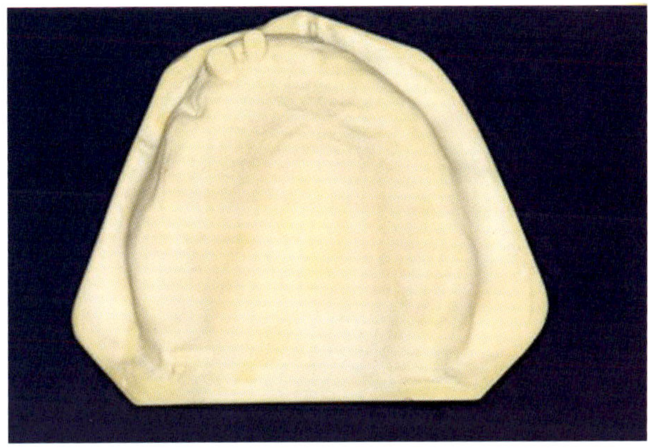

예비 모형

C

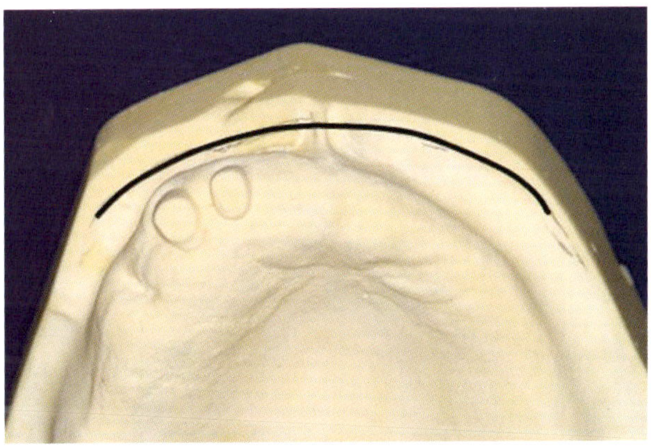

예비 모형에서 변연부의 대칭성을 볼 수 있습니다; 검은 선

D

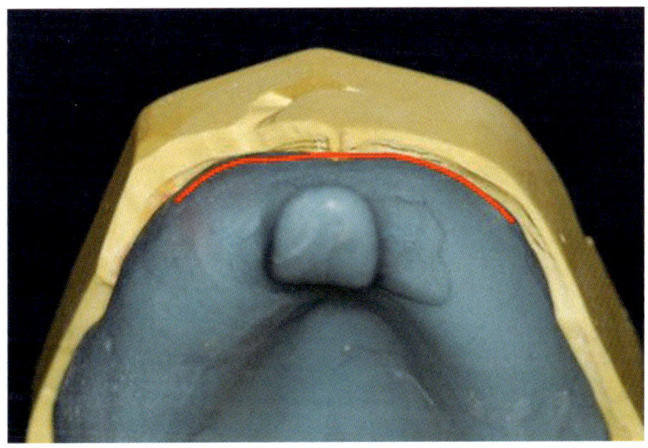

예비인상의 변연보다 조금 덜 연장되나 대칭성을 갖는 트레이를 제작; 붉은 선

그림 3-27. 비심미적 무제로 내원한 환자의 예비 인상, 예비 모형, 그리고 트레이 변연

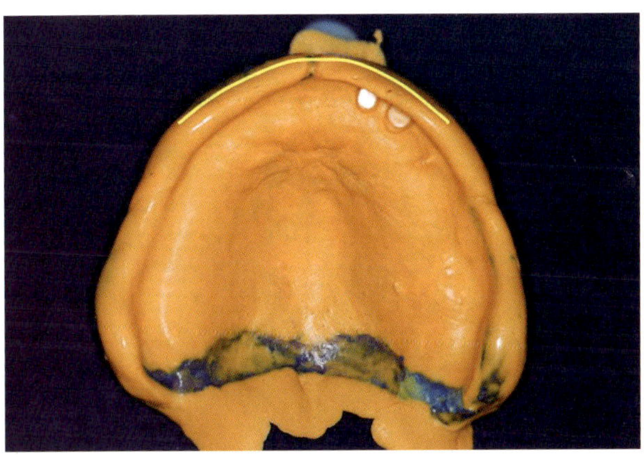

그림 3-28. 상악 인상의 변연 대칭성을 확인할 수 있습니다; 노랑 선

A

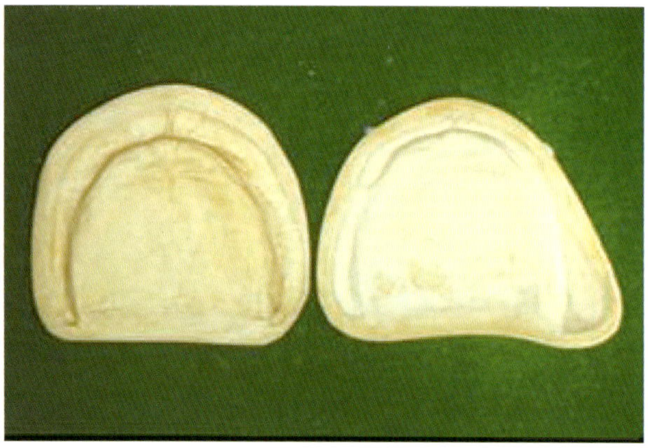

동일 환자의 상악 모형; 좌우 모형의 변연의 외측을 비교해 보세요

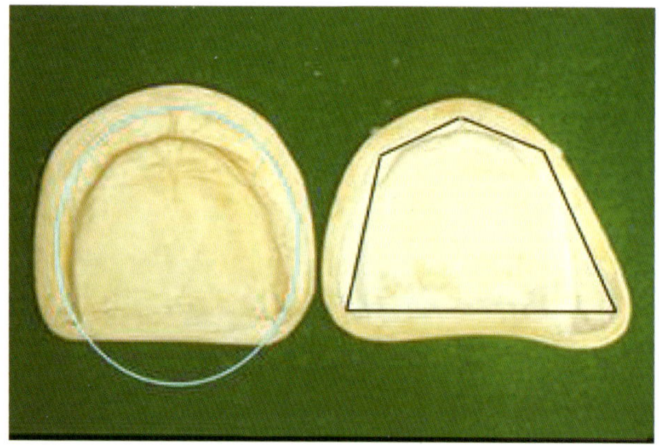

B

모형의 변연 외측과 기하학적인 도형(^^)의 비교

그림 3-29. 동일 환자의 상악 모형의 비교

그러면 다음 그림 3-29의 (A)를 한번 볼까요? 수련의가 채득한 환자의 상악최종 모형이 이상하여(좌측 모형) 개인 트레이를 다시 만들어서 채득한 것이 우측모형이 되겠습니다. 그림 3-29의 (A)의 모형을 보면 어떻게 보이나요? 사실 지금까지 이야기한 것처럼 변연의 외측은 대칭성을 갖고 있지만 그림 3-29의 (B)와 같이 보이지 않나요? 그렇습니다. 좌측모형에서는 변연의 외측이 원과 같이 둥글게 보인다는 것이고 이는 개인트레이 변연의 두께를 평가하지 못하여 너무 두꺼워(그림 5-7. D에서 평가 조정합니다) 변연형성이 잘못되었거나 최종인상(예; 인상재의 점도가 너무 높은 것을 사용)이 잘못되었거나 어쨌든 순측변연의 형태가 과형성되게 나타냈다고 생각합니다. 계속 이야기하는 것처럼, 대칭성을 갖더라도 우측모형과 같이 큰 텐트형태가 되어야 한다는 것입니다.

항상 이야기하지만 총의치 인상은 Taking이 아니라 Making인 것이죠.

제4장

제작된 개인트레이의 구강 내 조정

자, 이렇게 개인트레이를 제작하였고 왜 그렇게 제작되어야 하는지에 대해 살펴보았습니다. 환자가 최종인상을 채득하기 위하여 내원하면 제작된 트레이를 변연 형성 전 구강 내 적합을 먼저 확인해야겠죠.

구강 내 검사에서 확인할 것은 트레이 변연이 최적의 변연보다 2mm 정도 짧도록 적절하게 연장되어 있는지 확인하는 것과 트레이가 구강 내 적절한 기능 중에도 움직임이 없어야 한다는 것입니다.

첫 번째 트레이 변연이 적절하게 연장되는 문제에서는 예비인상을 적절하게 채득한 경우에는 과연장된 모형이기 때문에 보통 문제가 없지만, 구강검사에서 변연이 부적합하게 저연장이 보이는 경우에는 구강 내에서 직접온성레진 등으로 고칠 수도 있으나 심하면 새로 예비인상을 채득하여 새로 제작하는 것이 옳은 방법이라고 생각합니다–왜냐하면 그 부위뿐만 아니라 안 보이는 다른 부위도 저연장될 가능성이 크니까요. 그리고 직접온성레진으로는 고칠수 없는 것도 많습니다.

두 번째 문제로 구강 내에서 적절한 기능 중에 트레이가 움직임이 있다면 다음과 같은 원인이 있다고 생각합니다.

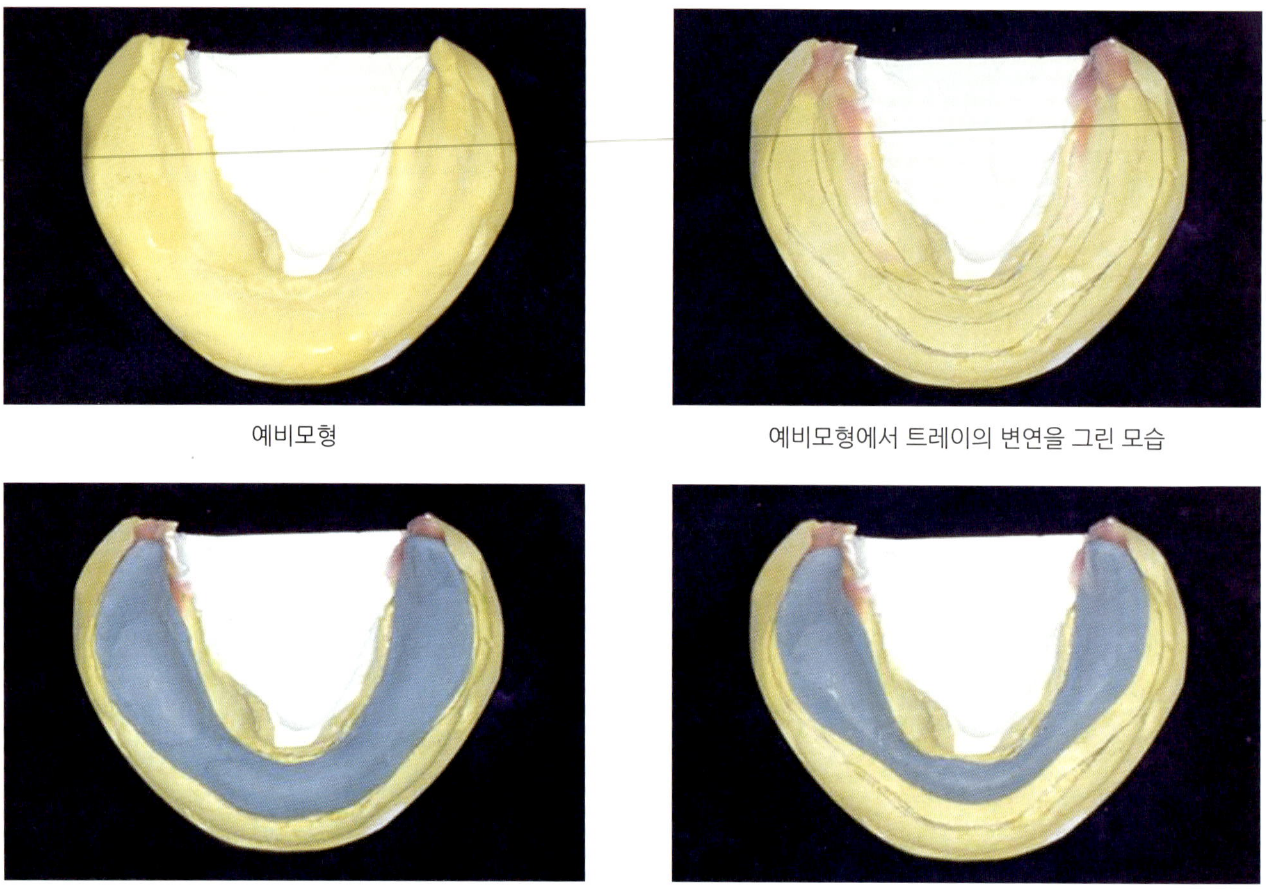

A 예비모형

B 예비모형에서 트레이의 변연을 그린 모습

C 그려진 변연에 맞추어 제작된 트레이

D 구강 내에서 조정 후 트레이의 외형 모습

그림 4-1. 하악 트레이의 제작 및 구강 내 적합 후 변화. (D)에서 순측부에 트레이 변연이 심하게 조정된 것을 볼 수 있습니다.

과연장

트레이의 구강 내 적합에서 움직이는 가장 많은 원인이 과연장이라고 생각합니다(그림 4-1).

그림 4-1에서 보듯이 제작된 트레이(그림 4-1. C)를 구강 내에 적합 시 움직임이 있어서 그 부위를 찾아서 제거하다 보니, 그림 4-1의 (D)에서 처럼 순측부위와 협측부위가 많이 과연장된 것을 볼 수 있습니다. 특히 예비인상채득에서 하순의 운동을 적절히 하기가 매우 힘들기 때문에 이 전방 부위가 과연장될 수 있다는 것에 주의하고 예비인상채득 시에 전방부 변연의 경계를 구강 내에서 확인하여서 트레이 변연결정 시에 적용해야 합니다. 그 외에도 상악과 하악의 뺨과 입술 그리고 혀 등의 운동에서 트레이를 움직이게 하는 과연장된 부위를 조심스럽게 확인하여 조정하는 것이 반드시 필요합니다.

형태적으로 문제가 있어 기능운동을 방해하는 경우

트레이의 외형은 최종적인 의치의 외형과 같도록 만드는 것이 구강 주의 조직의 기능적 운동과 잘 조화될 것입니다.

그림 4-2의 (A)를 보면 제작된 트레이의 변연이

A

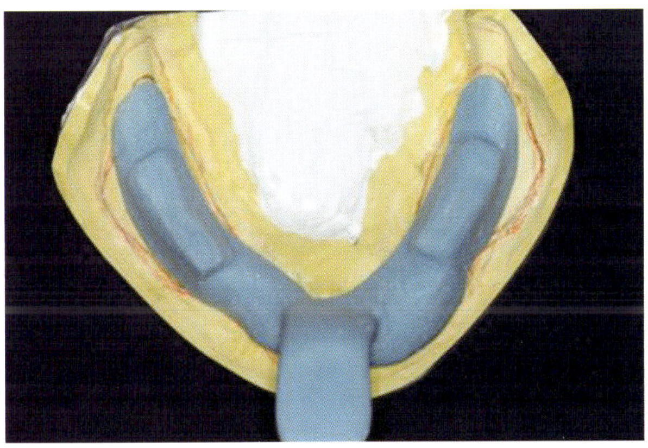

제작된 하악 트레이의 상부 모습

B

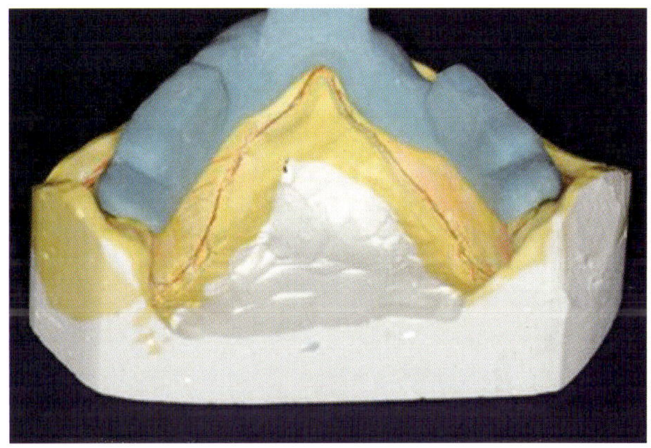

제작된 하악 트레이의 설측 모습

C

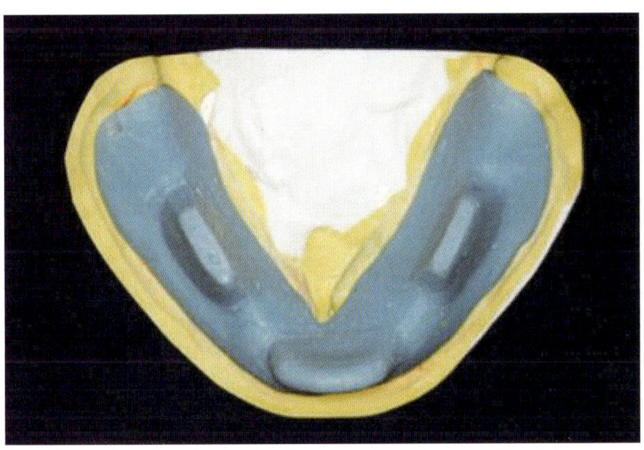

새로 제작된 하악 트레이의 상부 모습

D

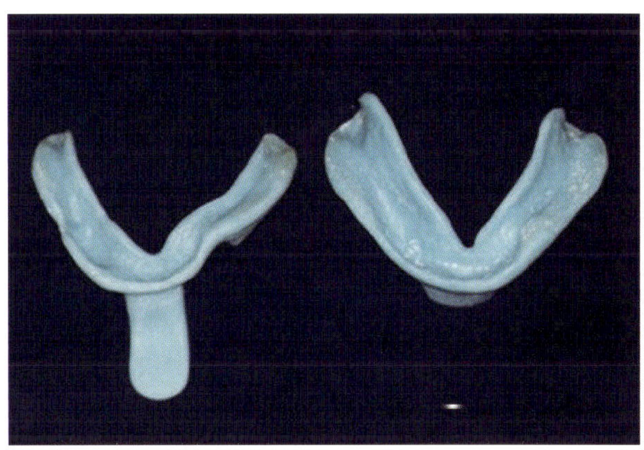

새로 제작된 트레이와 이전 트레이의 내면 형태 모습 비교

그림 4-2. 잘못 제작된 트레이와 새로 제작된 트레이의 형태 비교

협붕을 덮지 않아 저연장 문제와 그리고 후방 손잡이 및 트레이의 형태적 문제가 있으며, 그림 4-2의 (B)를 보면 설측으로 변연이 너무 짧아서 문제가 심하고 형태적으로 문제가 있는 것으로 보입니다. 같은 환자에게 새로 예비인상을 채득하여 새로 트레이를 제작하였습니다(그림 4-2. C & D). 그리고 비교해 보면 처음 제작된 트레이에 형태적으로 문제가 많은 것을 알 수 있습니다. 그림 4-3은 같은 환자에게서 다른 트레이로 변연 형성 후에 비교한 것입니다.

그림 4-4는 다른 환자의 경우로 잘못 제작된 트레이로 얻은 최종인상입니다. 당시 술자는 하악 트레이에 후방 손잡이를 왜 만들어야 하는지 이유는 알고 있을까요? 이러한 작은 차이가 최종 의치에 많은 영향을 줄 것이라는 것은 명확하다고 할 수 있습니다.

이처럼 트레이의 형태가 변연형성 그리고 더 나아가 최종인상에 얼마나 많은 영향을 줄 수 있는지

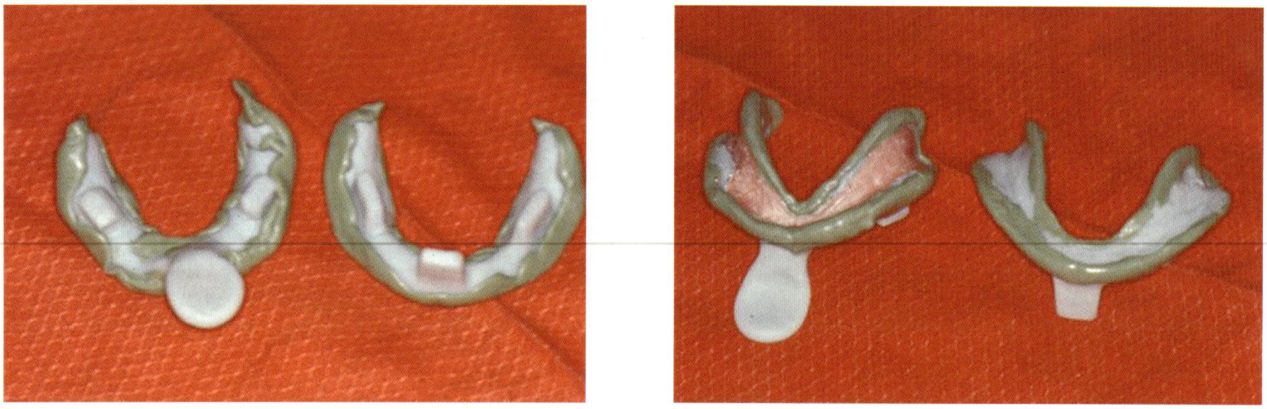

A

교합면; 변연 형성의 연결부가 매끄럽게 연결되어야 합니다.

B

조직면; 변연 형성의 단계단계 연결부가 스텝이 지면 안 됩니다.

그림 4-3. 같은 환자의 잘못 제작된 트레이와 적절한 트레이로 사용한 변연 형성; 왼쪽-부적절, 오른쪽-적절

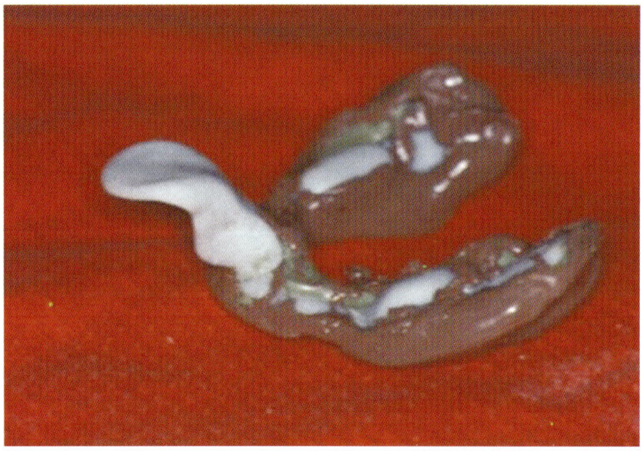

그림 4-4. 잘못 제작된 트레이로 채득된 최종 인상. 후방 손잡이는 왜 만들었을까요?

우리 모두는 경험으로 잘 알고 있습니다.

최종 의치와 형태적으로 비슷한 트레이를 제작하기 위해 잘 만들어진 최종 의치의 형태를 인지하고 있으면서 제작된 트레이를 형태조정하여야 할 것입니다. 주로 조정되는 부위는 변연부위의 두께와 rounding, 그리고 하악 설측 의치상 부위의 concavity 등이며 손잡이의 위치와 형태도 적절한지 확인이 필요합니다(3장 참조).

동요가 있는 조직이 있는 경우

초진 시 구강검사에서 동요가 있는 조직이 있을 경우에는 매우 주의해야 합니다. 즉 심한 연조직 동요가 있을 경우에는 예비인상에서 그 부위를 표시하여 어떻게 인상을 채득할 것인지를 결정하고 그것을 트레이를 제작할 때부터 반드시 고려해야 합니다. 동요가 있는 조직이 잘 생기는 부위는 (1) 상하악의 전치부 잔존치조제(특히 상악)(그림 4-5), (2) 하악의 구치부 잔존치조제(그림 4-7), (3) 하악의 구후융기와 설측연결부(그림 4-7) 등이 되지만 항상 구강검사에서 잊지 않고 확인하는 것이 중요하겠습니다.

이 동요조직을 해결하는 방법은 동요조직 부위에 Window를 만든 tray를 사용하거나 그 부위에 다른 부위보다 relief를 더 많이 하는 방법(예; 왁스를 두장)으로 트레이를 제작하여 사용할 수 있습니다. 너무 심할 경우에는 외과적 제거를 하고 치유가 된 후에 인상을 채득하는 것도 좋은 방법입니다.

그림 4-5는 구강검사에서 동요가 있는 조직을 검사하는 모습을 보이며 인상채득 후에 수성연필로 그 부위를 인상체에 표시한 것을 볼 수 있습니다. 이렇게 표시하므로 예비모형에도 그 표시가 남게 되어 트레이를 제작할 때 참고할 수 있습니다.

A

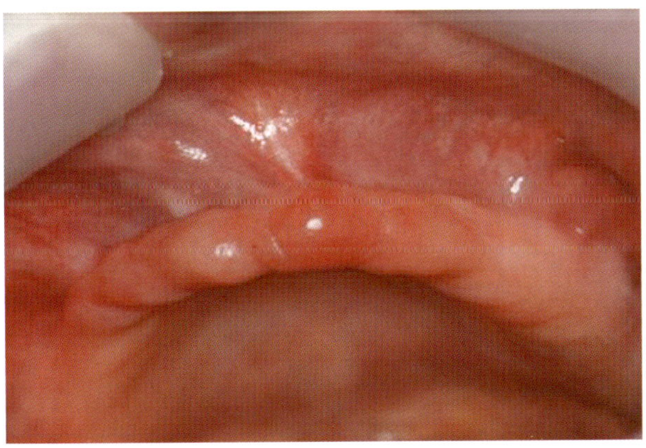

구강 내 사진

B

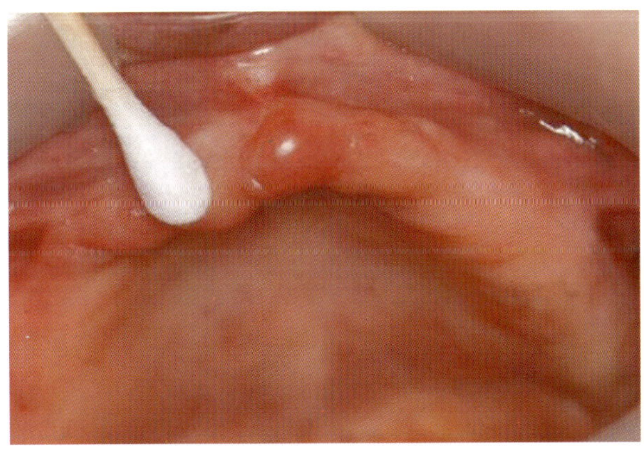

잔존치조제의 동요도를 보여줌

C

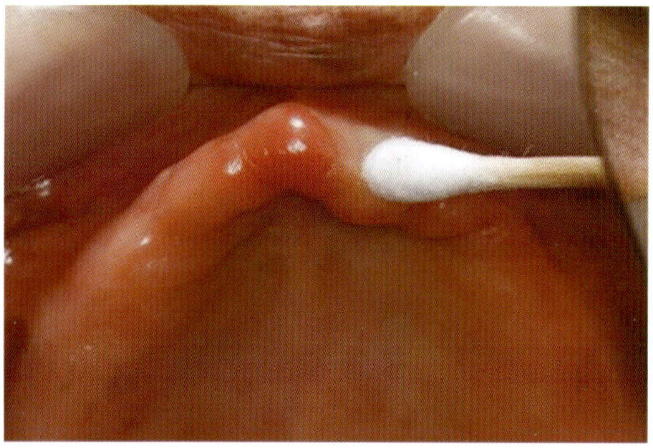

잔존치조제의 동요도를 보여줌

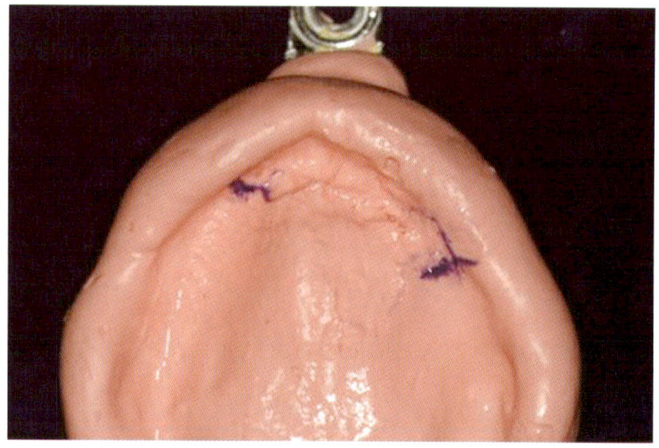

D

인상을 채득하고 인상체에 동요조직 부위를 표시한 모습

그림 4-5. 상악 전치부 잔존치조제에 동요 조직.

A

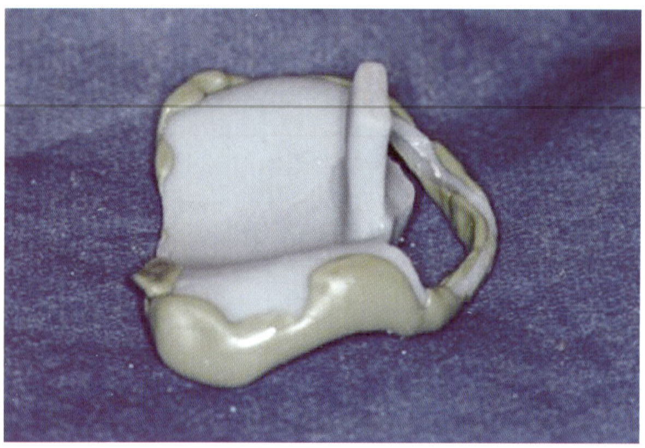

제작된 window tray로 변연 형성

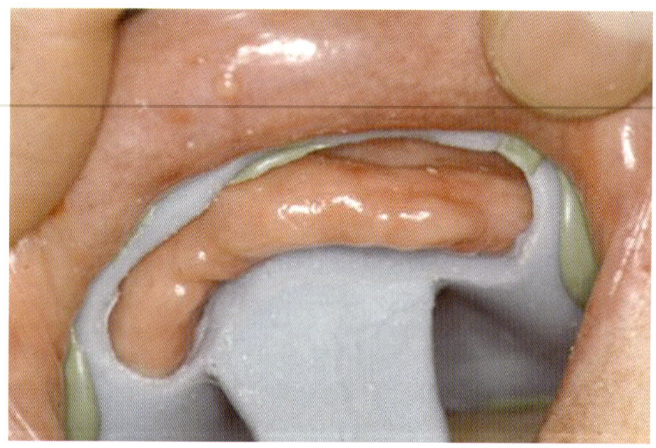

B

구강 내에서 장착 모습-노출된 동요 잔존치조제,

C

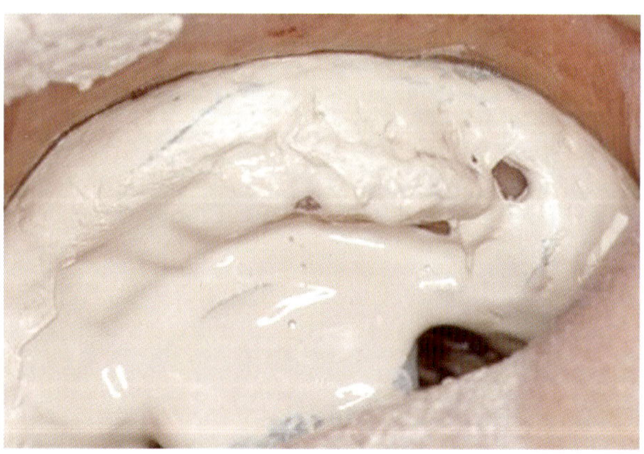

ZOP 인상재를 이용한 인상채득

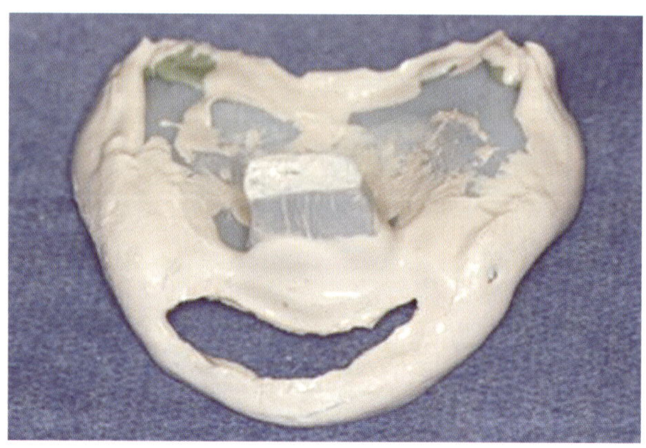

D

동요조직은 첫인상에서 제외함

E

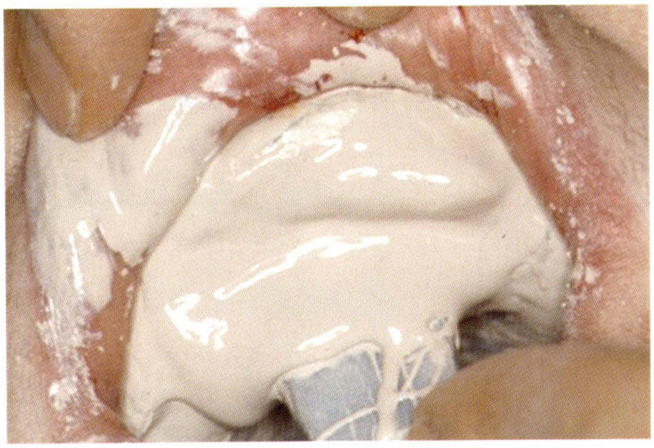

다시 구강 내 장착한 후 동요조직 부위는 인상재를 위에서 붓으로 적용함

F

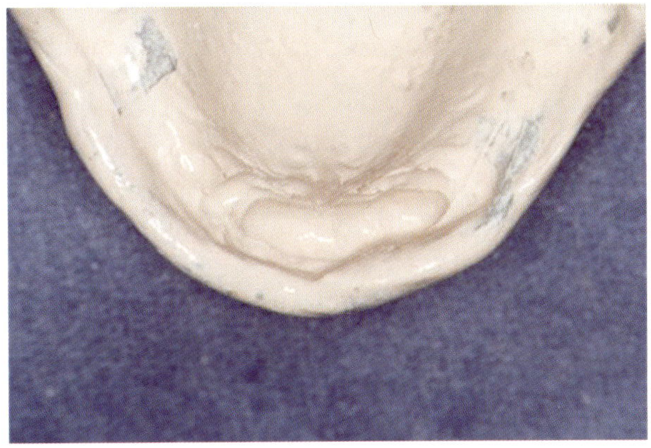

전방부가 변형 없이 잘 채득된 듯함; 첫 인상과 두번째 인상 사이의 스텝이 없어야 합니다.

G

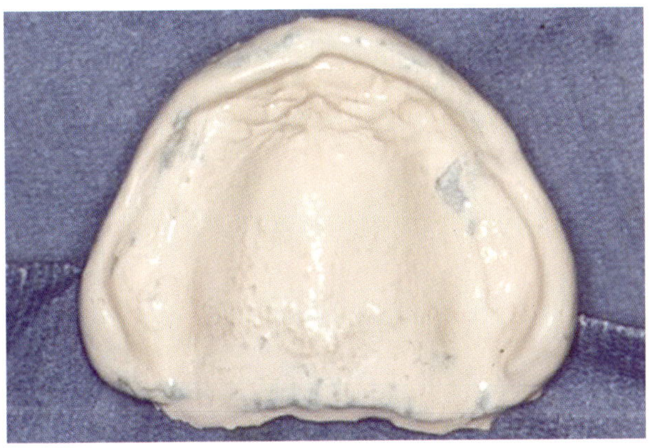

최종 인상채득

H

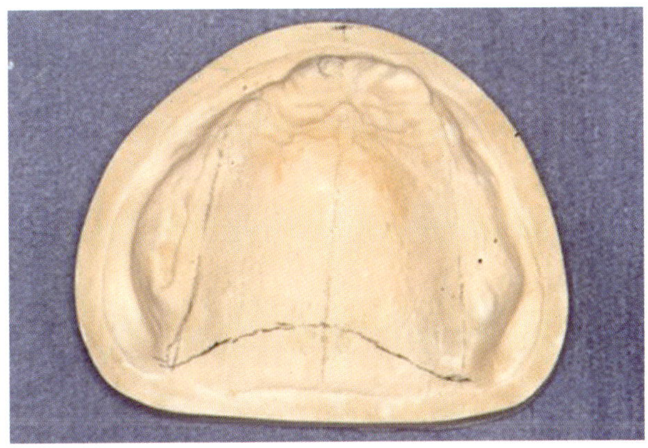

최종 모형

I

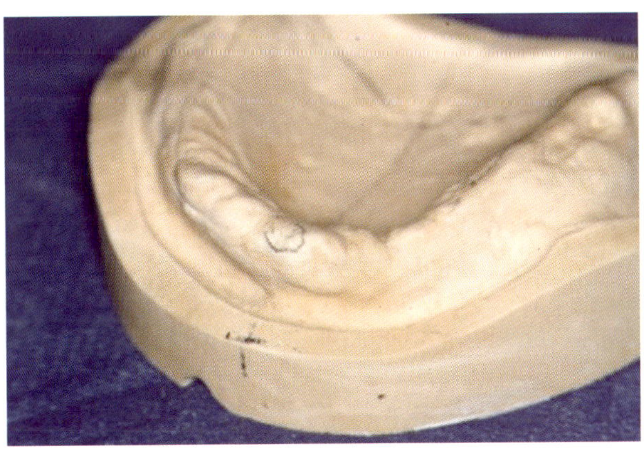

최종 모형의 앞 모습; 동요 조직이 거의 변형없이 인상채득 되었습니다.

그림 4-6. 동요 조직이 있는 경우에 Window tray를 사용한 인상채득 및 최종모형

그림 4-6은 그림 4-5의 환자를 연속해서 제작한 window tray를 사용하여 통상적인 방법으로 변연 형성하고 인상채득하는 것으로 인상은 두 단계로 나누어 하는데 첫 번째 인상에서는 동요 조직의 인상은 채득하지 않고 다른 부위 인상을 먼저 채득하게 됩니다. 이때 인상재는 ZOP인상재를 사용했으나 실리콘이나 러버계통의 인상재를 사용할 수 있습니다. 그 후 window를 가린 인상체를 제거하고 다시 구강 내에 위치시킨 후 window 부위에 ZOP 인상재를 붓으로 발라서 추가하면 됩니다. 2차 인상은 ZOP가 다른 인상재보다 더 적절하다고 생각합니다. 제작된 최종모형을 보면 동요가 있던 부위의 잔존치조제가 거의 변형 없이 잘 나온 것을 볼 수 있습니다(그림 4-6 H & I). 이렇게 두 번에 걸쳐 인상을 채득하는 방법이 가장 좋은 것이라고 생각하지만 접근성이 어려우면 relief를 상대적으로 더 많이(왁스 2장) 준 다음 인상을 한번에 채득할 수도 있습니다.

A

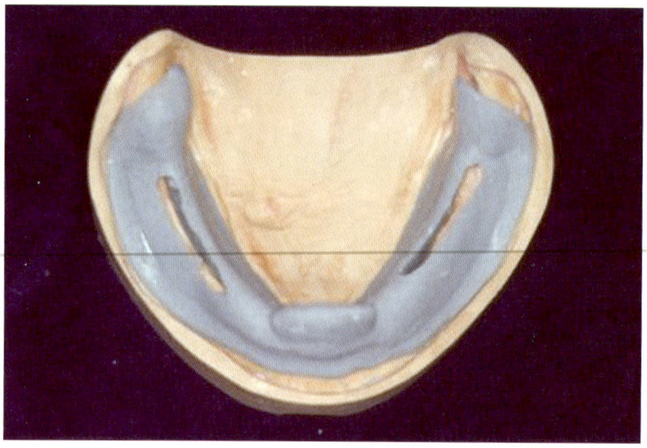

기록상을 인상채득하기 위해 변형함

B

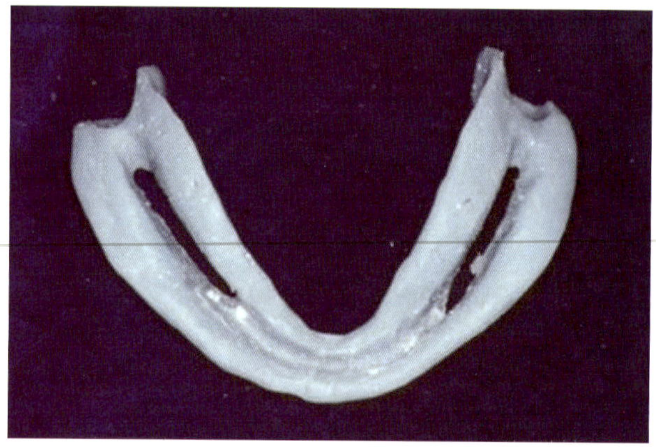

변형된 모형 부위에 relief를 위하여 내면을 삭제하거나 window 형성

C

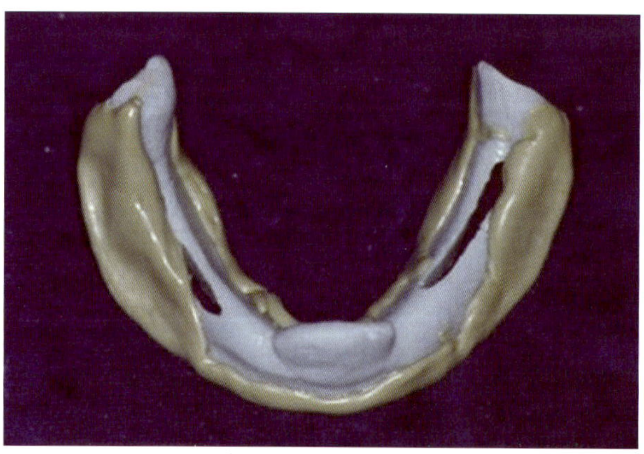

변연 형성

D

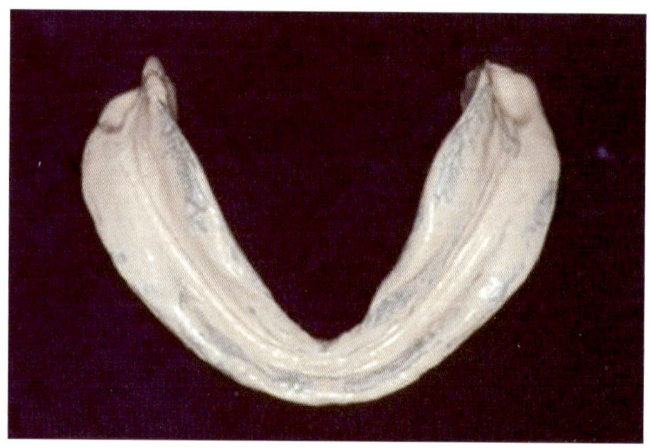

인상채득

E

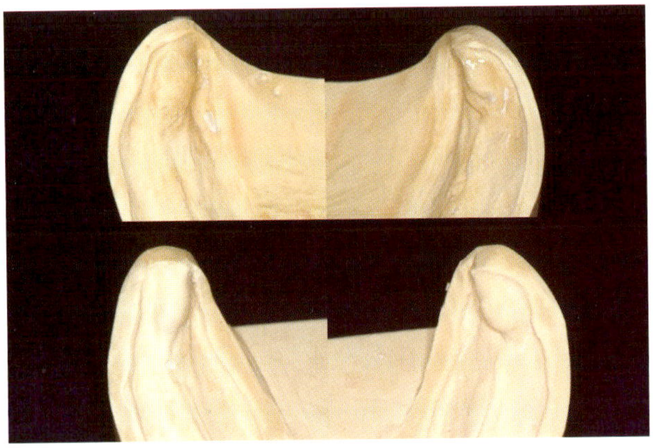

Retromolar pad의 비교; 위 사진은 변형된 모형과 아래의 새로 채득한 모형

F

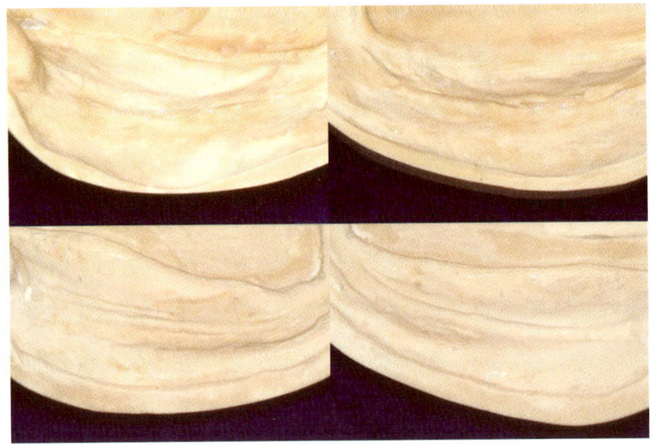

구치부 잔존치조제의 변형; 위 사진은 변형된 모형과 아래의 새로 채득한 모형

그림 4-7. 하악에서 최종모형이 변형되어 새로 채득한 경우

그림 4-7은 하악에 생긴 동요도가 있는 조직을 알아채지 못한 채 얻은 모형에서의 변형을 볼 수 있습니다. 최종모형에서 기록상을 제작한 후 환자에게 악간기록을 얻기 위하여 이 기록상을 장착했는데 기록상의 움직임을 느껴서 그 원인을 확인하는 과정에서 하악에 동요조직이 많은 것을 확인하고 새로 인상채득하기 위해 기록상을 이용한 것입니다. 동요조직이 치조제정에 국한되어서 치조제정에 간단히 relief를 주기 위해 기록상 내면을 버로 갈면서 손잡이가 없어 가능한 부위는 좁은 window를 형성한다는 느낌(그림 4-7. A & B)으로 형성하고 변연 형성과 인상채득을 하였습니다(그림 4-7. C & D). 새로 나온 최종모형을 이전 모형과 비교해 보면 동요가 있는 조직이 인상채득 동안 얼마나 변형되는지 알 수 있습니다(그림 4-7. E & F). 구강검사에서 알아보지 못한 경우 얼마나 큰 문제를 야기할 수 있는지 알 수 있고 늦게나마 기록상으로 악간기록 채득 시 알게 되어 그래도 빨리 문제를 해결할 수 있게 되었습니다.

이때 몰랐거나 귀찮아서 그냥 최종 의치를 제작하면 제작된 후에 동요조직을 찾아내어 조정하는 것은 매우 어렵습니다. 즉 아픈 동통 부위를 찾는 방법으로는 찾기가 어렵다는 것이죠. 모든 치과의사가 알다시피 동통 부위는 보통 PIP 등을 사용하거나 동통 부위에 상처가 나서 조정이 가능한데, 동요조직을 미처 발견하지 못해 눌려서 아픈 경우에는 상처도 보이지 않고 다른 어떤 물질로도 눌리는 부위 표시가 잘 안되니 조정하기가 매우 어렵습니다. 그래서 구강검사 때, 동요조직은 특히 더 조심해서 찾아야 합니다.

제작된 트레이를 구강 내에서 조정할 때 충분한 시간을 사용해서 움직임을 야기하는 원인을 모두 제거해야 좋은 인상을 얻을 수 있습니다. 이때 트레이에 심각한 문제가 있는 것을 발견하면 예비인상을 새로 잘 얻어서 트레이를 새로 제작하는 것이 더 좋을 경우도 많이 있겠습니다. 여러 번 이야기하지만 예비인상은 특히 하악에서 매우 중요합니다.

제 5 장

최종인상채득

최종인상재, 변연 형성, 그리고 인상채득

최종인상재

총의치를 제작하기 위해 최종인상을 채득할 때 사용할 수 있는 인상재는 술자의 경험과 치료 개념에 따라 다르다고 봅니다. 여기서는 저의 의견을 나타내는 것으로 하겠습니다.

사용되는 재료는 Zinc oxide paste(그림 5-1)와 실리콘계의 light body와 regular body(그림 5-2), 그리고 rubber계의 light body(그림 5-3)와 regular body 등이 있습니다.

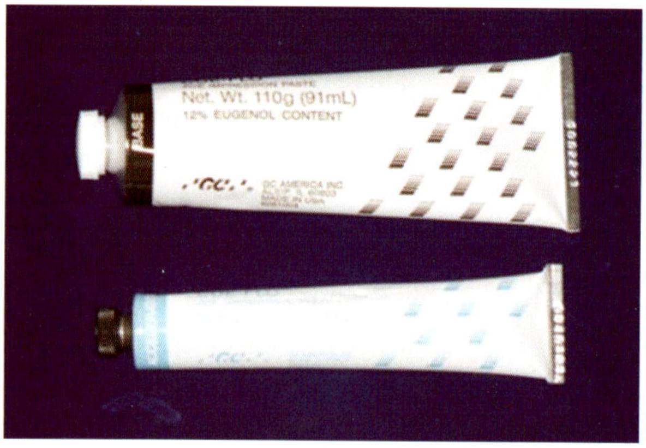

그림 5-1. 현재 시판되는 GC사의 Coe-flow ZOP 인상재.

A
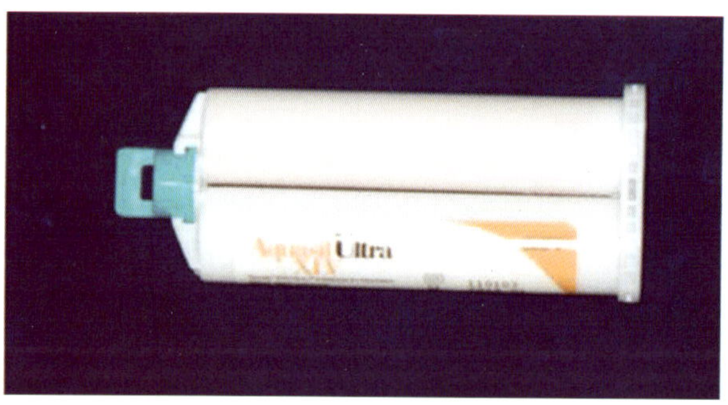

Aquasil Ultra사의 XLV

B
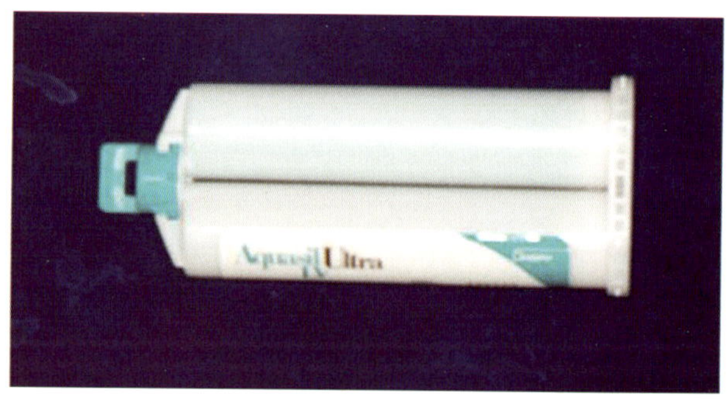

Aquasil Ultra사의 LV

C
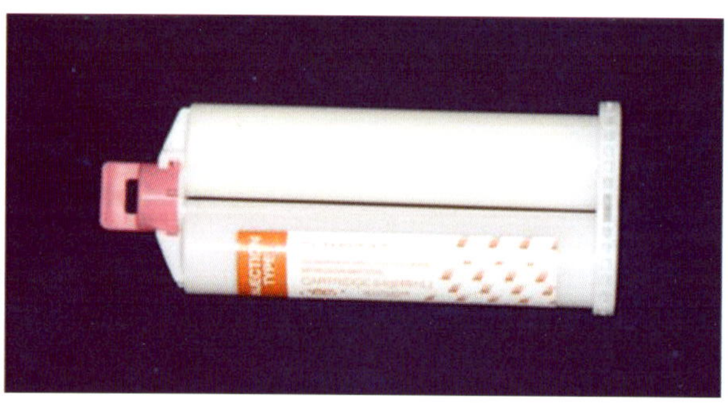

GC사의 Examixfine injection type

D
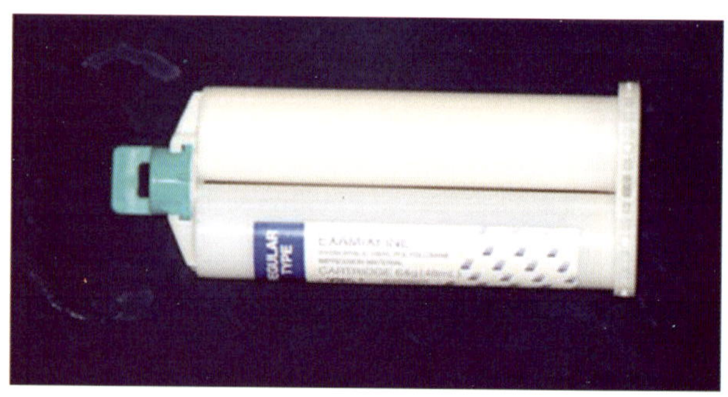

GC사의 Examixfine regular type

그림 5-2. 예전에 많이 사용되었던 실리콘계 인상재.

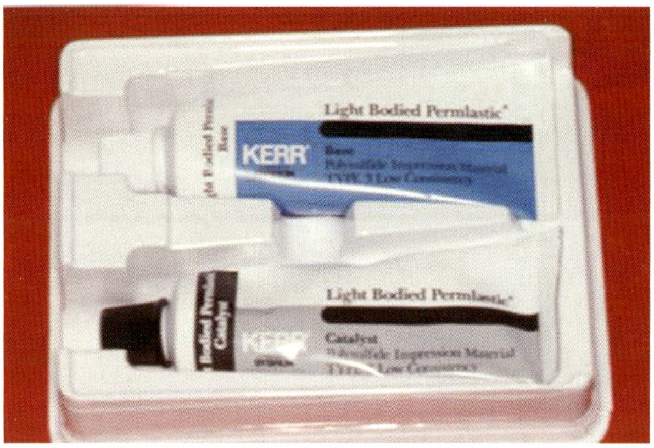

그림 5-3. Kerr 회사의 rubber 인상재의 light body

그림 5-1의 ZOP 인상재는 예전에 많은 종류가 생산되어 다양한 점도로 사용되었으나 아마도 사용 시에 어려움 등으로 임상선생님들이 찾지 않아서인지 현재는 이 제품만 구입할 수 있어서 안타깝습니다.

현재는 실리콘계 인상재가 사용하기 편한 관계로 많이 사용되고 또 지속적으로 개발되고 있습니다. 그러나 그림 5-2에 있는 실리콘은 실제로 총의치 인상재라기보다는 고정성 보철을 위해 개발된 것이라고 생각합니다. 수 분기가 없는 경조직에 적합하며 물기가 잘 형성되는 연조직에는 부족한 점이 있습니다.

그 외에 러버 인상재가 있는데(그림 5-3), 요즘의 light body가 흐름이 느려져서 regular body는 사용하기 어려운 것 같아 light body만 사용하고 있습니다. 이 재료는 예전에는 많이 사용했으나 심한 냄새와 경화시간이 길고 접착제가 바르기 어려운 점 등 특별히 장점이 없어서 총의치 인상재로 추천하고 싶지 않습니다. 단지 이 재료는 악안면 보철환자에서 심한 undercut이 있는 경우에만 사용을 추천하고 싶습니다.

어떤 인상재를 사용할 것인지 트레이를 제작한 후 결정하는 것이 아니라 환자를 검진하고 그것을 바탕으로 예비모형에서 트레이를 제작할 때, 이 환자에게는 어떠한 인상재를 사용할 예정이니 relief 양을 왁스 몇 장으로 하자고 결정하는 것이 옳다고 생각합니다. 즉, 환자 검사후 모형에서 트레이를 제작할때 사용될 인상재를 결정하고 그 재료에 맞게 트레이를 만들어야 한다는 것입니다.

저는 오랜 동안 ZOP를 즐겨 사용하였습니다. 인상도 매우 좋고 안정적이어서 좋으며 특히 인상재가 굳은 후에도 연조직과 붙어 있다는 것이 좋습니다. 단점으로는 인상이 실패할 경우에는 굳은 인상재를 제거하는 데 매우 성가신 점이 단점이라면 단점이라고 생각하지만 놀라운 흐름성 등으로 꼭 필요한 경우에는 사용하고 있습니다.

A

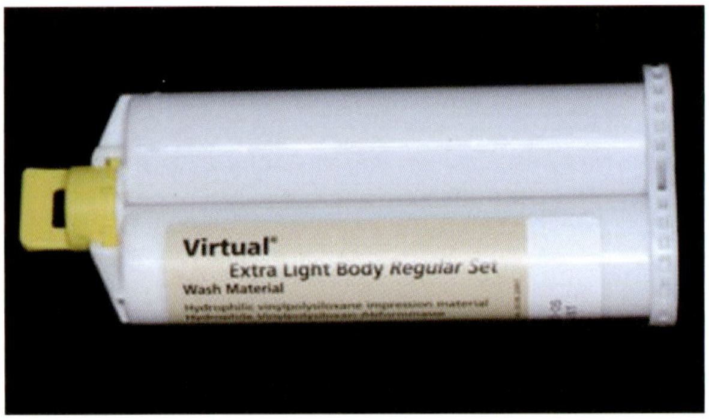

Extralight body

B

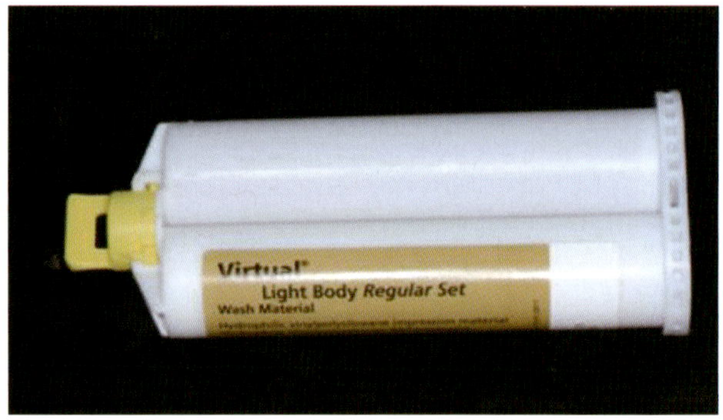

Light body

그림 5-4. Virtual사의 light body 실리콘 인상재. 총의치를 위하여 제작되어 총의치 인상에 적극 추천하는 바입니다.

다행히 요즘 실리콘계 인상재도 총의치를 위하여 잘 제작되고 있으며, 그 중에서 Virtual 인상재의 light body(그림 5-4)를 잘 이용하는 편입니다. 일반적인 총의치 인상에서 이 재료를 추천할 수 있어서 다행입니다. 그리고 GC사의 Exadenture(그림 5-5)도 총의치 인상재로 특화되어 시판되고 있습니다.

총의치 인상을 채득할 때 regular body를 사용하는 것을 저는 좋아하지 않습니다. 인상재 공간은 작은데(변연 형성 후 조정된 양은 0.5~1.0mm) 인상재 흐름은 충분하지 않아 변연이 과연장되는 경우가 많기 때문입니다. 즉 인상변연은 잘 나온 것 같은데 실제적으로는 과연장 될 수가 많다고 생각합니다.

변연 형성과 최종 인상채득

변연 형성은 부분으로 나누어 하는 방법과 전체 변연을 한번에 하는 방법으로 나누어 생각할 수 있습니다. 이전 수업에서 배운, 부분으로 나누어 하는 방법은 단계별로 변연 형성을 하므로 하기가 좀 쉬우나 잘못한 부분이 발생하면 이 잘못된 것이 다음 단계에 지속적으로 영향을 줄 수 있습니다. 이에 반하여 한번에 변연 형성하는 방법은 주로 점도가 높은 재료를 사용하는데 한번에 구강 내에 위치시키고 전체를 적절하게 변연 형성 하기가 어려워, 경험을 좀 쌓은 후에 하는 것이 좋을 듯합니다.

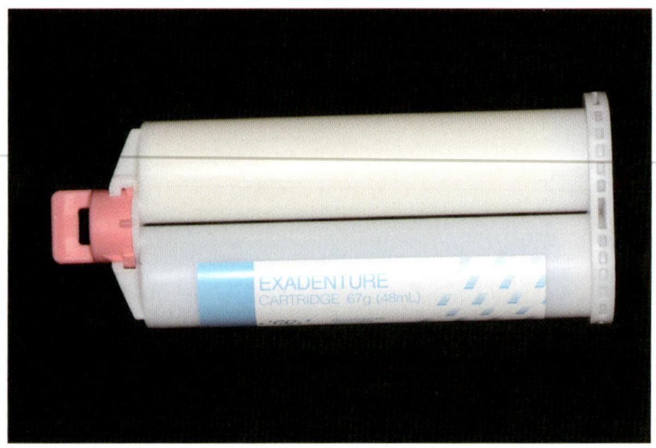

그림 5-5. GC 사의 Exadenture

먼저 단계별로 나누어 하는 변연 형성 방법에 대하여 이야기하겠습니다. 이 방법에는 다음의 기구를 갖추는 것이 매우 중요합니다(그림 5-6).

A

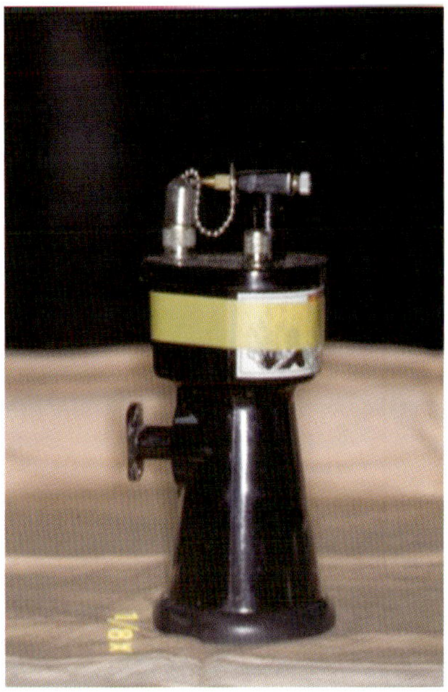

Torch

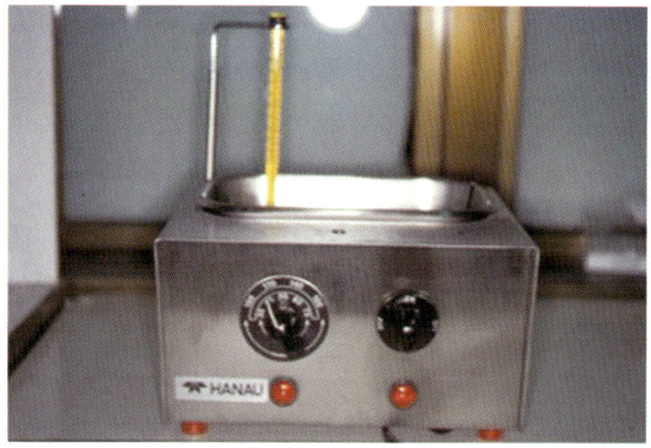

B

Water bath(항온조)

그림 5-6. 단계적 변연 형성에 사용되는 기구

먼저 제작된 상악과 하악 트레이를 구강 내에 위치시켜서 트레이의 변연두께가 입술 등 연조직을 비심미적으로 과돌출시키는지 평가하고 필요시에는 두께를 조정하여야 하며(그림 5-7. D), 그리고 구강 주위 조직의 기능적인 운동에 트레이가 움직임이 있는지 확인하고(그림 5-7), 또 필요한 해부학적 부위가 트레이에 포함되었는지 확인합니다.

변연 형성과 인상채득 시 환자에게 요구하는 기능운동은 '우' 소리를 내거나 빨대를 빠는 운동을 하는 것과 '이' 소리를 내거나 연하운동을 하는 것입니다. '우' 소리를 낼 때는 상하순을 앞으로 내밀고 소리를 내도록 하고, '이' 소리를 낼 때는 미소를 지을 때처럼 입꼬리를 위로 들듯이 소리를 내도록 하는데 환자가 소리는 내지 않고 입술운동만 하면 더 좋겠죠. 이러한 것을 환자에게 미리 교육을 시켜서 연습하는 것이 좋습니다. 그래서 변연 형성과 인상채득 시 치과의사의 지시에 따라 환자가 바로바로 할수있으면 훨씬 용이하겠죠.

변연 형성은 힉싱 미저 모델링 컴파운드를 원하는 위치에 올린 후 토치를 사용하여 균일하게 녹인 다음 항온조에 담가 온도를 균일하게(약 60℃) 한 다음, 구강 내에 위치시켜서 필요한 기능운동을 몇 번한 다음 제거하여 찬물에 담구어 식히는 순서로 하며 보통 한 부위가 원하는 형태가 되도록 몇 번하지만 잘 나온 경우에도 두 번씩하는 것이 보통입니다. 무엇을 먼저 하여도 상관없지만 상악을 먼저 변연 형성하겠습니다. 상악에서의 순서는 술자마다 다른 경우가 있는데, 순측변연-한쪽의 협측변연-다른 쪽 협측변연 그리고 최종적으로 후방구개폐쇄 순으로 하는 것이 일반적입니다.

A

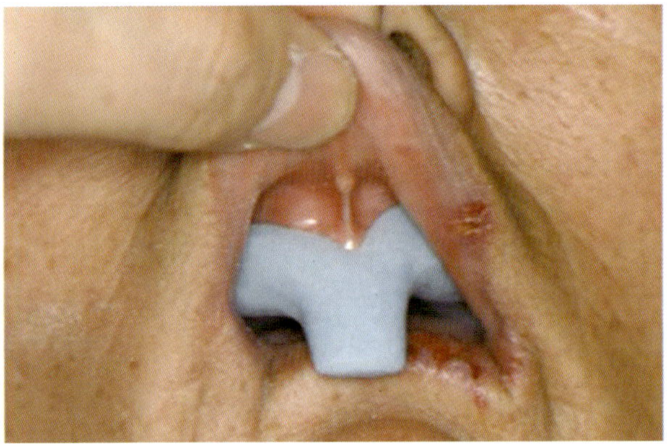

상악 트레이의 순측변연 및 순측절흔 검사

B

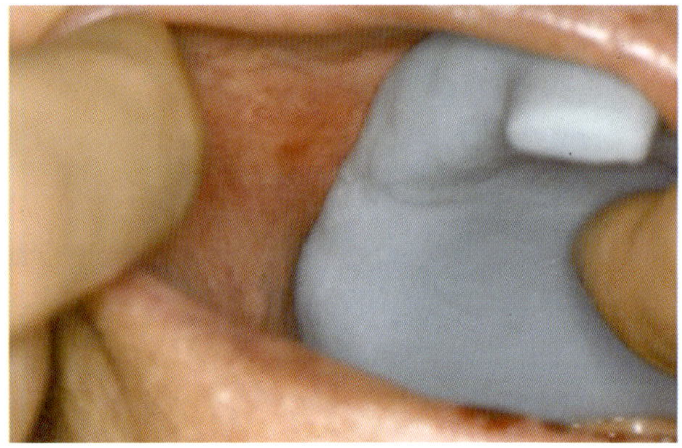

상악 트레이의 협측절흔과 협측변연 검사

C

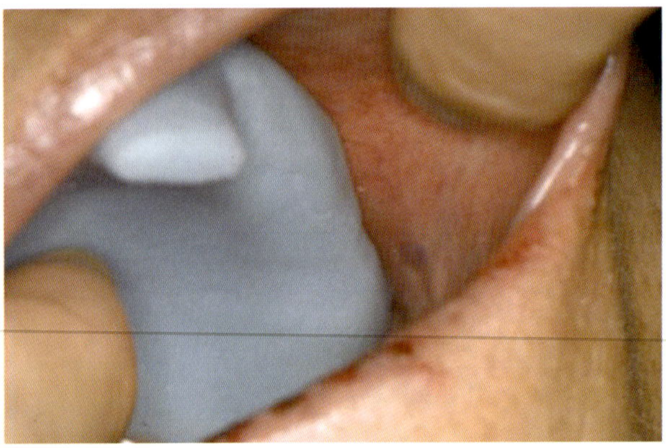

B의 반대편 검사

D

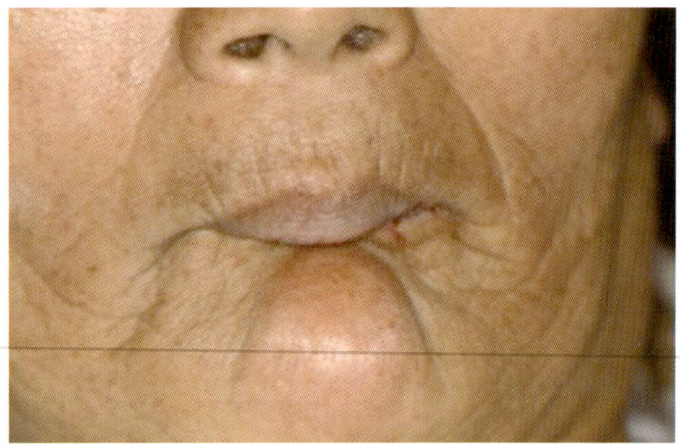

상순의 운동검사(상악 트레이의 순측변연 검사); 코 밑의 돌출도를 검사하여 트레이의 변연 두께가 적절한지 평가합니다.

E

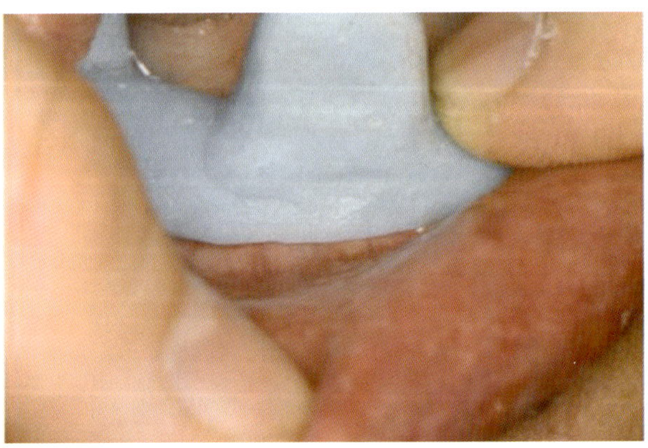

하악 트레이의 순측변연 검사

F

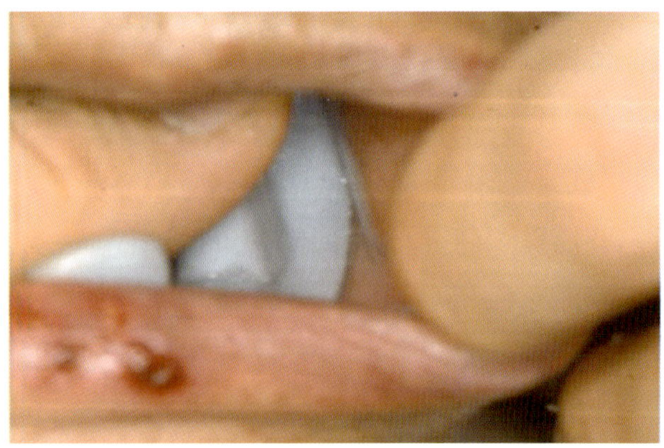

하악 트레이의 좌측 협측변연 검사

G

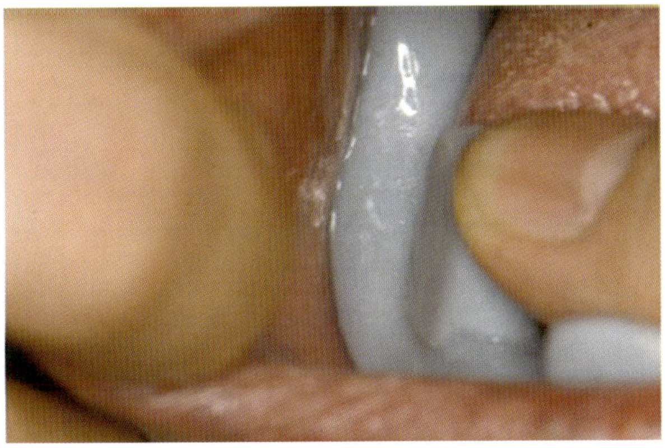

하악 트레이의 우측 협측변연 검사

H

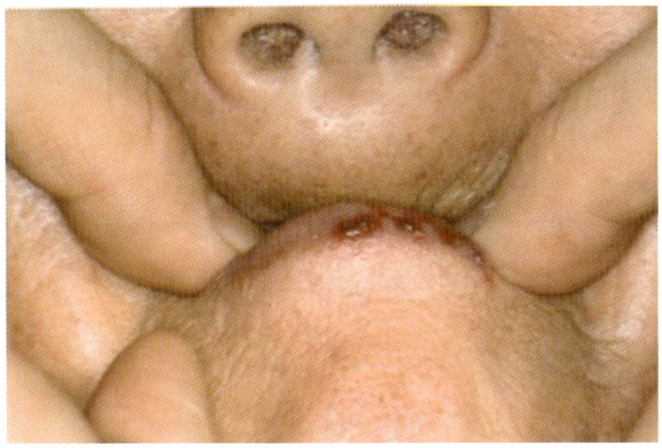

하순의 운동검사(하악 트레이의 순측변연 검사)

그림 5-7. 제작된 상하악 트레이를 구강 내에서 검사하기; 기능적인 움직임이 트레이를 움직이게 하는지 평가하고 움직인다면 그 원인을 찾아서 제거해야 합니다.

자 변연 형성을 시작하겠습니다. 먼저 상악 트레이의 순측변연의 변연 형성을 그림으로 설명하겠습니다(그림 5-8).

먼저 스틱형 모델링 컴파운드를 녹여서 변연형성할 부위(순측변연)에 충분히 올린 후(그림 5-8. A), 토치를 이용하여 올려진 컴파운드를 충분히 녹인 후(그림 5-8. B). 항온도(약 60℃)에 담근다음 구강내에 위치시키고 기능운동(그림 5-8. C)을 하도록 합니다. 1차 변연형성후, 검사를 통하여 필요이상 과량이 넘어간 부위(그림 5-8. E)를 제거하거나 부족한 부분은 추가하고 다시 토치와 항온도를 사용하여 2차 변연형성을 합니다(그림 5-8. H), 그림 5-8 (H)에서 처럼 모델링 컴파운드가 충분히 덮어주어야 좋습니다.

A

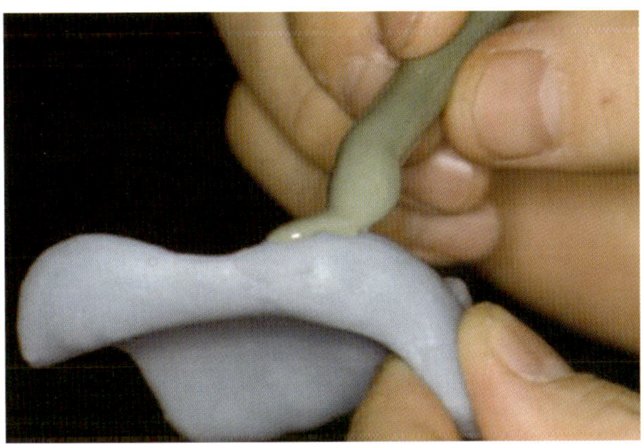

모델링 컴파운드의 적용

B

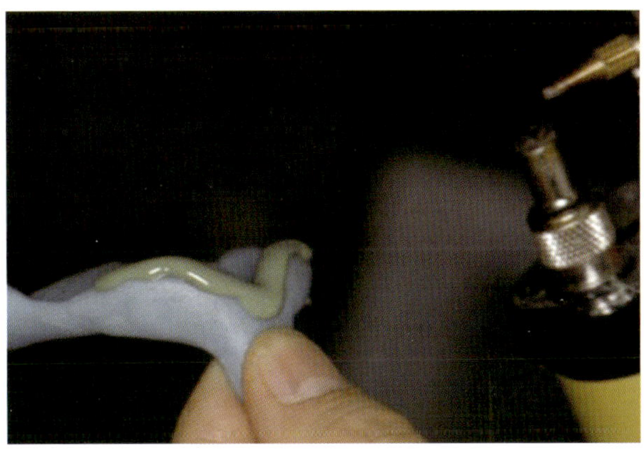

적용 후 토치로 녹이는 장면(불꽃은 보이지 않음)

C

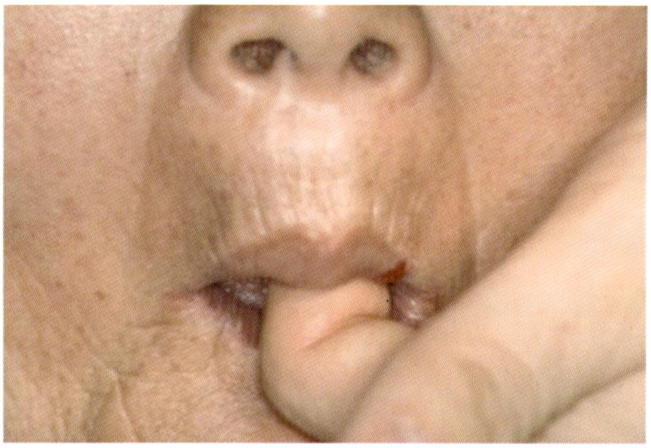

구강 내에 위치시키고 환자에게 '우' 소리를 내는 모습. '우'와 '이'를 번갈아 하도록 합니다.

D

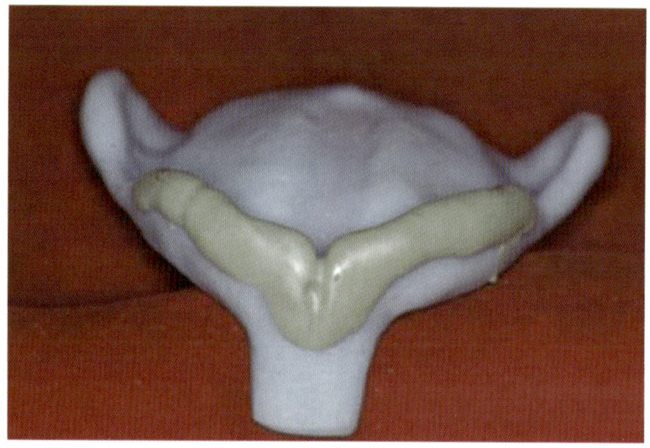

1차 변연 형성 후 순측 모습-잘 나온 듯함

E

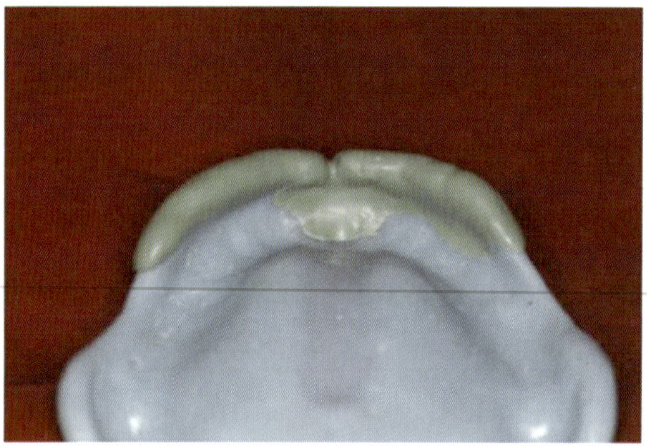

변연 형성 후 설측 모습 - 모델링 컴파운드가 치조제로 들어간 모습; 이것은 그만큼 트레이가 장착이 안 된 것이니까 들어간 부위를 제거하고 다시 해야 합니다.

F

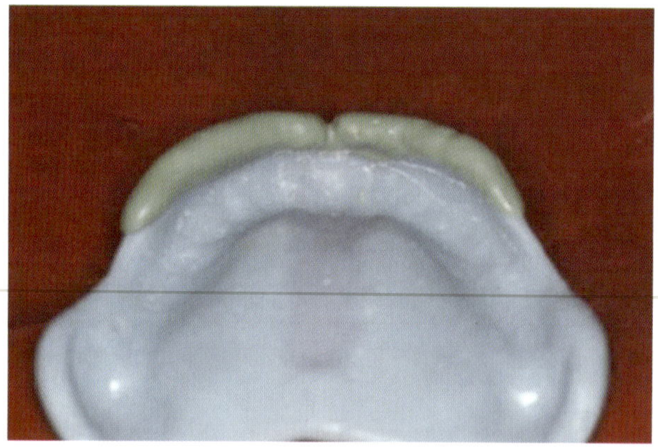

치조제로 넘어간 모델링 컴파운드를 제거한 모습

G

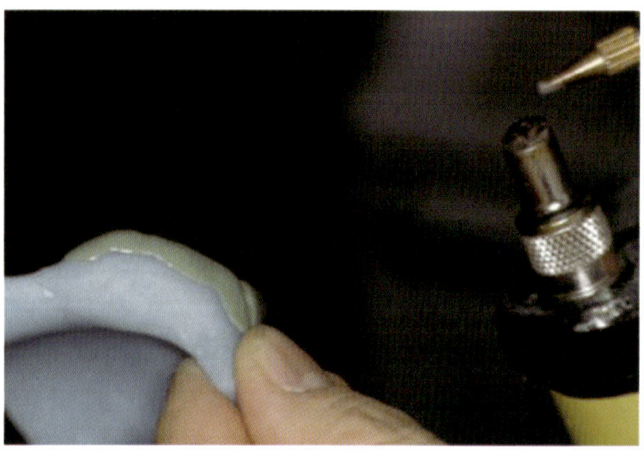

다시 토치를 사용하여 가열합니다.; 이때 부족한 부위가 있으면 추가하고 합니다.

H

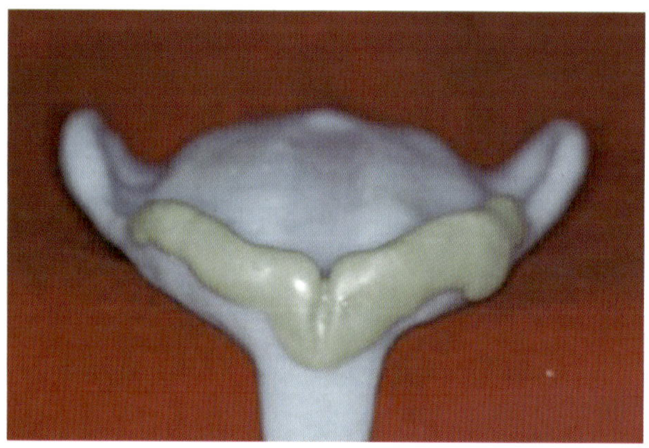

구강 내에서 다시 변연 형성한 모습

그림 5-8. 상악 순측변연부의 변연 형성.

순측이 완성되면 한쪽 편의 협측선성을 변연 형성하게 됩니다(그림 5-9). 협측 트레이 변연에 모델링 컴파운드를 충분히 올린 후 토치를 이용하여 연결되는 순측변연을 포함하여 연하한 후(그림 5-9. A), 약 60℃ 항온조에 충분히 담근 후 구강 내에 조심스럽게 위치시키고 '우'와 '이' 소리를 내는 운동을 시킵니다(그림 5-9. B). 순측 변연형성에서처럼 두번 정도 한 다음(그림 5-9. C), 반대편에도 같은 방법으로 변연형성하게 되겠습니다.

A

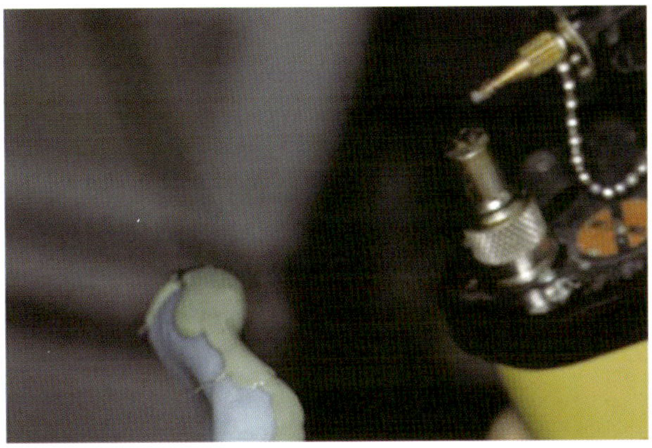

모델링 컴파운드를 올린 후 토치로 연화하는 과정-이때 전방에 있는 순측변연 형성 부위도 같이 연화해야 두 단계 사이에 계단이 생기지 않습니다.

B

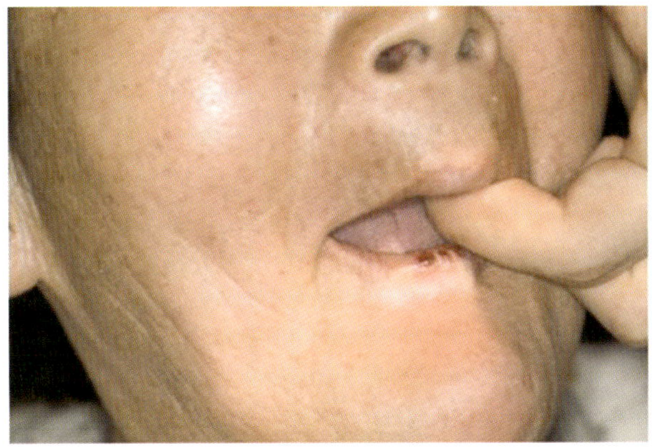

환자가 '이' 소리를 내고 있는 모습-'우'와 '이' 소리를 반복하도록 합니다.

C

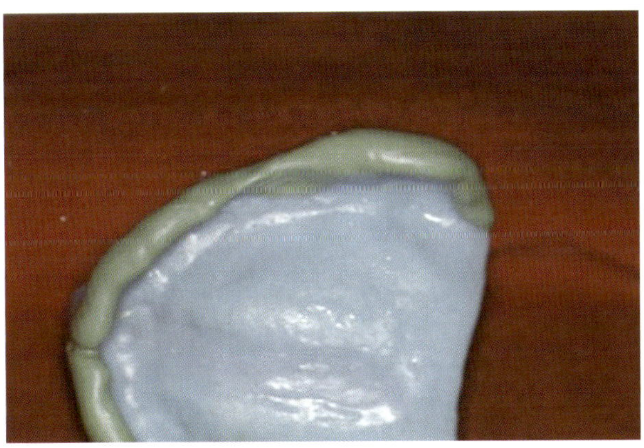

완성된 협측전정의 변연 형성-두 번 했으며 완성된 후에 반대편도 같은 방법으로 합니다.

그림 5-9. 상악 협측변연부의 변연 형성

양측의 협측 변연 형성을 한 후에는 후방구개폐쇄를 위한 변연 형성을 하게 됩니다(그림 5-10. A). 이 부위는 경구개 후방의 연조직이 두꺼운 곳과 연속되는 연구개 부위이기 때문에 모델링 컴파운드로 인위적으로 눌러주기 위한 것입니다. 그리고 완성된 상악 변연 형성입니다(그림 5-10. B).

다음은 하악 변연 형성을 하도록 하겠습니다. 하악 변연 형성의 순서는 하악 순측전정-한쪽 협측전정-반대쪽 협측전정-설측변연 전방부-설측변연 후방부(양측 후방부)이며, 설연 후방부는 같이 할 수도 있고 따로 나누어서 두 번에 걸쳐 할 수도 있습니다.

하악 순측변연 형성과 협측 변연 형성을 하겠습니다(그림 5-11). 하악 변연 형성도 상악에서와 같은 방법으로 하면 될 것같습니다.

A

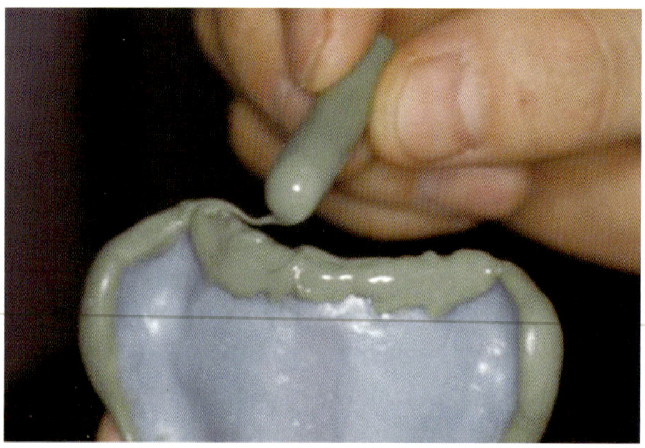

후방구개폐쇄를 위한 변연 형성을 위해 모델링 컴파운드를 올립니다.

B

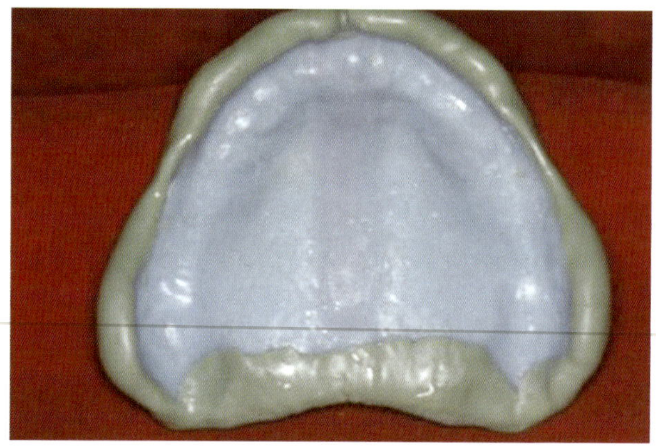

완성된 변연 형성

그림 5-10. 상악 후방 구개 폐쇄부위 변연 형성과 완성

A

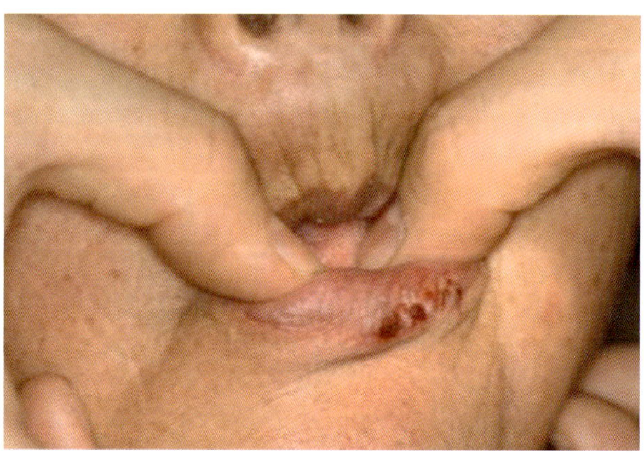

환자가 '우' 하는 모습- '우'와 '이'를 번갈아 소리를 내도록 합니다.

B

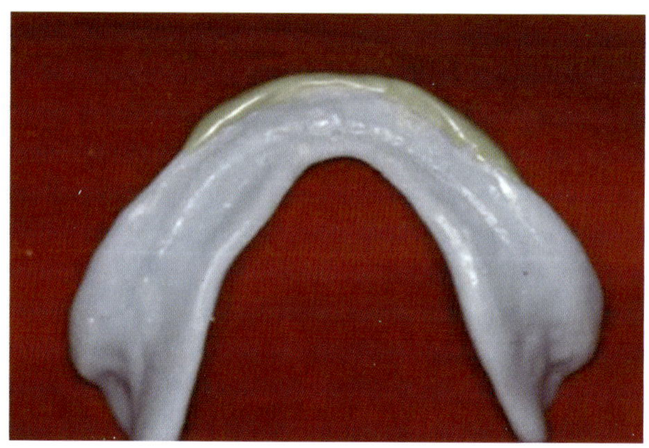

1차 순측변연 형성 모습

C

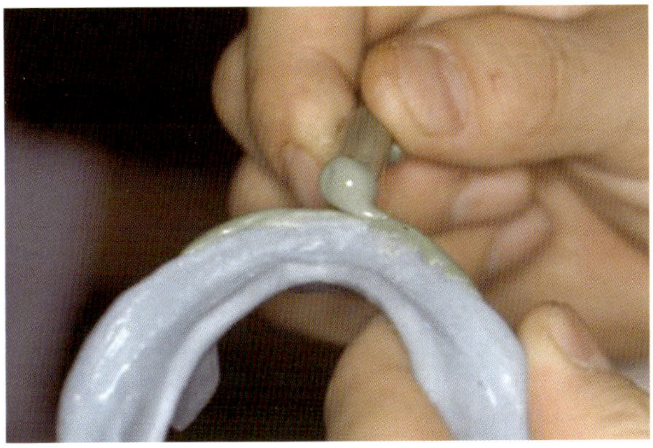

좀 부족하다면 모델링 컴파운드를 추가할 수 있습니다.

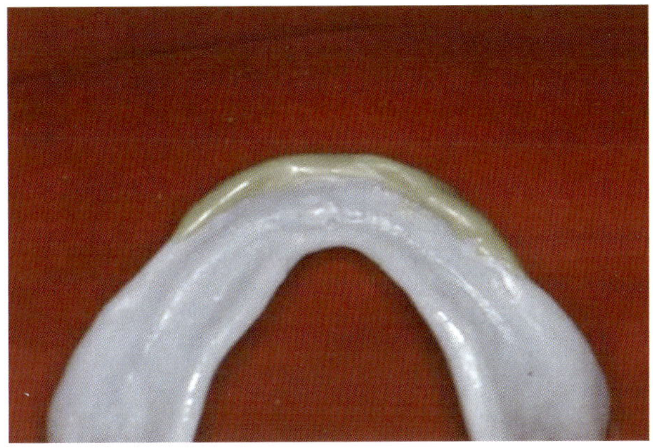

D

다시 한 변연 형성-조금 바뀐 듯합니다.

E

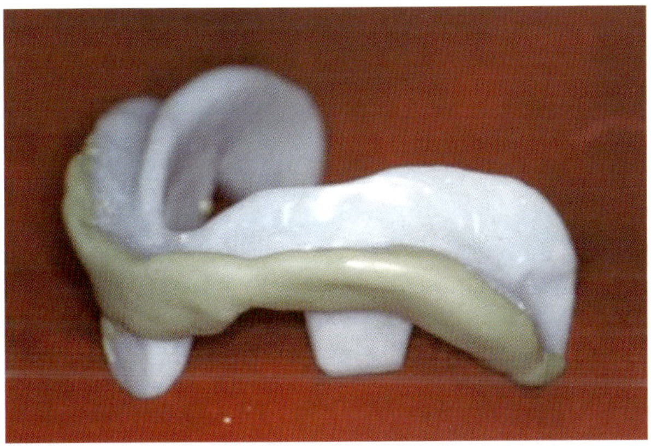

상악과 같은 방법으로 한 협측 변연 형성-협붕 부위에는 모델링 컴파운드가 좀 들어가도 됩니다.

그림 5-11. 하악 순측과 협측 변연 형성

하악에는 상악에는 없는 설측 전정(치조설열구)이 있습니다. 즉 혀 때문에 어려움이 있다고 생각할 수 있으나 혀를 잘 이용하면 좋은 결과를 얻을 수 있습니다. 혀를 기능운동시키는 방법은 혀를 내밀 때에는 최대한 내밀면 안 되고–이는 과잉운동이 되겠죠–혀끝으로 상순의 설측 중앙을 미는 정도로 내밀면 되고 좌우로 움직일 경우에는 혀끝으로 상순의 설측을 좌우로 미는 것처럼 하거나 그냥 상순에 침을 바르는 정도로 닿으면 됩니다–술자마다 하는 정도의 차이는 있지만 좀 강하게 기능운동을 시켜도 큰 차이는 없는 듯합니다(그림 5–12. B & E).

하악 치조설열구의 변연 형성을 그림 5–12로 설명하겠습니다.

A

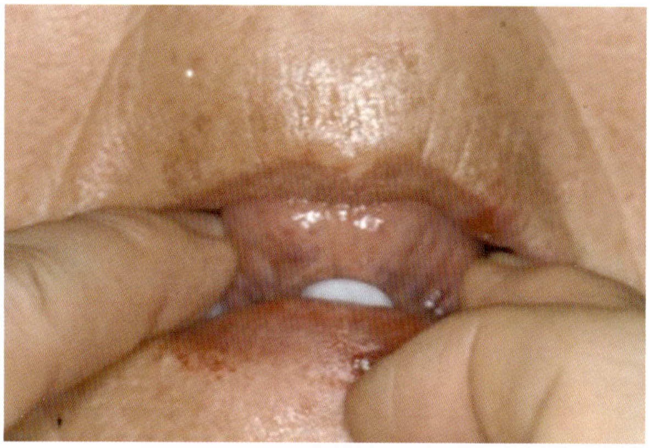

전방부 변연 형성 시에 혀끝이 상순의 설측에 있습니다.

B

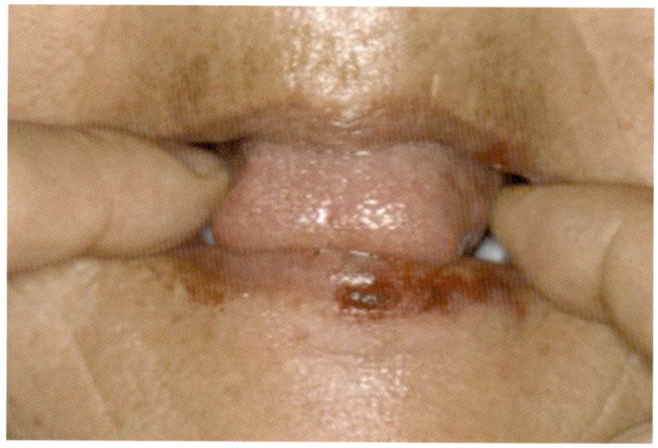

전방부 변연 형성 시에 혀를 이렇게 내밀 수도 있습니다.

C

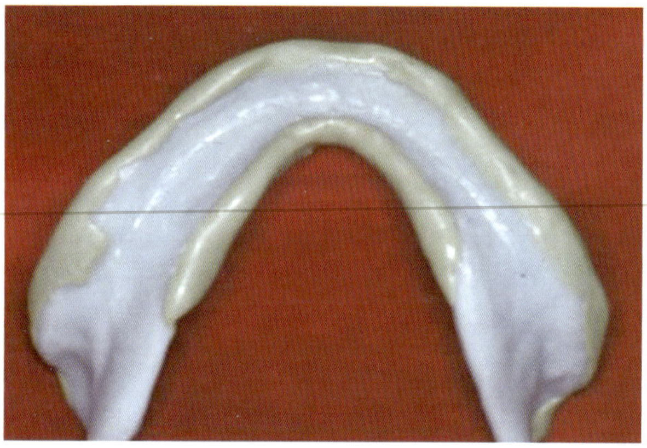

전방부 변연 형성이 완료되었습니다

D

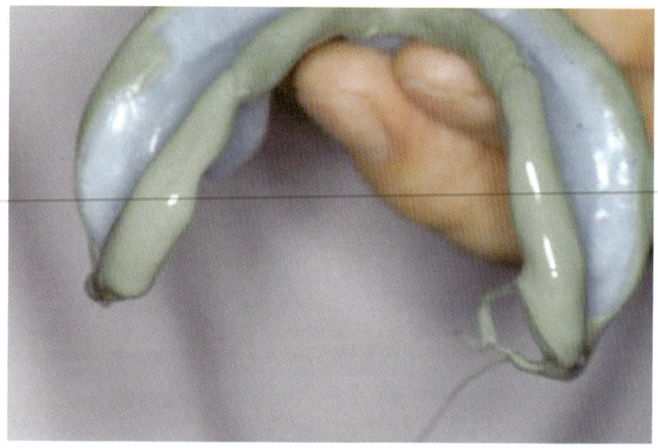

양측 후방부 변연 형성을 동시에 하기 위하여 모델링 컴파운드를 올린 모습; 익숙하지 않으면 좌우로 나누어서 두 번에 걸쳐 할 수도 있습니다.

E

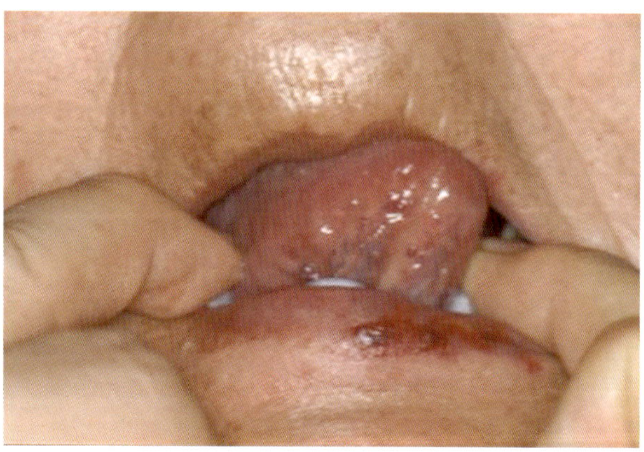

후방부 변연 형성시 혀의 기능운동 모습

F

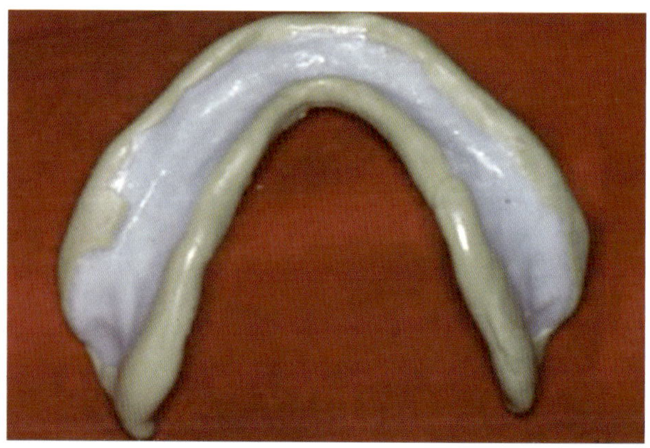

협측과 설측변연 형성이 대부분 완료된 모습

그림 5-12. 하악 치조설열구의 변연 형성

하악의 설측 변연 형성이 완성되면 하악 협측변연의 원심부에 교근이 기능 시에 영향을 미칠 수 있기 때문에 그 부위를 다시 변연 형성하여 최종 마무리합니다(그림 5-13).

부분으로 나누어서 하는 변연형성에서는 부분과 부분이 연결되는 부위에 토치로 연하 시키고 또 항온조를 사용함으로 소개한 그림같이 깨끗한 변연 형성을 얻을 수 있겠습니다. 꼭 사용하길 추천드립니다.

1차 변연형성에서 모델링 컴파운드를 통해서 트레이 레진 변연이 비추어보이면 트레이 변연을 조금 짧게 조정한 후 변연형성을 다시 하여야 합니다.

A
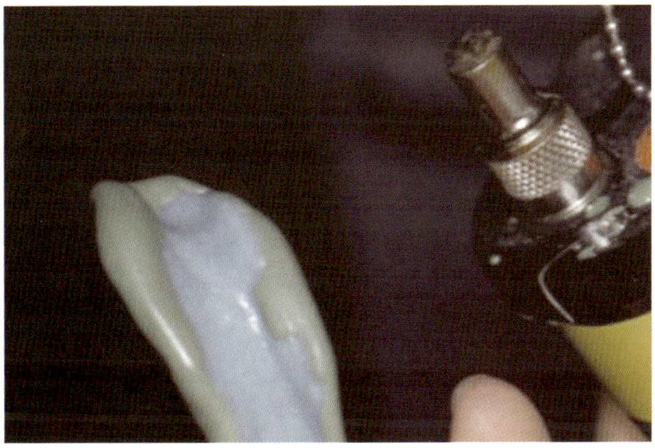
양쪽 협측 원심부를 토치로 연화시킴

B
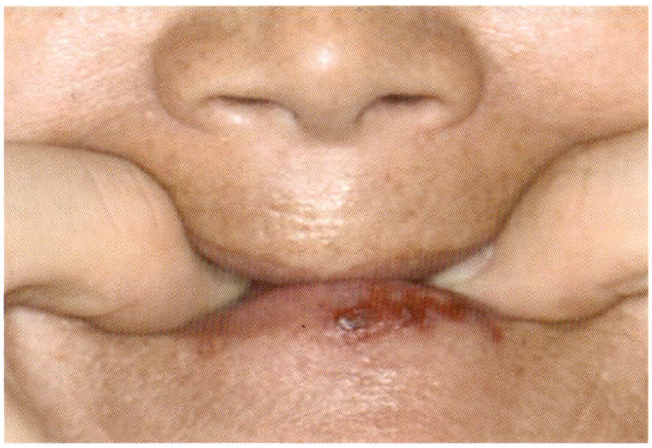
환자가 다물도록 함-교근을 활성화시키기 위함

C
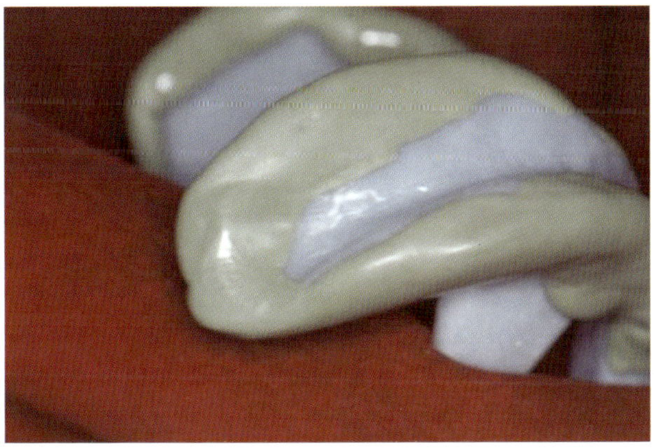
교근의 전연부가 인기되었나요? - 환자마다 달라서 잘 나오는 경우도 있고 거의 영향이 없는 경우도 있습니다.

그림 5-13. 교근 전연부의 인지

상하악 트레이의 변연 형성이 완성되면 인상재가 들어갈 공간을 위하여 변연 부위를 날카로운 칼로 삭제해야 합니다. Bur를 사용할 경우에는 열이 발생하여 변연형성 모델링 컴파운드 재료가 녹기 때문입니다. 이때 환자에게 사용할려고 마음먹은 인상재에 따라서 변연삭제가 달라질 수 있습니다. 저는 흐름이 좋은 재료를 사용하길 희망하고 추천하기 때문에 0.5mm 정도 삭제합니다. 흐름이 나쁜 재료를 사용한다면 1mm를 삭제할 수도 있습니다. 가장 깊은 변연 부위를 약 0.5mm 삭제하고 (fissure bur로 depth orientation groove를 조심스럽게 먼저 형성할 수도 있음) 다른 부위는 삭제량을 줄여서 둥글게 형태를 만듭니다. 아무리 흐름이 좋은 인상재라도 트레이-특히 상악-의 가운데 있으면 재료가 흘러서 빠져나갈 틈이 없기 때문에 상악에는 7개 정도 6번 라운드 버로 구멍을 형성하며-너무 큰 구멍은 인상재가 흘러내려서 인상면에 빈 공간이 생겨서 피하는 것이 좋습니다-하악은 보통 형성하지 않습니다(그림 5-14).

A

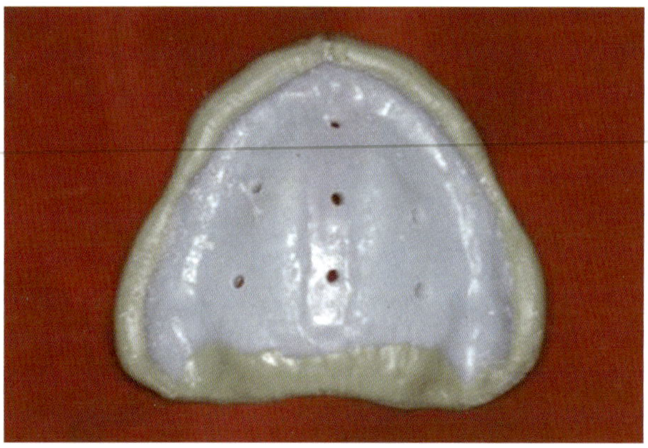

인상재의 탈출로를 위하여 7개의 구멍을 고르게 분산하는 것이 좋습니다.

B

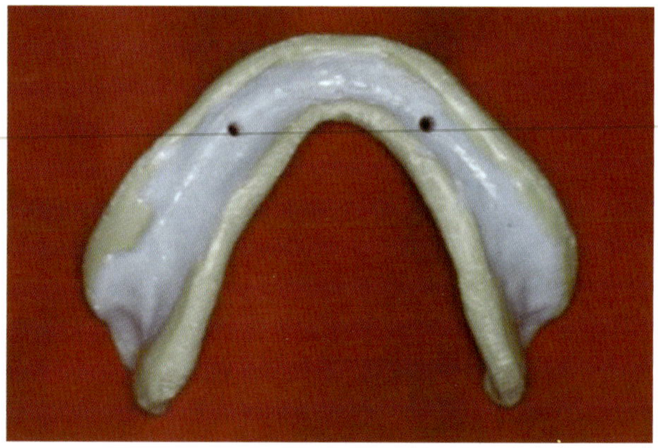

하악은 탈출로가 필요 없을 것으로 사료됩니다.

그림 5-14. 상하악 트레이의 변연 형성 후 조정; 변연 형성된 모델링 컴파운드를 칼로 조정한 것으로 변연이 둥글고 깨끗하게 되어 있습니다.

변연 형성 후 조정된 트레이를 인상채득 전에 환자의 구강 내로 유도하는 연습을 여러 번 하는 것이 좋습니다(그림 5-15). 인상재가 담기면 마음도 바쁘고 트레이를 구강 내에 위치시킬 때 이전에 참고했던 것이 보이지 않으므로 당황하게 됩니다. 인상채득 시에는 변연 형성에서처럼 기능운동을 많이 시키지 않아도 됩니다(특히 흐름이 좋은 인상재를 사용할 경우에). ZOP 인상재를 사용하는 경우에는 약간 setting이 된 후에 하기위해 약 30초 정도 있다가 기능운동을 하게 합니다. 하악에서 기능운동을 많이 시키려다 트레이가 움직일 수 있기 때문에 주의하는 것이 좋습니다(그림 5-16).

그림 5-17은 채득된 상하악 인상으로 잘 나온 것 같습니다.

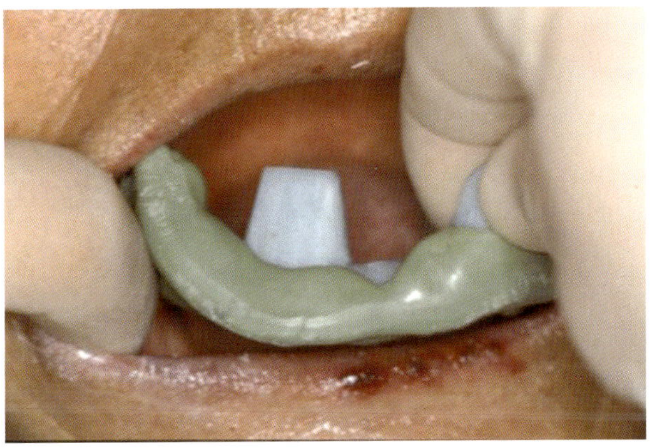

그림 5-15. 인상채득 전 구강 내 트레이를 위치시키는 연습이 중요하고 효과적입니다.

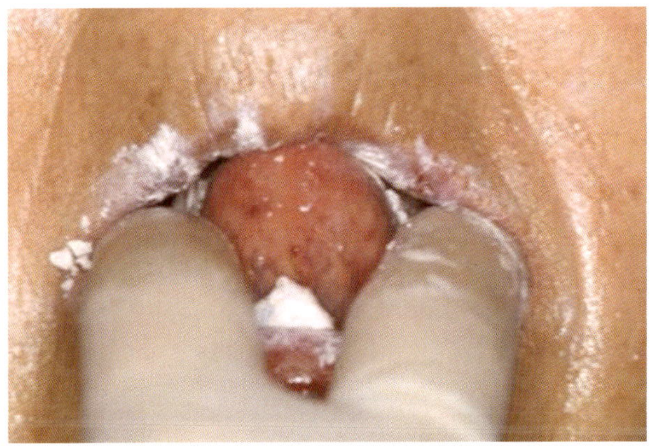

그림 5-16. 완전히 장착 후 혀를 앞으로 내밀고 굳을 때까지 가만히 기다립니다.

A

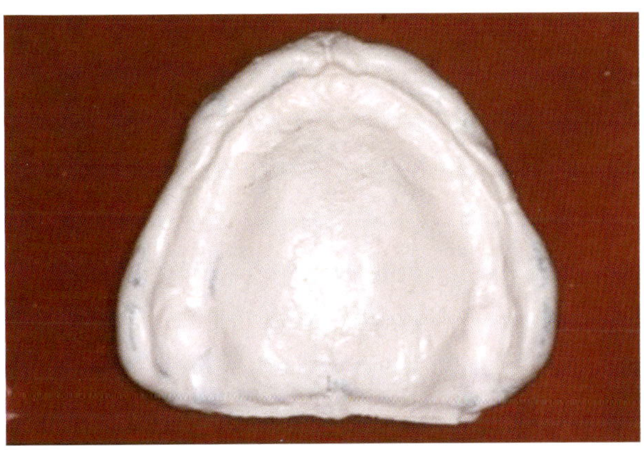

상악

B

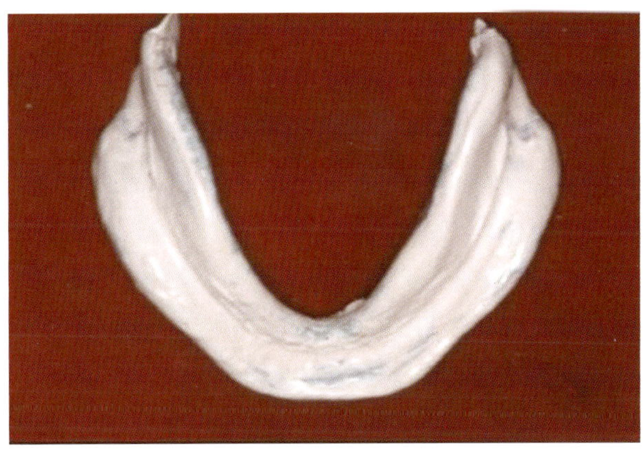

하악

그림 5-17. 상악과 하악의 채득된 인상; 왁스 스페이스가 없는 트레이를 사용할 때에는 인상재를 얇게 바르듯이 조금 사용하는 것이 중요합니다.

다른 방법 즉 왁스 스페이스를 사용하여 제작된 트레이의 경우에는 알다시피 왁스 스페이스가 있는 상태에서 구강 내에 시적하여 앞에서 한 것처럼 구강조직의 운동에서 트레이의 안정성을 먼저 검사한 후에 변연 형성을 하게 됩니다(그림 5-18 & 19). 모델링 컴파운드 변연 형성 시에 조직과의 스탑 역할을 위하여 왁스 스페이스는 제거하지 않지만 변연 형성 후에 인상재가 들어갈 공간을 위하여 왁스 스페이스를 제거하고 모델링 컴파운드로 된 변연 형성을 앞에서 설명하듯이 조정(약 0.5mm)하게 됩니다. 그 다음 앞에서와 같이 인상을 채득하게 됩니다(그림 5-18. D & 그림 5-19. C).

A

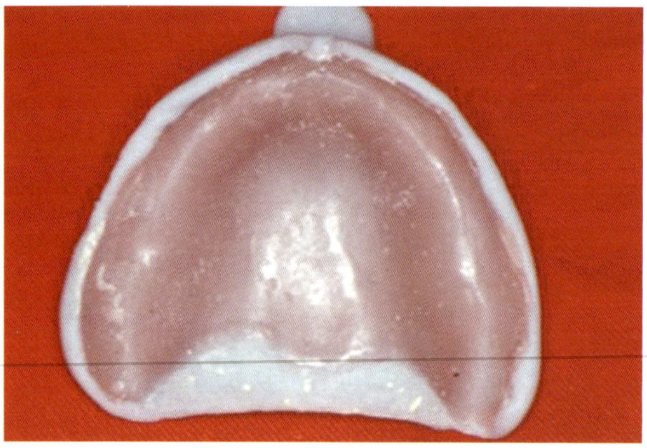

왁스 스페이스를 사용한 상악 트레이

B

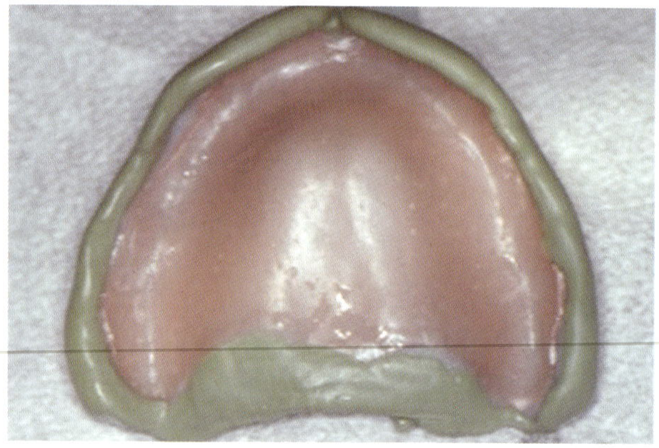

변연 형성된 트레이; 왁스 스페이스가 있는 상태(스탑 역할을 함)에서 합니다.

C

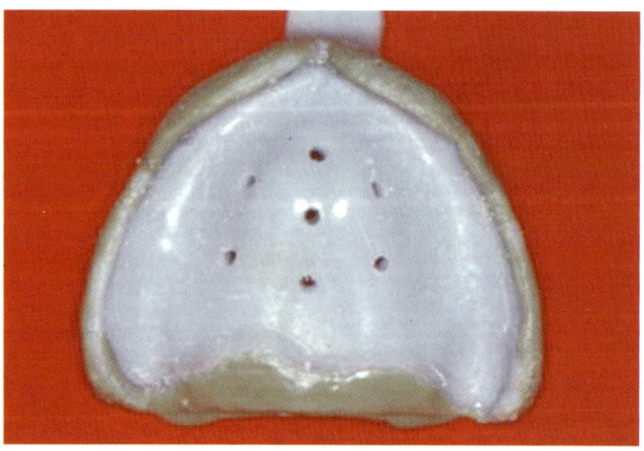

인상채득을 위하여 왁스 스페이스를 제거하고 변연부위도 조정한 후 인상재 배출을 위하여 구를 형성한 모습(구가 중심에 너무 모여 있는 듯함)

D

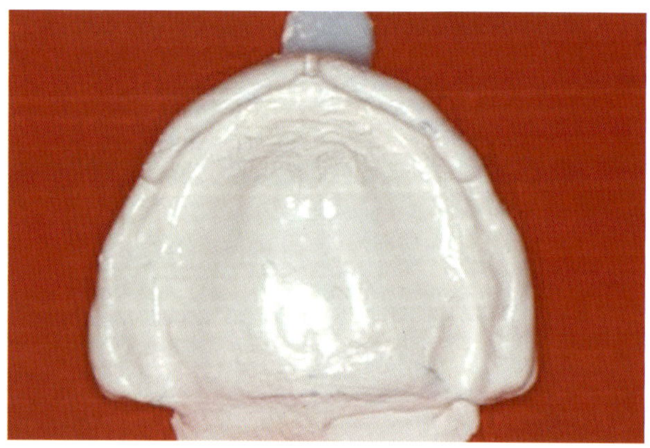

ZOP 인상재로 채득한 상악 인상; 왁스 스페이스가 있어서 인상재가 조금 더 들어갑니다.

그림 5-18. 왁스 스페이스가 있는 트레이로 상악 인상채득하는 과정

인상재를 위한 공간인 왁스 스페이스를 제거하고 인상채득하는 경우에는 제 위치에 정확히 위치시키기 어렵기 때문에 인상채득 전 여러번 환자 구강내에 위치시키는 연습을 하는 것을 강력히 추천합니다. 또한 왁스 스페이스가 없는 트레이 경우보다는 인상재를 조금더 많이 담아야겠습니다.

A

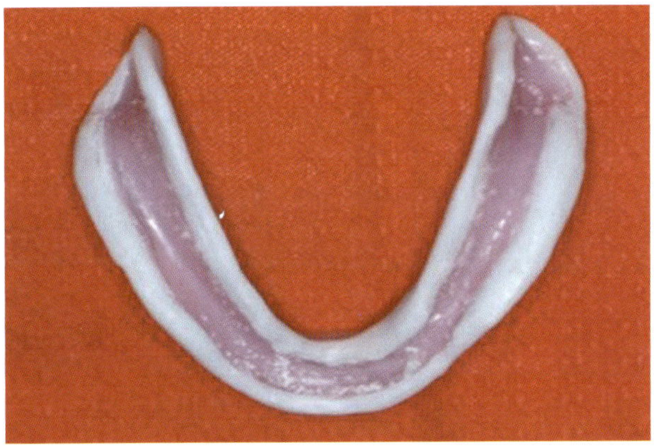

왁스 스페이스를 사용한 하악 개인트레이

B

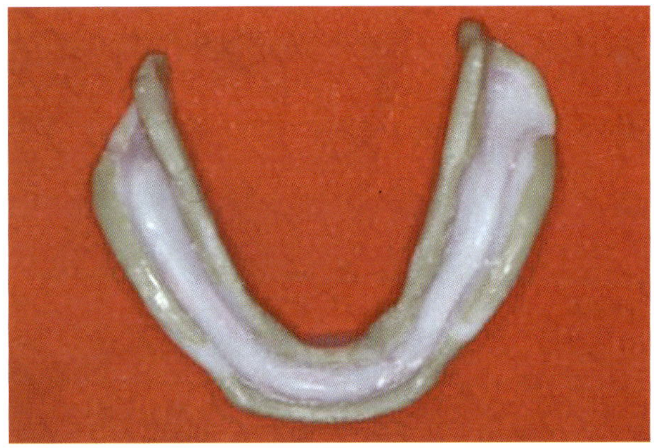

변연 형성 후 왁스 스페이스를 제거하고 변연부위도 조정한 모습

C

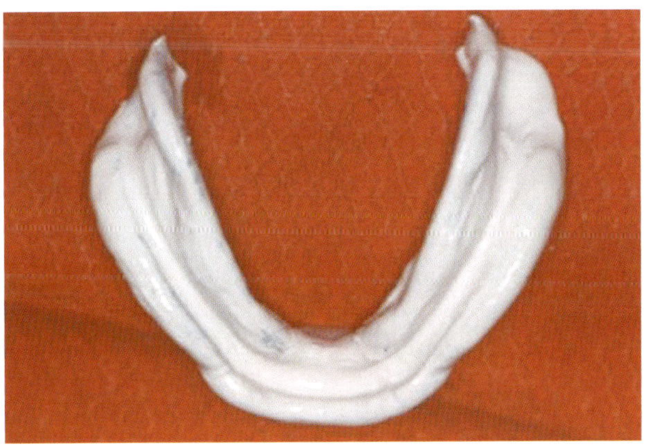

ZOP 인상재로 채득한 하악인상

그림 5-19. 왁스 스페이스를 사용한 트레이에서의 하악 인상채득과정

제가 총의치 인상재로 ZOP 인상재를 특히 좋아 합니다만 요즈음에는 실리콘 인상재도 많이 발전하여 특별한 경우가 아니면 통상적으로 실리콘 인상재를 많이 사용하고 있습니다. 그림 5-20에 모델링 컴파운드를 사용하여 부분으로 나누어 하는 변연형성 후 조정과 인상채득한 모습을 볼 수가 있습니다.

A

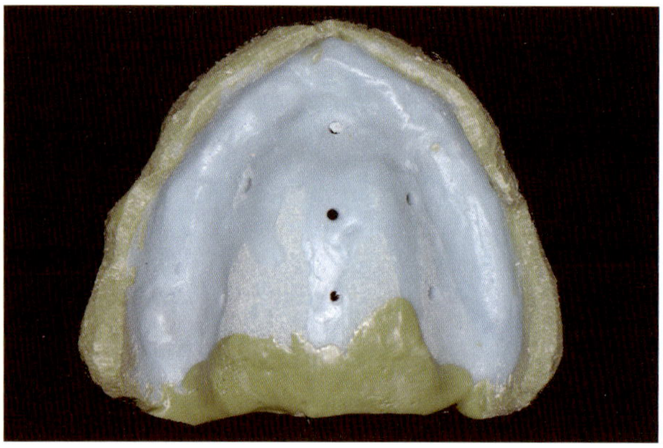

상악 트레이에 변연형성과 변연조정

B

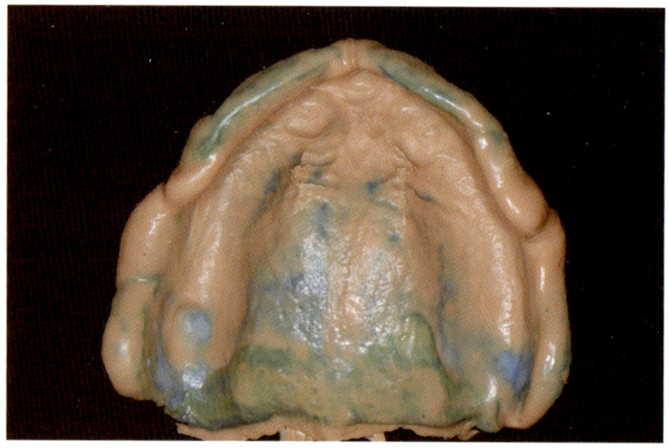

Virtual 사의 Light body를 사용한 상악 인상

C

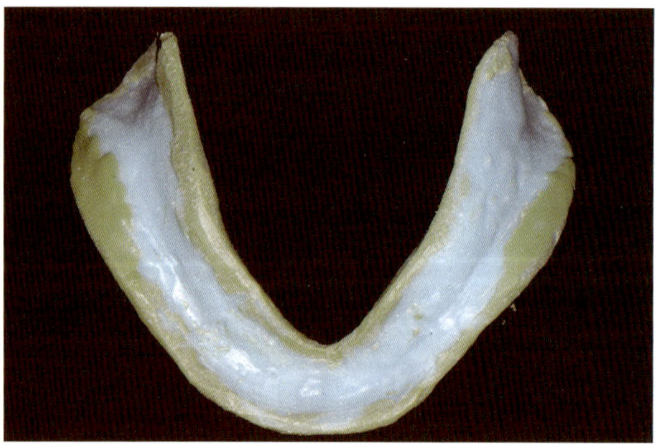

하악 트레이에 변연형성과 변연조정

D

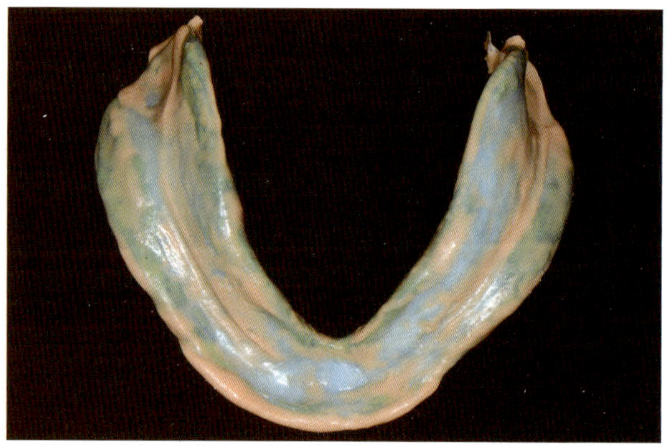

Virtual 사의 Light body를 사용한 하악 인상

그림 5-20. 모델링 컴파운드를 사용한 변연형성과 변연조정 그리고 실리콘 인상재를 이용한 인상; 왁스 스페이스를 사용하지 않아서 인상재가 얇게 비춰서 보입니다.

부분으로 나누어 변연 형성하는 것이 좀 익숙해지면 한번에 하는 것도 편리한 것 같습니다. 여기에 사용되는 재료는 오래 전부터 polyether가 있으나 요즘은 실리콘 인상재의 heavy body(특히 Virtual 사)를 사용할 수도 있습니다. 변연 형성을 한번에 하는 방법은 그림 5-21 & 22에 설명되어 있습니다. 여기서 참고로 알아야할 것은 Polyether를 사용한 경우에 실리콘 인상재를 사용하면 인상재가 접착제에 붙지 않고 떨어지는 부위(특히 인상재가 얇은 부위)가 생길 수 있으니 같이 사용하지 않는 것이 좋겠습니다.

A
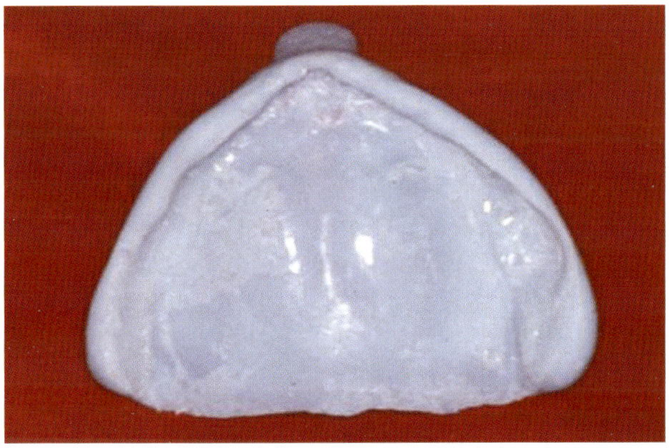
구강 내 조정된 상악 개인트레이

B
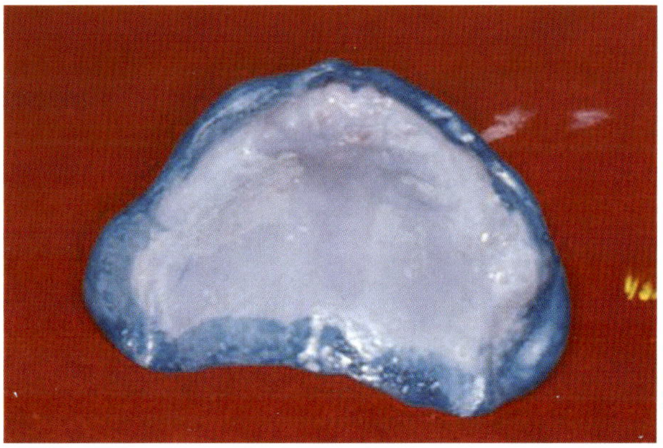
변연부에 약 6mm 인상재 접착제를 바릅니다.

C
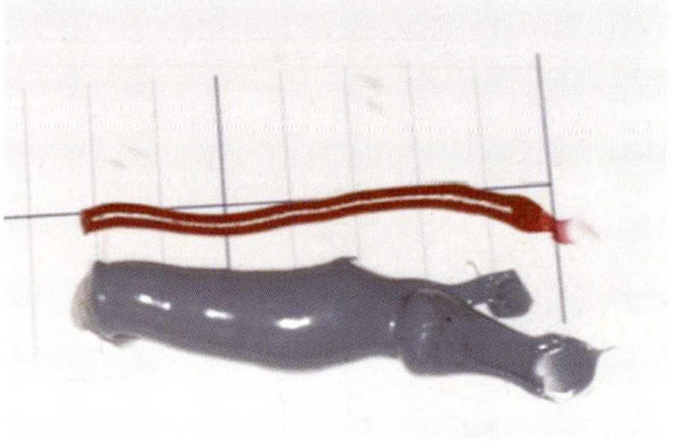
Polyether 인상재를 패드에 짭니다.

D
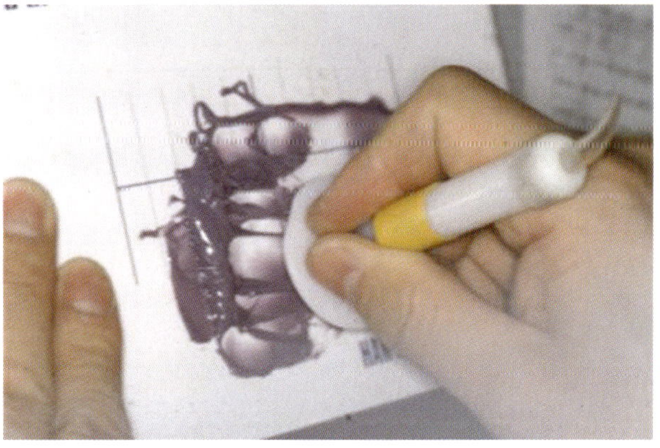
혼합 후에 인상용 시린지에 넣습니다.

E 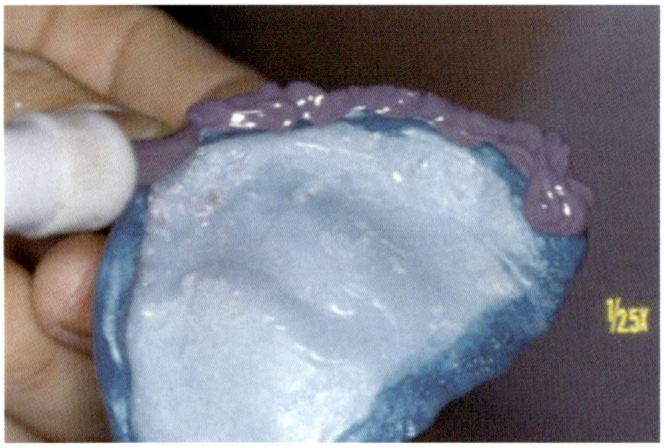

시린지를 이용하여 트레이 변연부에 적용합니다.

F 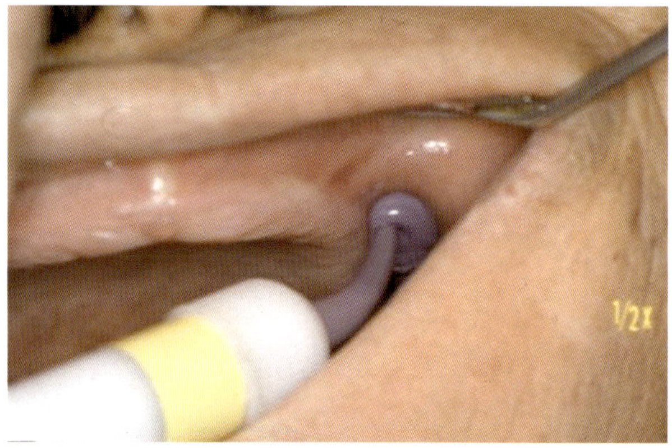

변연부에 인상재가 부족할 부위에는 직접 구강 내에 추가할 수 있습니다.

G 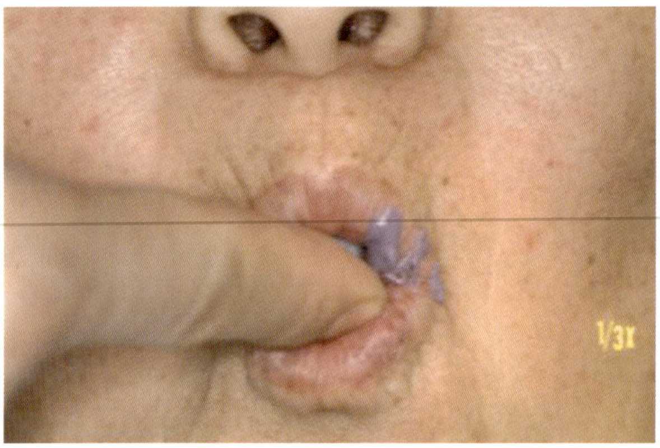

변연 형성을 위한 기능운동; sucking 혹은 우~ 발음

H 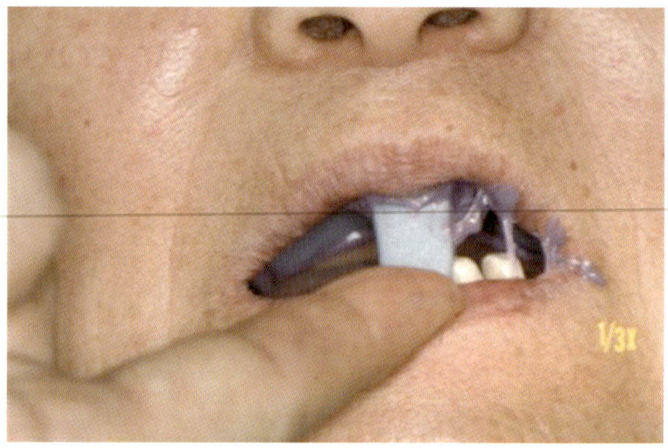

변연 형성을 위한 기능운동; 이~ 발음 혹은 심한 미소

I 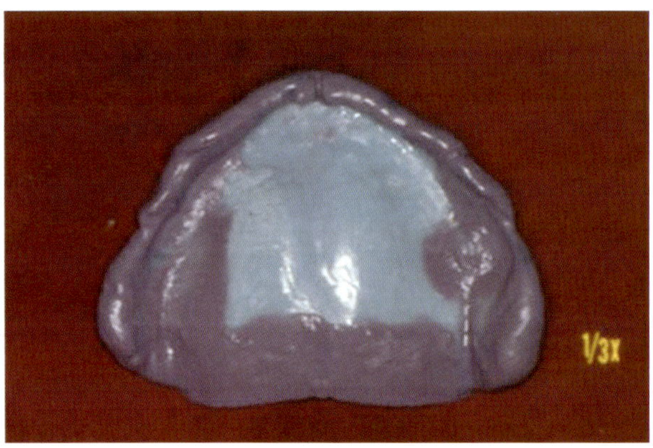

최종 변연 형성된 상악 개인트레이

J 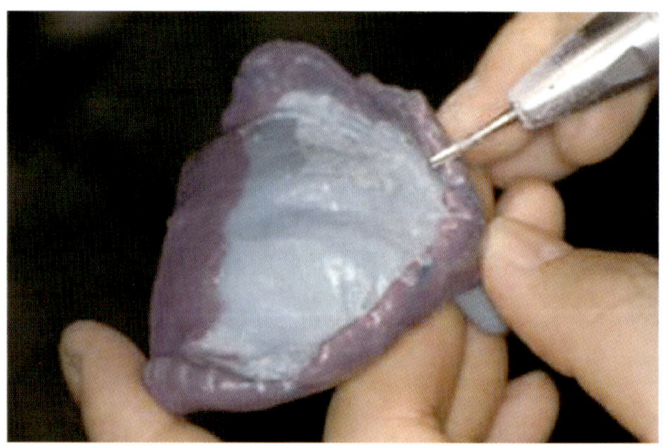

변연 형성의 조정은 칼이 아니라 bur(먼저 fissure bur로 depth orientation groove를 형성한 후 denture bur로 조정합니다)를 사용합니다.

K

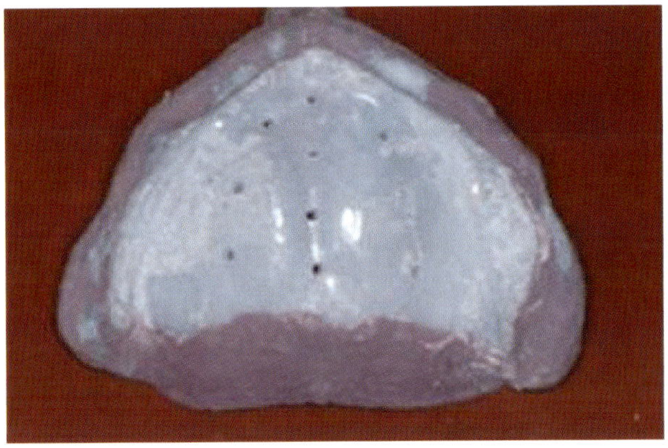

변연조정과 escape way를 형성하여 준비 완료된 개인트레이

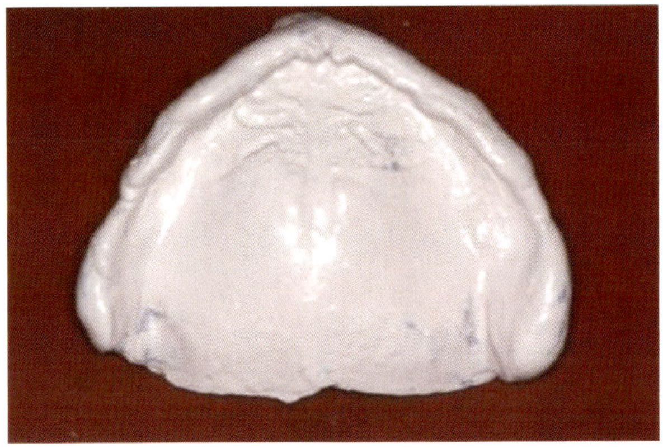

L

ZOP인상재로 채득된 상악

그림 5-21. 한번에 완성하는 변연 형성법을 사용한 상악 총의치의 인상

A

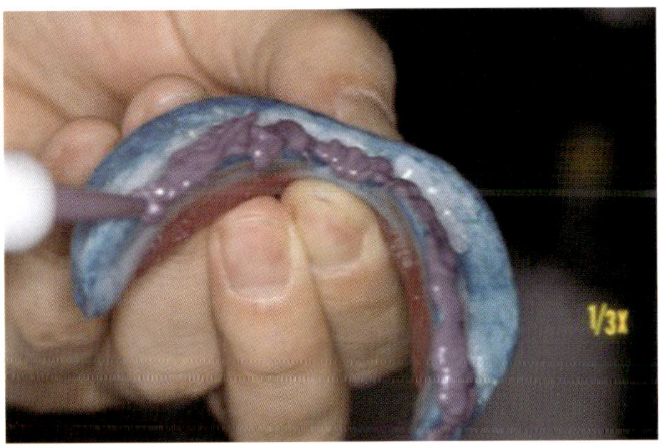

하악에서도 상악과 같이 접착제를 바르고 polyether를 시린지를 이용하여 개인트레이에 적용합니다.

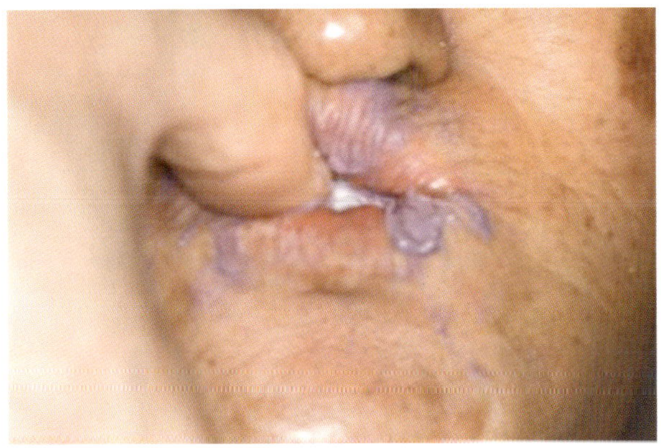

B

변연 형성을 위한 기능운동; sucking 혹은 우~ 발음

C

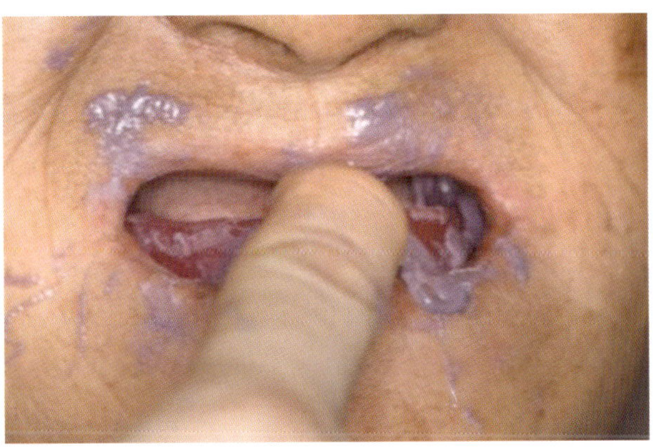

변연 형성을 위한 기능운동; 이~ 발음 혹은 강한 미소

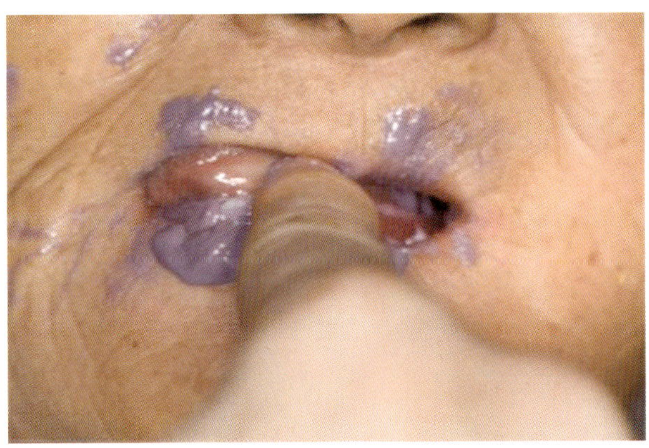

D

변연 형성을 위한 기능운동; 혀운동

E

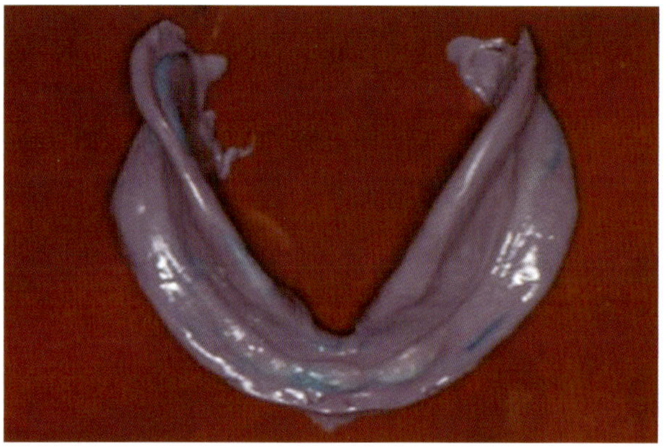

최종 변연 형성된 하악 개인트레이; 변연 형성이 아니라 인상처럼 채득되었습니다(^^)

F

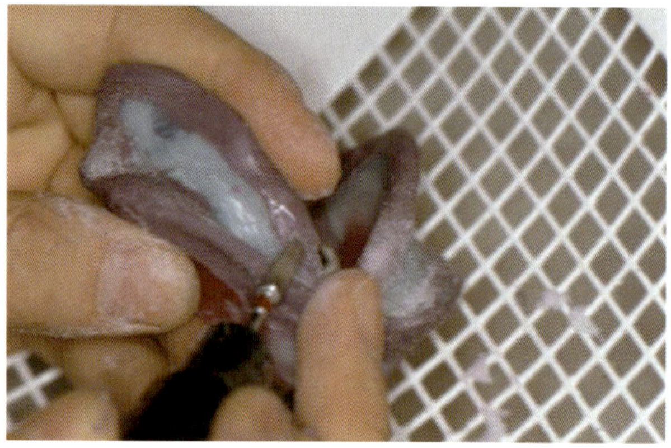

변연 형성을 조정하기 위해 denture bur를 사용합니다.

G

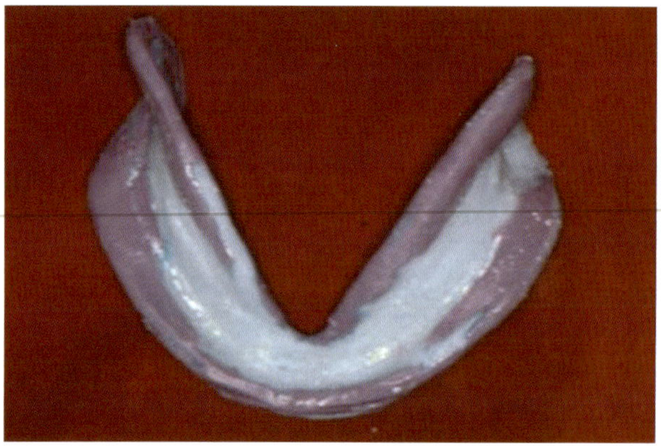

인상을 위하여 최종 마무리된 하악 트레이

H

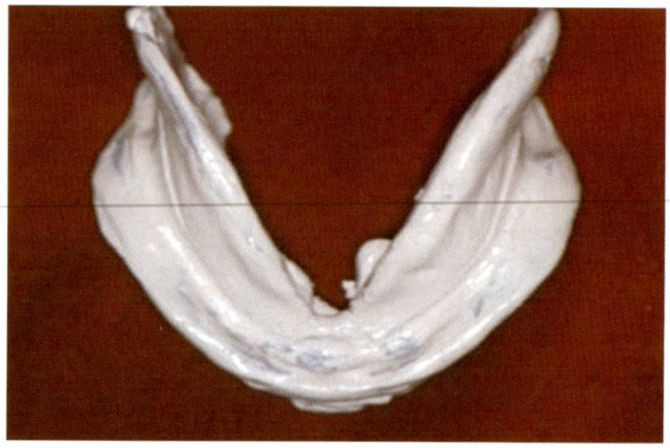

ZOP 인상재로 채득된 하악 인상

그림 5-22. 한번에 완성하는 변연 형성법을 사용한 하악 총의치의 인상

이렇게 하는 것이 교과서적인데(^^) 요즘에는 한 번에 변연형성을 한 후 변연을 denture bur로 조정하지 않고 바로 인상채득하는 경우도 많습니다. 모든 과정은 거의 비슷함으로 생략하고 그림 5-23에 실리콘을 이용한 변연형성 후 실리콘 인상재로 인상채득한 모습입니다.

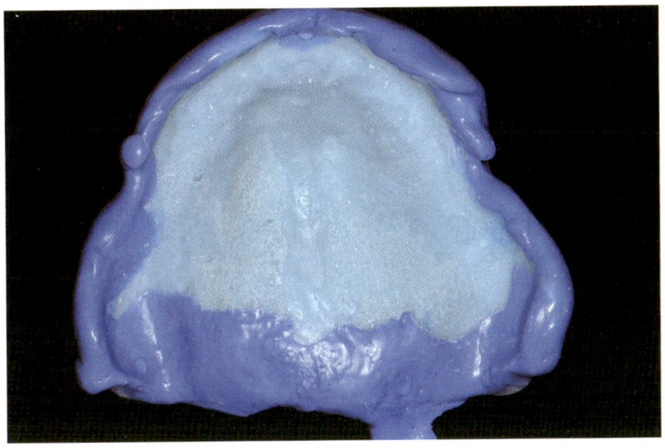

A

Virtual사의 Heavy body로 한번에 완성된 상악 변연형성

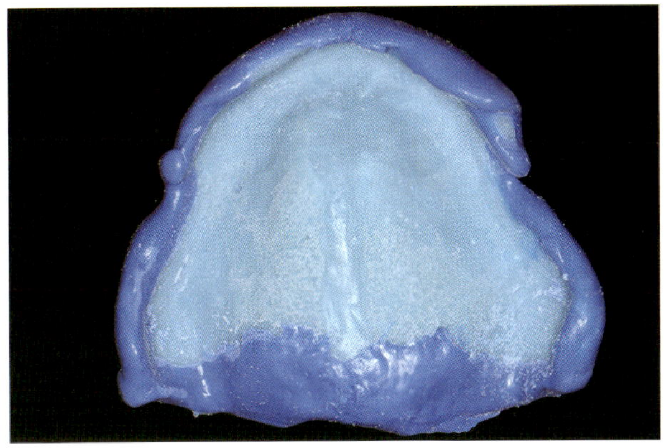

B

과연장이 의심스러운 트레이를 조정하고 변연조정은 하지 않고 과피개된 부위만 정리하였습니다.

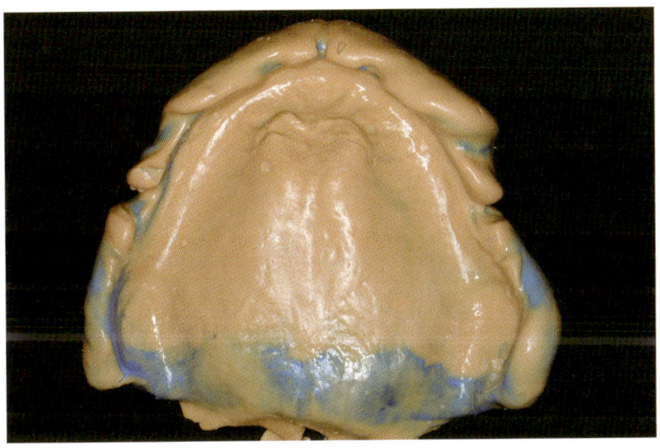

C

인상재 접착제를 바르고 바로 Light body로 인상채득하였습니다.; 눌리는 부위가 제한적으로 잘 나왔습니다.

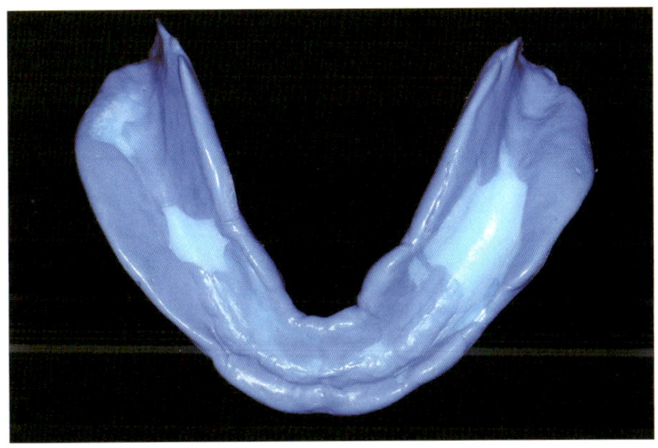

D

Heavy body로 한번에 완성된 하악 변연형성

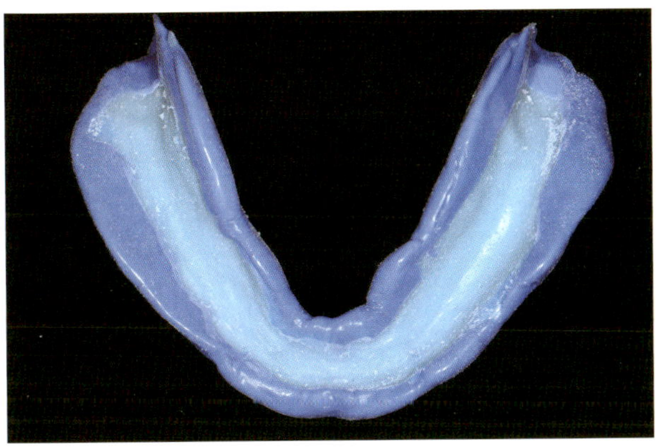

E

변연조정은 하지 않고 과피개부만 조정하였습니다.

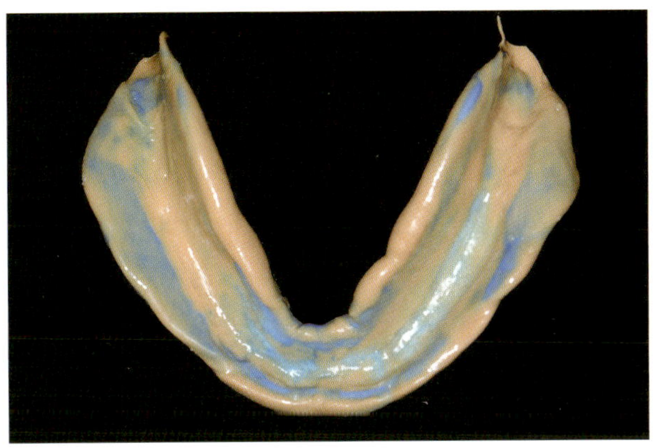

F

인상재 접착제를 바르고 바로 Light body로 인상채득한 모습입니다.

그림 5-23. 변연형성 후 변연조정을 하지 않고 채득한 인상; 그래도 좋은 인상이 나왔습니다.

그런데 항상 이렇게 인상이 잘 나오는 것은 아니라고 생각합니다. 결점이 있다고 모두 새로 인상채득하는 것은 아닙니다. 먼저 인상채를 잘 검사해야겠죠. 체크해야 할 점으로 보면 첫째 변연이 제자리에 잘 위치되어 충분히 연장되었나? 두 번째로는 결함이 있느냐? 있으면 고칠 수 없을 만큼 중요한 위치에 있는지 아니면 어렵지 않게 고칠 수 있을지를 판단하여 결정해야 할 것입니다. 이러한 것은 결국 술자가 책임을 지고 결정해야 할 것입니다. 그림 5-24에서처럼 인상재를 통해 변연이 비치는 것을 볼 수가 있는데 비치거나 조금 눌려도 큰 문제는 없다고 생각하며 나중에 조정하면 된다고 생각하지만, Flabby tissue가 눌린다면 나중에 해결이 어려울 것으로 생각되어 다시 인상채득해야 한다고 생각합니다.

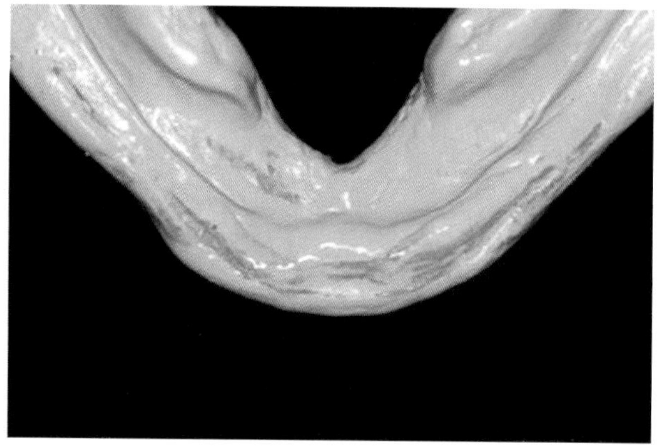

그림 5-24. 인상재를 통해 트레이 변연이 비쳐서 보이는 하악 최종인상으로 재인상 채득하지 않았습니다.

제 6 장

최종모형에 랜드마크 및 기준선 표시하기

최종 인상채득을 하였습니다. 이렇게 정성껏 채득된 최종인상은 기공소로 보내 기공과정을 거친 후 최종모형이 제작될 것입니다(그림 6-1). 그리고 그 제작된 모형에서 기록상과 교합제를 제작하여 다시 진료실로 보내겠죠.

일반적으로 기공소에서 먼저 기록상을 만들고 그 위에 왁스림을 제작해 보내옵니다. 그러나 그 왁스림의 형태가 적절하게 되었는지는 우리가 판단해야겠죠. 그 판단하는 일차적인 기준이 해부학적 랜드마크를 이용한 기준선을 모형에 그리는 것입니다(매우 중요합니다).

A

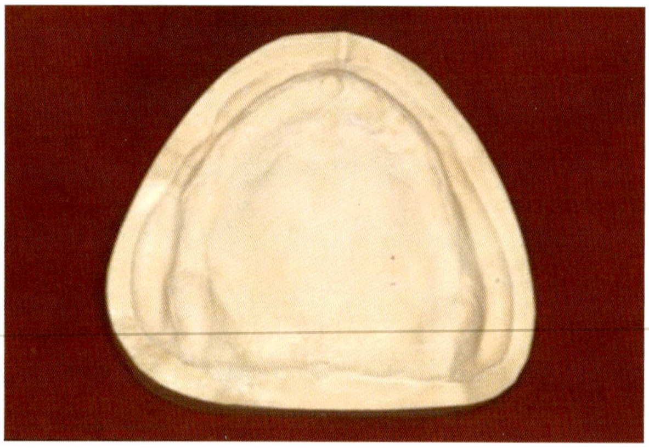

상악 최종모형

B

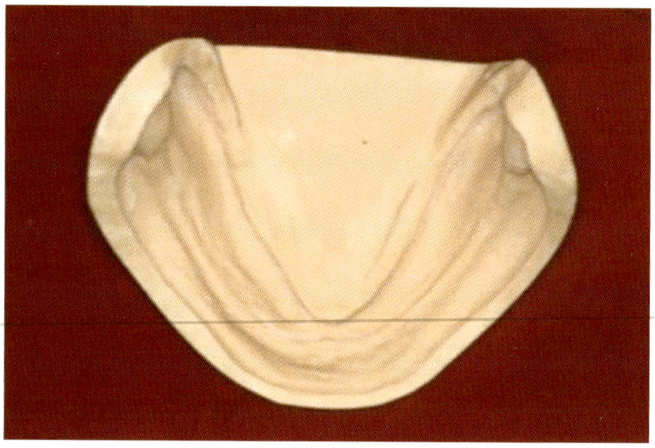

하악 최종모형

그림 6-1. 기공소에서 제작된 최종모형

A

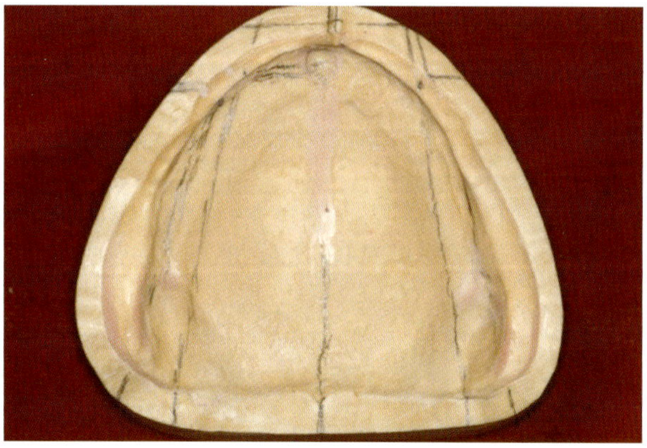

임상 환자 상악모형에 표시된 기준선

B

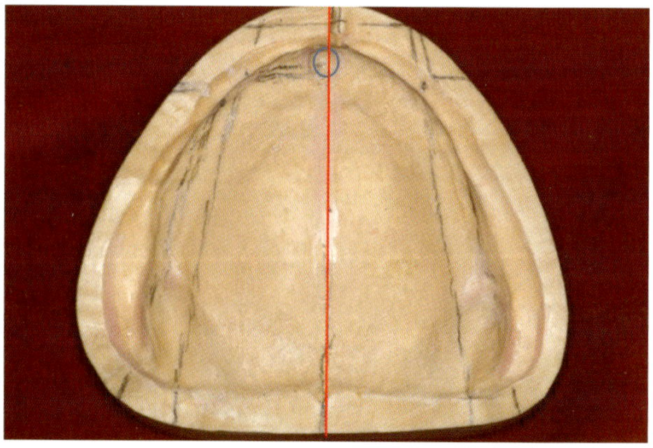

정중선(붉은 선)과 절치유두(파란 원)

C

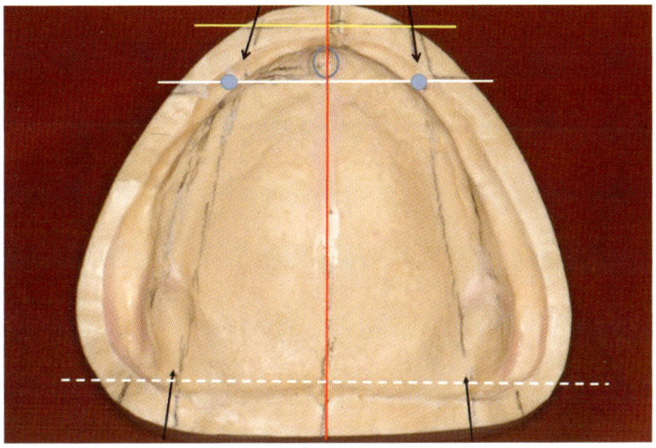

절치유두의 후연을 연결한 선(흰 선), 견치의 교두정(파란 점), 중절치 절단1/3의 위치(노란 선), 그리고 구치부 설측(검은 선; 가변성)

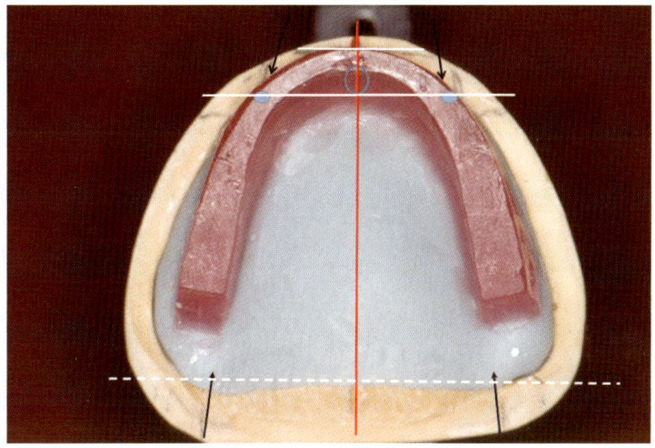

D

제작된 왁스림과의 관계를 보여줍니다.

그림 6-2. 상악 최종모형에 랜드마크를 이용한 기준선의 표시

모형에서 기준선을 긋는 것은 모형이 입체여서 쉽지 않습니다. 자를 사용한다고 직선이 되는 것이 아니라서, 위에서 보고 선이 되도록 터치하는 요령으로 긋는 것으로 그림 6-2와 그림 6-3처럼 모형의 외곽까지 연장하여 표시해야 합니다.

먼저 상악에 기준선을 표시해 보겠습니다. 순서를 보면 그림 6-2의 (B)처럼 정중선을 그리고 절치유두를 표시합니다. 그리고 절치유두의 후연을 통과하면서 정중선에 수직되면서 후방(흰 점선)에 평행하게 선을 긋고(그림 6-2. C; 흰 선)-이 선위에 견치 교두정이 있는데, 협측에 위치하니 대체적으로 변연 가장 깊은 부위가 되겠습니다.(파란 점)-, 이 선에서 8~10mm 전방에 선을 표시(노란 선)하는데, 이 선이 중절치의 절단 1/3의 전방위치를 결정합니다. 이런 순서로 기준선을 긋습니다. 그림 6-2의 (C)에 검은 선은 제가 잘 사용하는 상악 후방 구치의 설측 기준선으로 견치의 교두정과 구상절흔(hamular notch)을 연결한 선이지만, 실제적으로 후방 구치의 협설 위치 설정은 하악에서 결정되기 때문에 이 선은 참조하는데만 사용합니다. 이렇듯 상악에서는 절치유두에 의하여 6전치의 순측 위치를 결정한다는 것이 중요합니다. 이러한 선이 그림 6-2의 (D)에서 왁스림의 위치를 결정하는 것입니다.

A

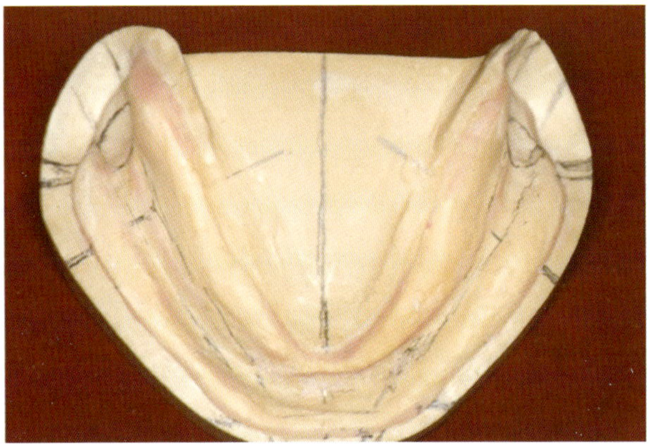

임상 환자 하악모형에 표시된 기준선

B

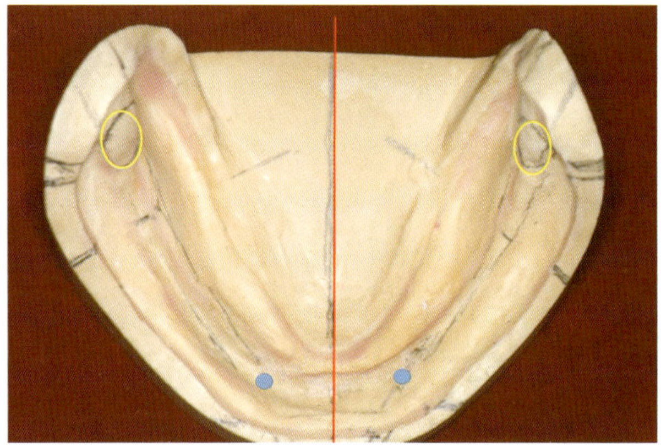

정중선(빨간 선), 후구치 삼각융기(노란 타원), 그리고 견치 위치(파란 점)

C

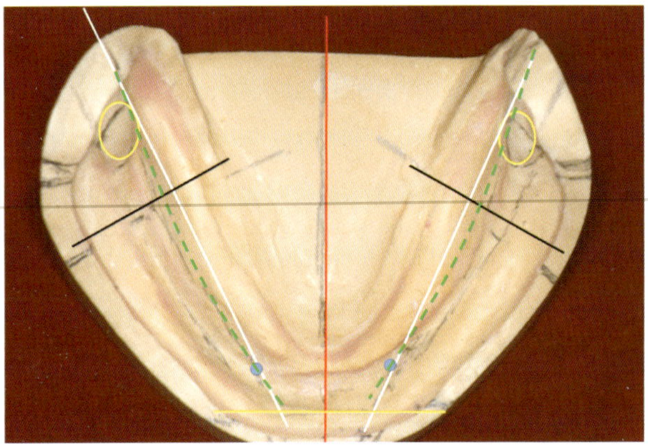

전치 순측 위치(노란 선), 후구치 삼각융기의 설측과 견치를 연결한 선(흰 선; 실제적으로 녹색 점선처럼 협측으로 약간 곡선을 추천합니다), 치조제 경사가 시작하는 점(검은 선)

D

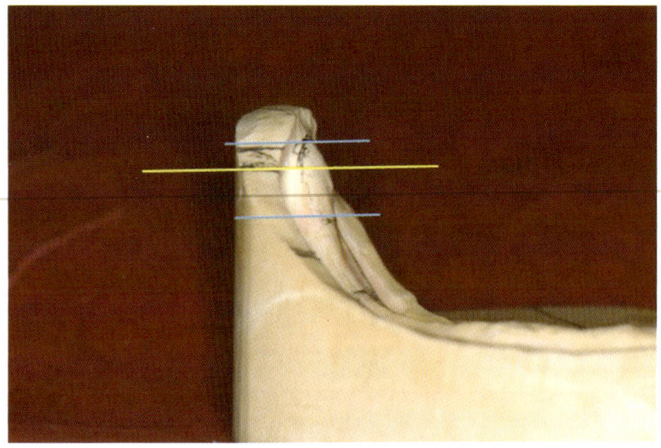

후방 교합제의 높이의 결정(후구치 삼각윤기의 2/3)

E

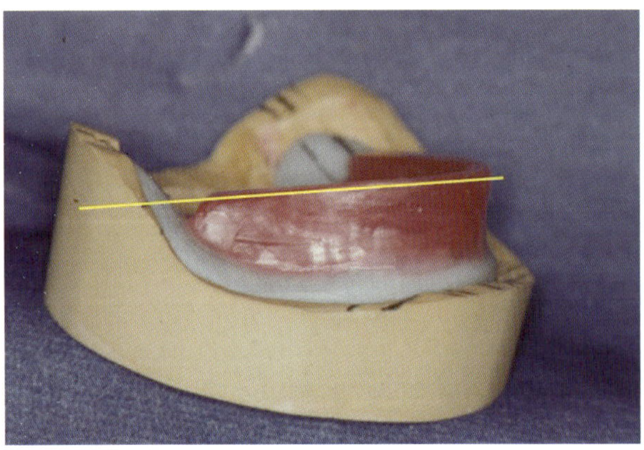

후방 교합제의 높이와 왁스림과의 관계; 전방 높이는 구강에서 결정됨으로 조금 높게 제작합니다.

F

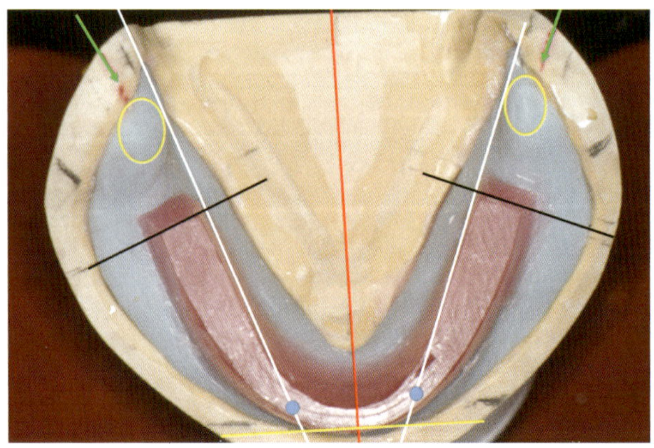

표시된 기준선과 왁스림과의 관계(녹색 화살표는 치조제정의 연장선)

그림 6-3. 하악 최종모형에 랜드마크를 이용한 기준선의 표시

하악 최종모형에서도 이야기해 보겠습니다(그림 6-3). 먼저 하악 모형에 정중선과 후구치 삼각융기를 표시하고 견치가 있을 부위를 표시합니다(그림 6-3. B). 후구치 삼각융기는 표시하는 선생님에 따라 형태가 조금 다를 수 있으나 최종 결정한 후에는 큰 차이가 없는 것을 자주 보면서 실제로 자주 찾으려고 노력하는 것이 좋을 것 같으며, 견치는 정중선에서 대체적으로 잔존치조제의 약간 순측에 중절치와 측절치를 위치시키면서-제1소구치는 치조제 상에 있기에- 견치의 위치를 예상할 수 있을 것입니다.

그려진 랜드마크를 이용하여 후구치 삼각융기의 설측과 견치를 연결하는 선을 연장하여 모형의 외곽에 표시합니다(그림 6-3. C 흰 선). 실제적으로 이 선은 잔존치조제의 방향(협측에 위치)에 따라 약간 협측으로 옮겨지는 곡선으로 설명하기도 합니다만, 이 기준선은 하악 후방구치의 설측경계를 나타내는 중요한 기준으로 이 선에 맞게 왁스림(구치부 폭 약 8mm)이 놓이게 됩니다. 여기에 약 2mm의 협측 수평피개가 되도록 상악 구치의 협측 왁스림이 놓이지만 항상 상악 구치부 왁스림을 이렇게 만들 필요는 없습니다. 하지만 중요한 것은 상하구치의 협설위치는 하악의 이 기준선이 결정하게 된다는 것입니다. 또한 하악 중앙 전방변연의 가장 깊은 구를 연장한 선이 그림 6-3의 (C) 노란 선으로 하악 전치 절단연의 위치를 나타내겠습니다.

옆에서 보아서 치조제정이 후구치 삼각융기로 올라가면서 경사가 본격적으로 시작되는 부위에 치조제에 수직으로 선을 그어서 구치부 식립의 후방경계가 됩니다(그림 6-3. C의 검은 선).

교합제의 높이를 결정해야 합니다. 교합제의 전방 높이는 환자 구강 내에서 결정되며 후방 높이는 후구치 삼각융기를 3등분한 것의 2/3 높이(1/2 높이라고도 함)에 결정하는 것이 일반적입니다. 즉, 교합평면의 연장선이 후구치 삼각융기의 2/3인 것이죠. 그래서 교합평면과 같은 선상으로 보기위해서 일반적인 잔존치조제가 교합평면과 대체적으로 평행하기 때문에 후구치 삼각융기를 3등분할 때 그림 6-3의 (D)에서처럼 옆에서 대체적으로 치조제와 평행한 느낌에서 나누는 것이 중요하며 이렇게 그림 6-3의 (E) 같이 왁스림이 형성됩니다. 전방 높이는 보다 높게 형성해 두었다가 환자 구강 내에서 mouth corner에 맞추어 깎아서 조정하는 것이 편하고 빠릅니다. 그림 6-3 (F)에 모형에 표시한 기준선과 왁스림과의 관계를 보여줍니다. 여기서 녹색 화살표는 치조제정의 연장선으로 하악 대구치를 식립할 때 그 중심구가 이 선에 비해 약간(1mm) 협측에 위치하도록 하는데 참고가 되므로 표시합니다.

이렇게 그은 기준선에 맞추어 전방부에는 왁스림의 폭이 약 5mm, 후방부에는 약 8mm 되도록 만듭니다. 기공소에서 제작되어 온 왁스림을 원장님께서 기준선을 그어서 형태를 평가하고 고칠 점이 있으면 다시 조정하도록 지시해야 합니다.

이러한 랜드마크와 이를 이용하여 그은 기준선은 치아의 위치 평가 및 기능에 매우 중요하므로 자주 표시하는 습관을 들여서 쉽게 할 수 있게 하는 것이 중요하겠습니다.

제 7 장

약간관계 결정

부제: 교합 수직고경의 결정
및 중심위 기록 채득

교합 수직고경의 결정

이제는 의치의 치아 위치를 결정하는 수직고경과 악간관계에 대해 이야기 하겠습니다. 그림 7-1의 환자는 의치를 장착하여 사용하는데, 식사하는 데 불편하고 잘 사용하지 못하여 여러 선생님을 거쳐서 저에게 다시 왔습니다. '좀 잘 먹게 해주세요'라고 하면서…….

이 환자는 이장이나 교합조정도 몇 번한-여러 선생님을 거치면서-경우여서 다른 문제가 있을 것 같아 먼저 수직고경이 적절한지를 검사하였습니다. 발음(S)을 검사한 결과 수직고경이 좀 높은 것으로 보여서 환자에게 의치를 고쳐서 사용할 수 있다면 고쳐서 사용하자고 설명하고, 먼저 상악의치가 하악보다 교합면이 훨씬 높아(위치변연에서 교합면까지) 보여서 상악만 낮추어 보기로 하였습니다.

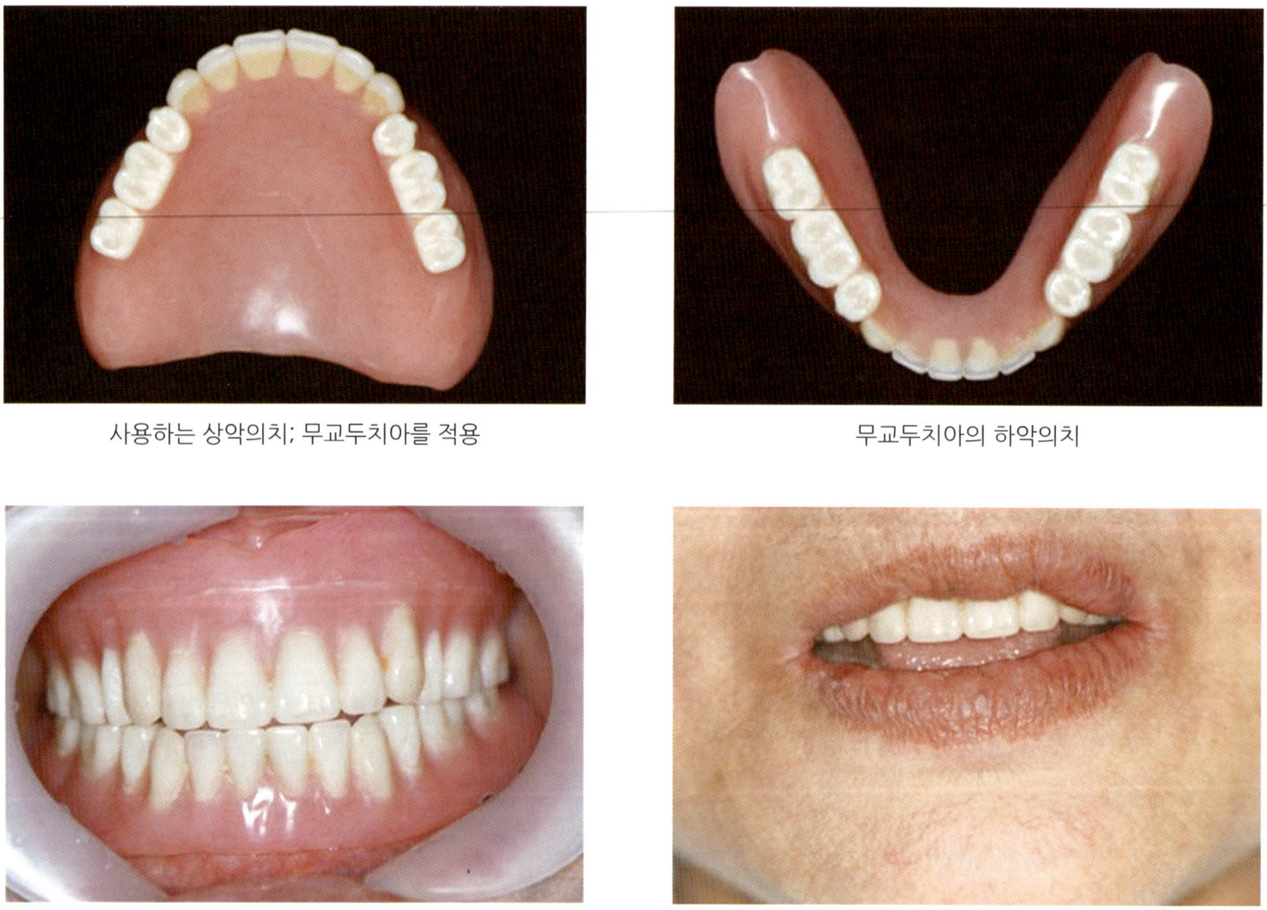

A 사용하는 상악의치; 무교두치아를 적용

B 무교두치아의 하악의치

C 장착된 모습으로 하악의 의치보다는 상악의 의치가 상대적으로 높아 보입니다.

D 상악의 전치부가 많이 보이고 하악전치는 하순에 가려보입니다.

그림 7-1. 밥을 잘 먹기 어렵다고 호소하는 환자

A

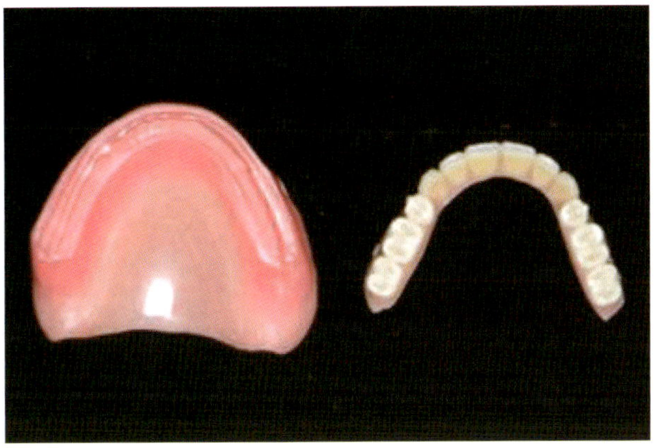

의치에서 조심스럽게 치아를 제거하고 왁스 교합제를 제작하였습니다.

B

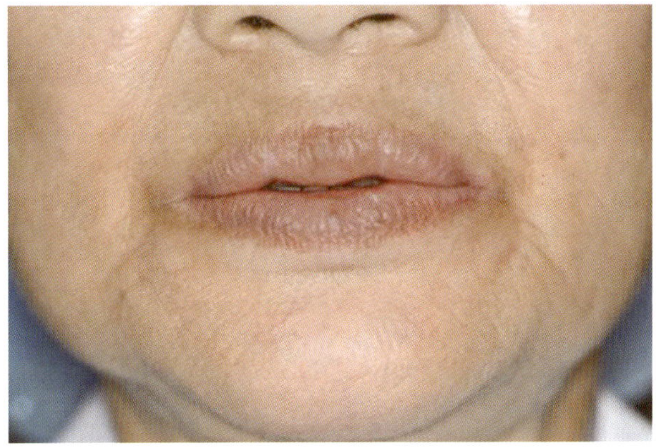

환자 구강 내에 하악의치를 장착한 상태에서 상악의 왁스 교합제를 조정하여 수직고경을 결정하였습니다.

C

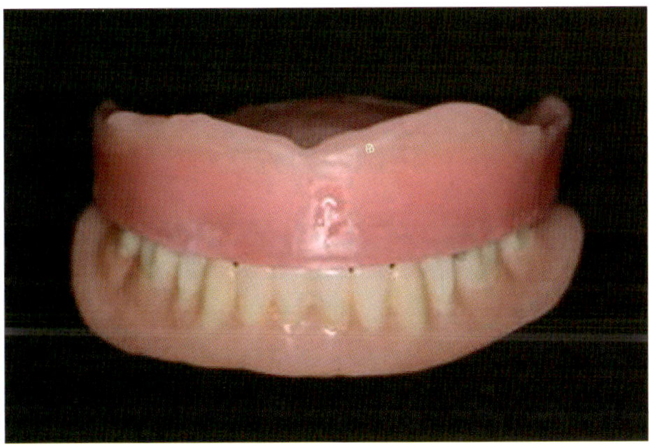

수직고경을 결정하고 중심위관계로 기록을 채득했습니다.

D

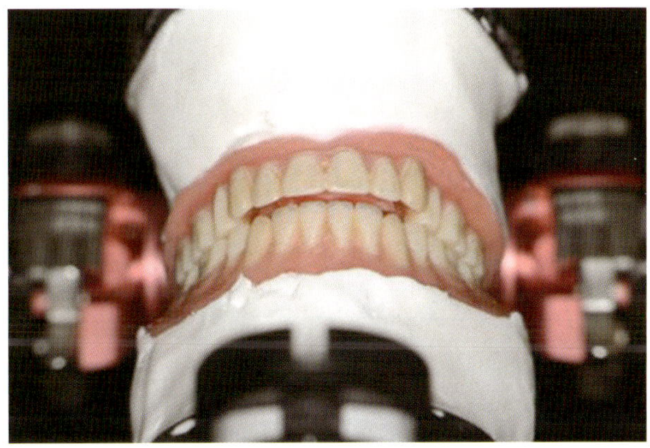

교합기에 거상하고 제거해 두었던 상악치아를 상악에 고정하였습니다.

E

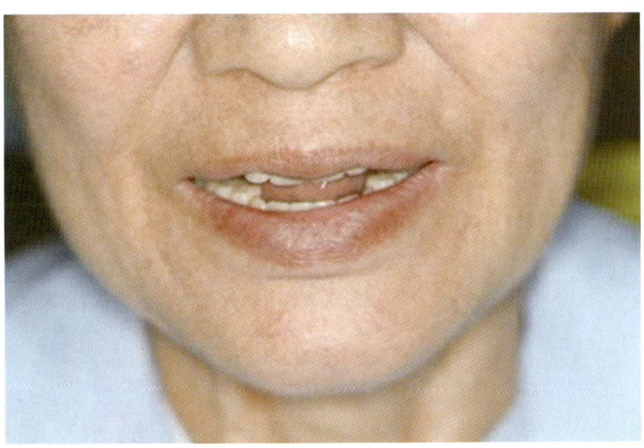

수정된 의치를 환자에게 장착하였습니다. 환자는 훨씬 편하다고 하였습니다.

그림 7-2. 수직고경의 조정

그림 7-2에서처럼 환자의 상악의치를 조정하여 수직고경을 낮추니 환자가 훨씬 더 잘 사용하게 되었습니다. 환자의 고경이 높으면 여러 면에서 불편함이 많이 생깁니다(덜컹거린다든가 혹은 항상 물고 있다든가 아니면 양쪽 하악치조제가 눌려서 아프다든가 등). 그렇다고 무조건 고경을 낮게 하면 좋을까요?(사실 치조제가 매우 나쁜 경우에는 고경을 조금 낮추는 것도 추천되긴 합니다만)

그림 7-3의 환자를 보면 잘 제작된 의치는 아니지만 환자가 의치를 장착하여 자연스럽게 있을 때와 교합 시 얼굴의 하방 1/3의 모습이 너무 많이 바뀌어 하악이 돌출되고 측모가 변하는 것이 매우 비심미적입니다. 다른 환자를 한번 더 볼까요.

다음 환자는 턱관절이 불편하다고 구강 내과에서 의뢰되었습니다(그림 7-4). 즉 턱관절에는 큰 문제가 없으니 보철과에서 알아보라고…….

A

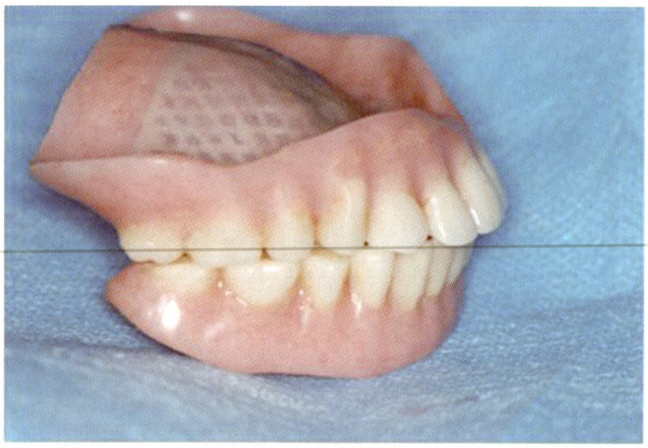

장착하던 의치의 구강 외에서 맞물린 측방 모습; 교합이 불안정합니다.

B

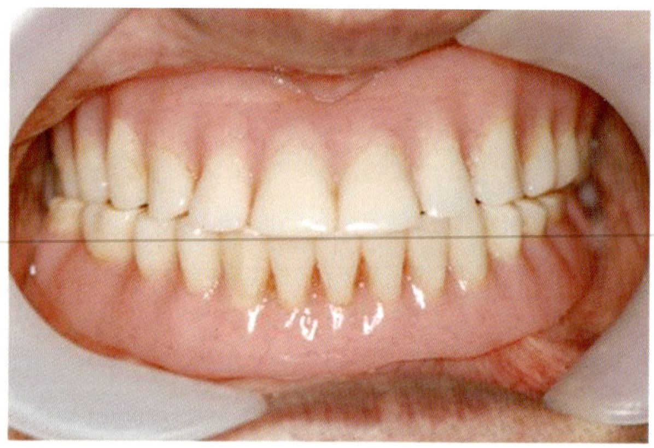

의치를 장착한 모습

C-1

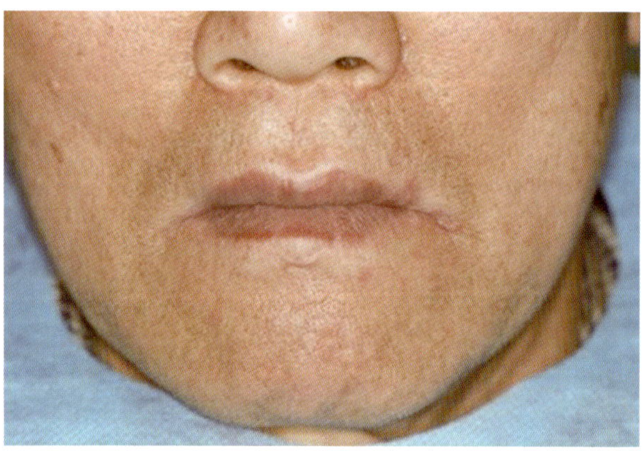

의치를 장착한 정면 안모; 교합전

C-2

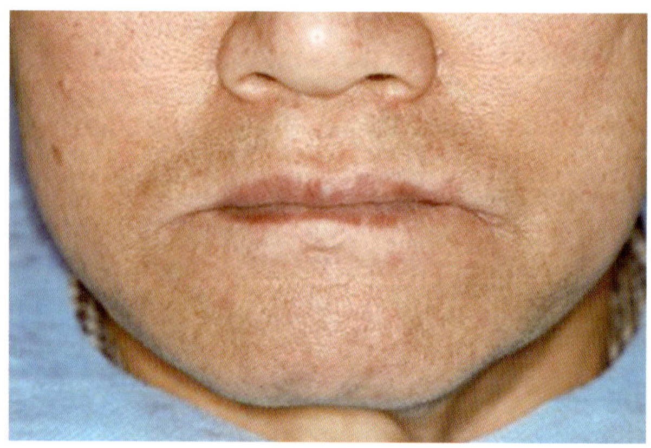

의치를 장착하고 교합한 정면 안모; 하악이 돌출하는 모습을 볼수 있습니다.

D-1
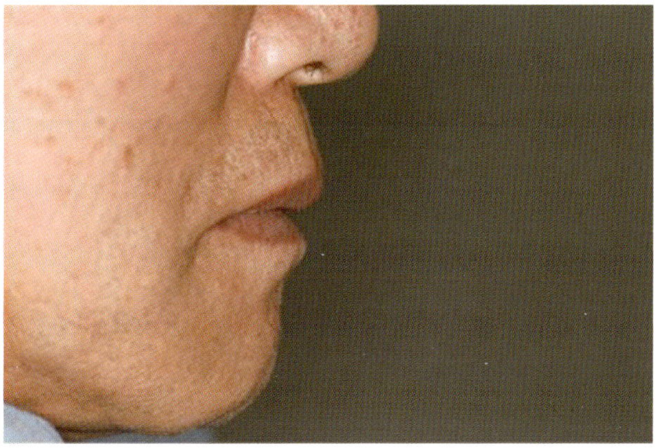
의치를 장착한 측면 안모; 교합전

D-2
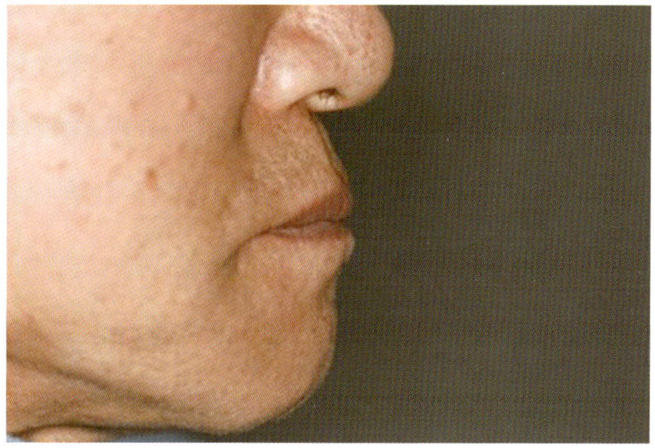
의치를 장착하고 교합한 측면 안모

그림 7-3. 고경이 낮은 환자; (C)와 (D) 의치를 장착한 상태에서 환자가 편하게 있을 때의 모습(1)과 교합 시의 모습(2)에서 얼굴의 하방 1/3이 심하게 변하는 것을 알 수 있습니다.

A
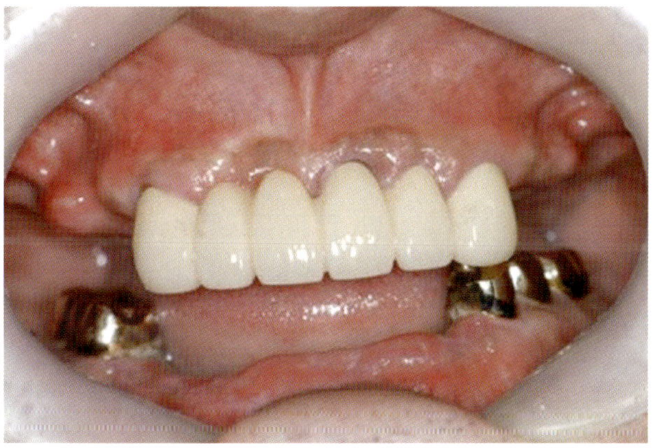
의치를 뺀 상태에서의 상하아(자연치 사이에 교합이 없음)

B
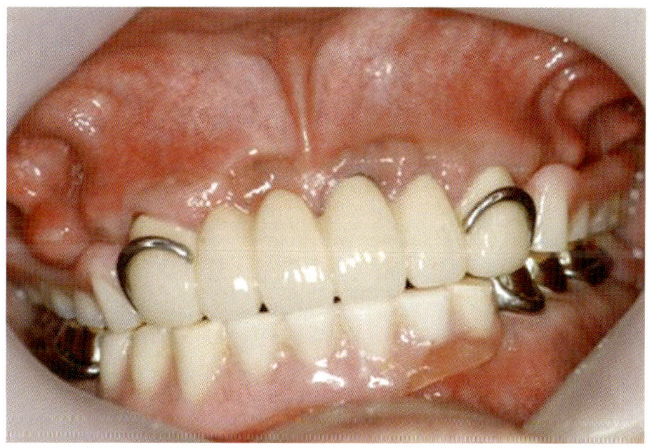
상하 국소의치를 장착한 모습

C
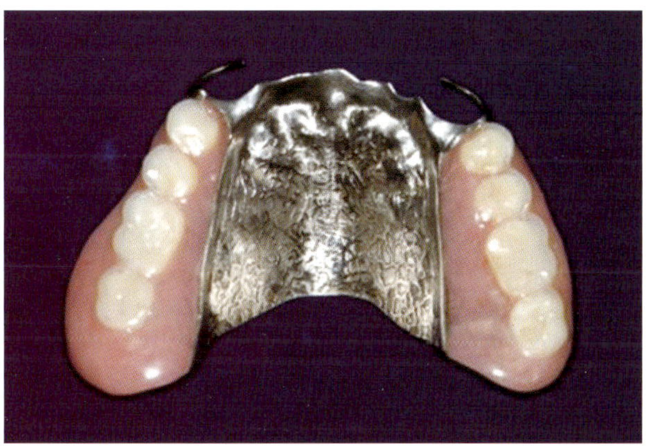
상악국소의치

D
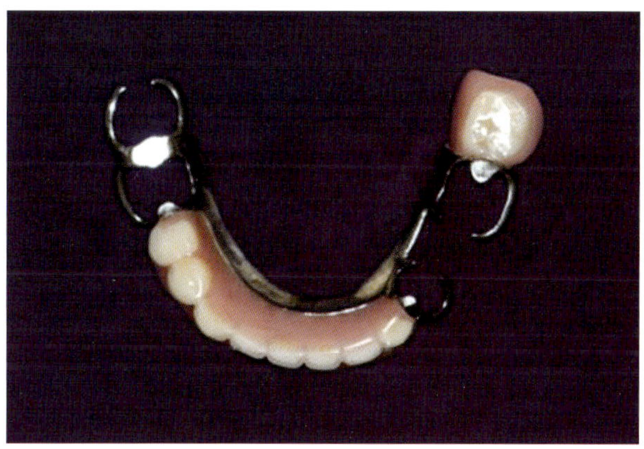
하악국소의치

그림 7-4. 턱관절이 불편하여 의뢰된 환자: 교차 교합으로 자연치아 사이의 교합은 없습니다.

환자의 주소를 들은 후 현 상태에서 환자의 고경을 평가해 보았습니다. 나의 판단 기준으로 고경이 낮은 것을 확인한 다음, 환자에게 다른 원인이 있을 수도 있지만 일단은 고경이 낮은 것 같으니 고경을 올려서 상태가 어떻게 되는지 먼저 평가해 보자고 설명하였습니다. 고경을 올려도 턱관절이 나아지지 않을 수도 있는 상황에서 전반적인 보철을 하는 것은 경제적으로 너무 부담이 많은 관계로 상악에만 고경을 올려서 임시의치를 제작하여 평가하기로 하였습니다(그림 7-5).

수직고경을 평가하면서 적절하다고 결정된 위치에서 제작된 임시국소의치는 어쩔 수 없이 전방부에 개교합이 형성되었습니다(그림 7-5. D). 그러나 현재 진단적 치료인 관계로 환자의 저작 및 불편감을 지속적으로 평가하기로 하였습니다. 임시의치를 사용하고 얼마 지나지 않아 환자는 턱관절에 증상이 사라지고 편안하게 잘 사용하였습니다. 그래서 이번에 결정된 수직고경에서 보철을 하기 위해서 상하 지대치 전부를 새로 보철해야 한다고 설명하니 경제적으로 부담스러웠는지 환자는 약속날 나타나지 않았습니다. 아마도 임시 국소의치를 지속적으로 사용하고 있을 것으로 사료됩니다.

A

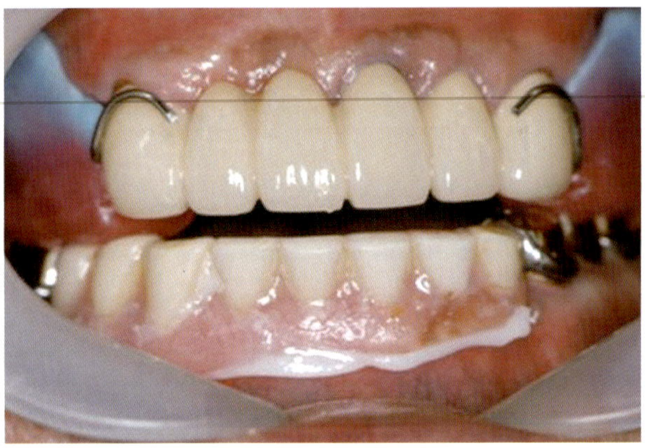

원하는 수직고경에서 악간기록의 채득

B

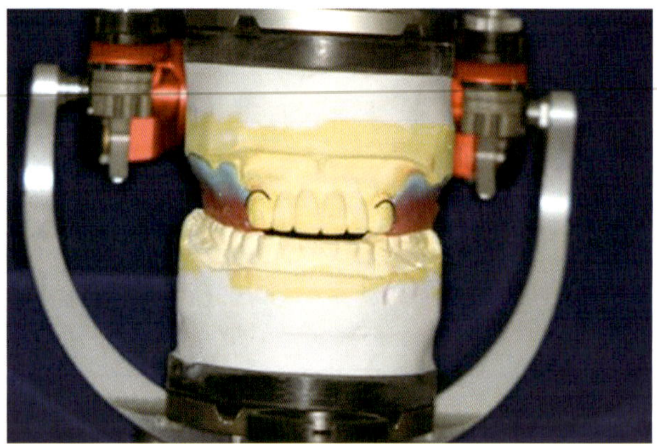

교합기에 거상

C

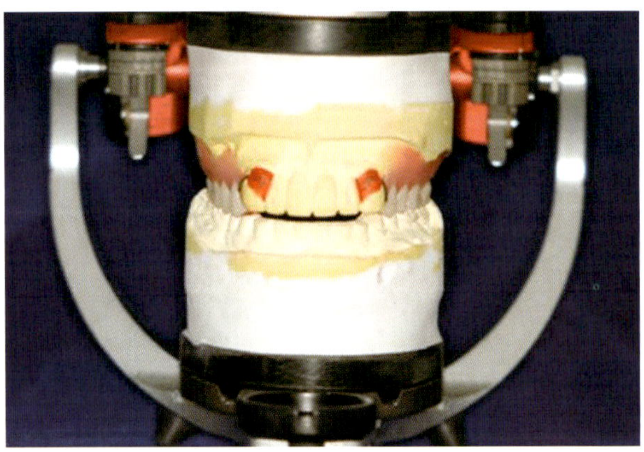

치아식립

D

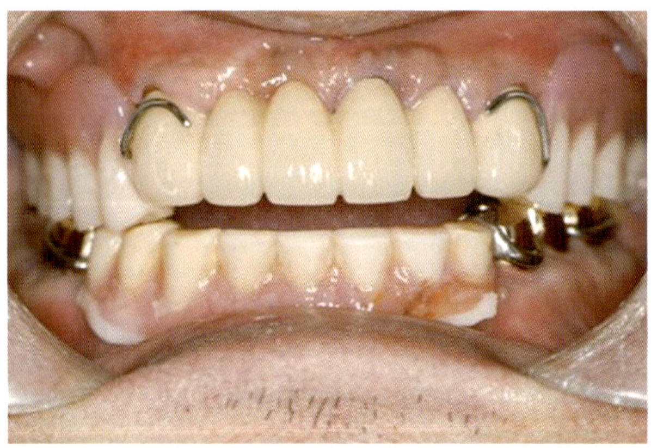

임시국소의치를 구강 내에 장착한 모습: 그림 7-4. B에 비하여 교합고경이 증가되었습니다.

그림 7-5. 진단을 위한 임시 국소의치의 제작 및 장착

즉 이렇게 수직고경을 낮추어도 문제가 발생합니다. 그래서 수직고경은 그 환자에게 맞도록 찾아서 결정하는 것이 좋습니다. 수직고경을 검사하는 방법은 많습니다. 다르게 말하면 매우 정확한 방법이 없다는 것을 단적으로 이야기하는 것이라고 생각합니다. 예를 들어 암의 원인을 설명할 때 유전 · 환경 · 음식 등등을 꼽는 것처럼 꼭 집어서 원인이라고 설명을 못 하는 것과 같다고 생각합니다.

그래도 그 많은 방법 중 임상에서는 생리적인 방법을 사용하는 것이 합리적이라고 생각하고 환자에게 적용하고 있습니다. 생리적 안정위에서 상하 소구치 사이의 공간이 2-4mm 있는지? 발음(S, M, 등)을 하는 동안 상하 치아 사이에 공간은 있는지? 그 외 편안함 등을 평가하여 결정하는데 제가 주로 많이 사용하는 방법을 설명하겠습니다(그림 7-6).

일차적인 교합평면의 높이는 하악이 기준이 된다고 생각합니다. 그래서 기공소에서 일차적으로

A

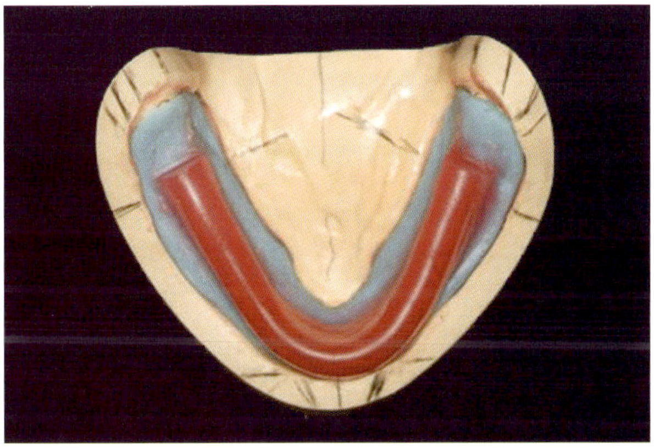

제작된 하악 기록상과 교합제; 예상보다 조금 높게 왁스림을 만들게 합니다

B

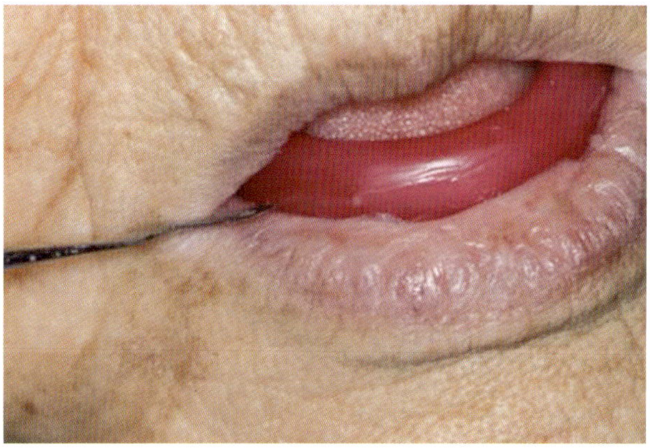

구강에서 구각부 높이를 교합제에 표시함; 전방높이가 됩니다.

C

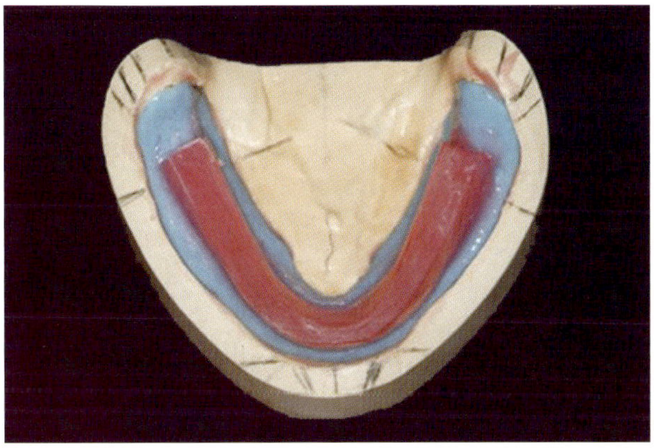

전방높이를 표시 후 모형에서 후방 높이(구후융기 2/3)에 연장하여 하악 교합면 형성

D

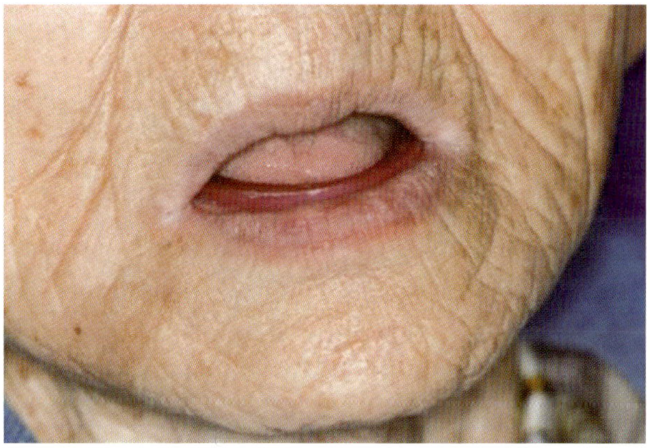

하악 왁스림 조정 후 구강에 장착한 모습으로 하순과의 높이가 비슷한 것을 알수 있습니다.

그림 7-6. 하악의 교합제의 높이 결정

제작된 하악 기록상과 교합제를 환자에게 장착한 후 환자가 의식하지 않고 편하게 입을 약간 벌린 상태(약 1cm)에서 구각부의 높이를 소구치의 높이로 하여 교합제에 표시하고 이것이 전방 높이가 됩니다(그림 7-6. B). 하악 기록상을 제거하여 최종 모형에 장착한 다음, 후방 높이는 구후융기의 2/3가 되도록 전방과 후방 높이를 기준으로 교합평면을 결정하고 교합제를 조정하면 됩니다(그림 7-6. C). 물론 상악의 교합제와 수직고경을 결정하면서 더 조정 할 수 있으나 일차적으로 하악 교합높이는 결정된 것으로 생각합니다.

하악 교합제 높이가 대략 결정된 후 상악 교합제를 환자에게 장착하고 ala-tragus line과 동공간선에 평행하도록 일차적으로 대략적으로 조정합니다. 그리고 상하 기록상을 구강에 장착하고 환자에게 S 발음을 시켜 봅니다. 나이가 많은 환자들은 발음하기 힘들기 때문에 십일, 십이, 십삼…… 순서대로 천천히 혹은 빨리 말해 보라고 하면서 상하 교합제가 닿으면 상악 교합제의 높이를 낮추어 줍니다(약 2mm 정도씩). 그렇게 계속하다 보면 닿지 않고 발음도 분명해지면 다 된 것으로 합니다(그림 7-7. D). 상악 교합제를 낮추면서 다시 하악의 교합제를 구강에서 검사하여 낮출 수 있으면 하악을 조정하고 상악을 계속 조정할 수 있습니다. 그리고 나서 환자에게 다물 때 편안하게 느껴지는지 연하운동도 하게 해서 불편감은 없는지 등을 검사하여 최종 확정합니다(그림 7-7. E).

수직고경을 결정하는데 발음을 주 결정인자로 하려고 하면 기록상도 매우 적절하게(최종 의치의 형태와 유사하게) 제작되어야 하고 교합제도 최소한의 적절한 폭으로 제작되어 발음에 방해하지 않게 해야 합니다(그림 7-8).

수직고경의 결정은 의치의 성공에 매우 중요하다고 생각합니다. 그래서 다양한 방법이 주장되고 있으나 저는 위에 설명한 이러한 방법으로 대부분 결정하고 있습니다. 매우 드물게 발음으로 결정하기 어려운 경우도 있지만(환자가 오랜 기간 의치를 사용하지 않아 자꾸 하악을 다물려는 경우), 대부분의 경우에는 성공적으로 사용하고 있습니다. 원장님들도 자신에게 맞는 방법을 찾아서 사용하는 것이 좋겠지만 혹시 아직 결정하지 못했다면 위의 방법을 적용하기를 추천합니다.

A

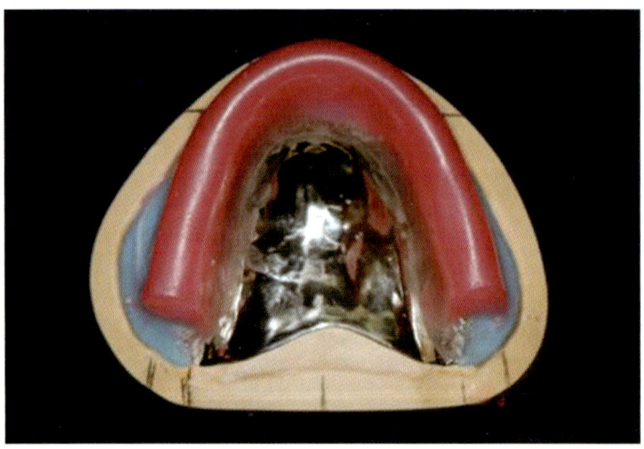

제작된 상악 기록상과 교합제

B

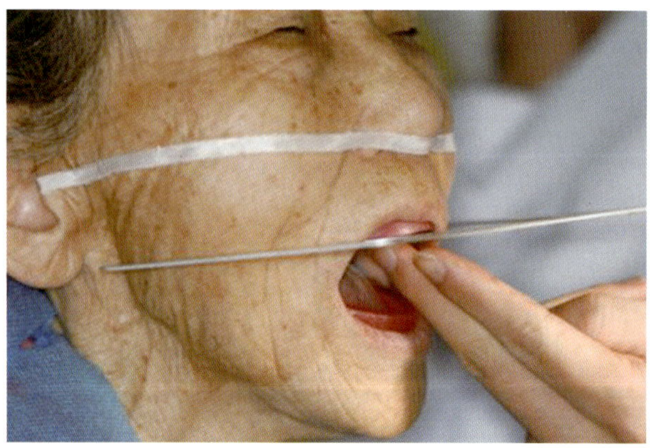

상악 교합제를 ala-tragus line과 동공간선에 평행하도록 조정합니다.

C
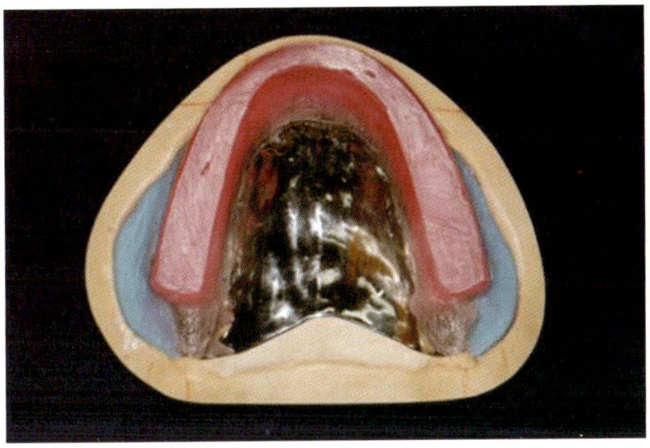

일차적으로 조정된 교합제

D
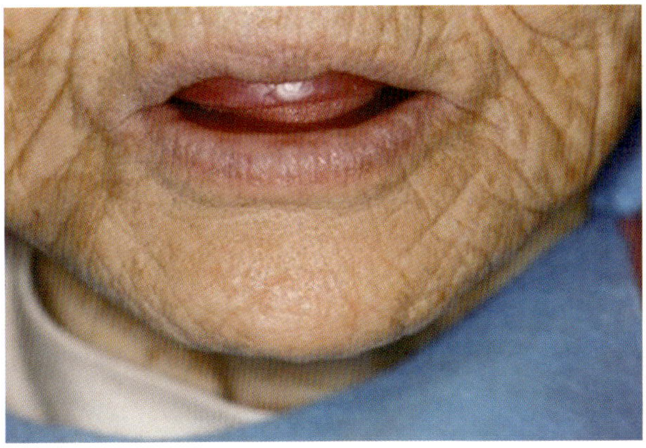

구강 내에 상하 교합제를 위치시키고 발음(S음)으로 확인; 발음 중에 적절한 공간이 확인되고 발음도 정확해야 합니다.

E
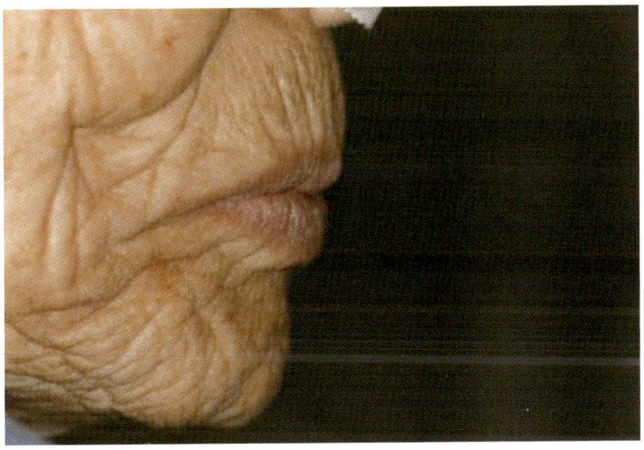

발음검사 후 환자의 편안함과 심미성 등도 같이 평가하여 최종 결정한

그림 7-7. 상악 교합제 조정과 수직고경의 결정

A
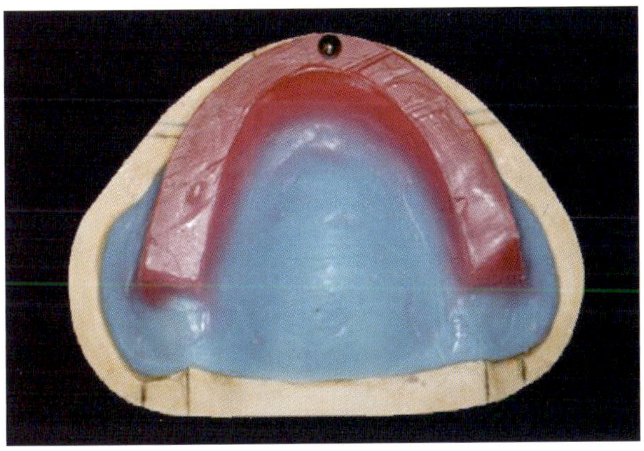

고경조정 중 상악 교합제; 두껍게 제작된 교합제를 주의할 것 (금속볼은 직경 4mm)

B
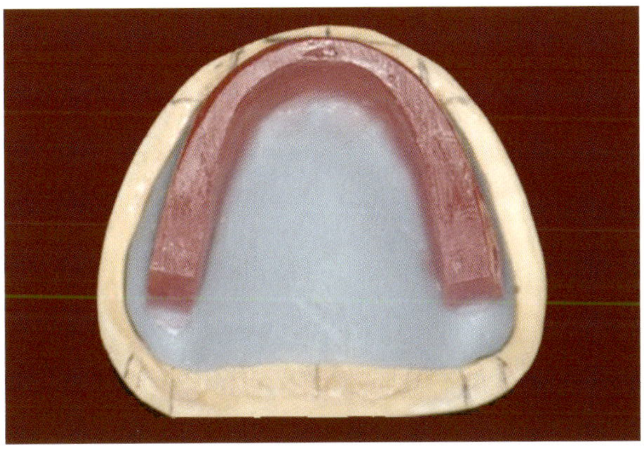

적절한 두께의 상악 교합제

C

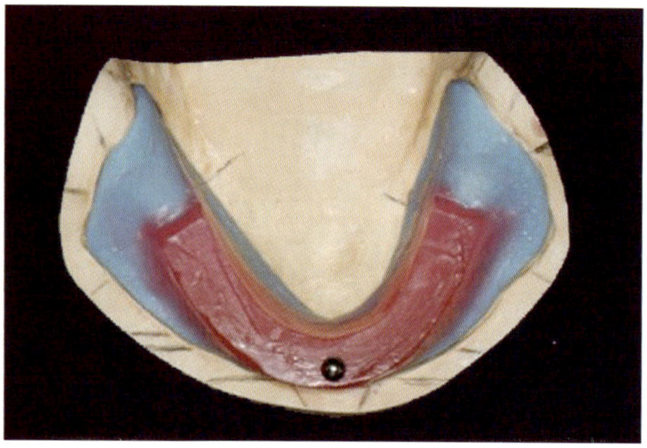

고경조정 중 상악 교합제; 두껍게 제작된 교합제를 주의할 것 (금속볼은 직경 4mm)

D

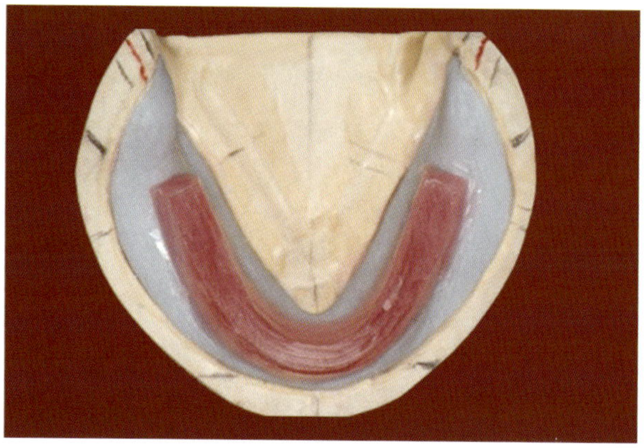

적절한 두께의 상악 교합제

그림 7-8. 교합제의 비교; 전치부는 5mm 내외 그리고 구치부는 8mm 내외로 추천합니다.

수직고경의 결정은 매우 중요하여 치아식립 후 하는 왁스의치의 시적에서도 반드시 다시 검사하고 확인해야 합니다. 왁스림에서 결정된 수직고경이 높다고 생각이 들면 반드시 과감하게 다시 조정해야 합니다.

결정된 수직고경의 재검사는 시적의치의 검사에서 다시 합니다. 시적의치의 검사에서 수직고경 검사를 한번 볼까요.

기공실에서 치아가 식립된 왁스의치가 환자 약속에 맞추어 도착하였습니다. 환자의 구강 내에 위치시키고 다시 수직고경을 확인해야 합니다. 생리적 방법의 다양한 방법(S발음, 휴식 시 악간공간, 연하운동, 등)을 사용하여 환자가 편안하고 적절한 고경이 결정되었는지를 확인하고 적절하다면 바로 다음 단계인 중심위 평가로 넘어갑니다. 그러나, 열심히(^^) 조정했었지만 내가 '왁스림에서 결정한 고경이 지금 보니 높네' 라고 생각될 경우도 많습니다. 한번 예를 들어보겠습니다. 그림 7-9의 환자는 고경이 높은 것으로 판단되었습니다. 고경이 변하면 중심위도 변하는 것입니다. 그래서 시적의치 검사에서 중심위 재평가는 사실 의미가 없습니다. 그래서 바로 수직고경을 적절하게 고쳐야 합니다.

왁스의치는 교합기에 거상되었기 때문에 교합기를 이용하면 수직고경의 변경이 생각보다 쉽습니다. 환자에게 왁스의치를 장착한 후, 다양한 생리적 방법으로 수직고경을 평가합니다(이전의 왁스림에서 보다 치아가 식립되어서 환자의 이물감 등에서 유리한 상황입니다.). 그림 7-9 환자의 경우에는 결정된 수직고경이 높은 것으로 판단되었습니다. 이전에 말씀드린 대로 수직고경 결정에서 하악 왁스림이 더 해부학적으로 정확한 기준이기 때문에 고경이 높다고 생각될 때는 상악의치의 높이를 조정합니다. 그래서 조정이 많이 필요하다면 그림 7-9. (C)와 같이 incisal pin의 높이를 2mm 낮춘 다음, 상악 치아를 제거하고 왁스림을 새로 올리고 연화시킨 후 교합기에 올려 incisal pin이 테이블에 닿게 합니다. 그리고 왁스림을 조정하여 교두 끝만 남도록 깨끗하게 조정하고(그림 7-9. D) 다시 구강 내에 장착하여 환자의 수직고경을 재평가합니다(그림 7-9. E).-이렇게 하면 수직고경을 약 2mm(술자가 생각해서 적절히 하면 될 듯합니다.) 정도 낮춘 것이 되겠지요. 그래도 높다고 생각되면 더 반복하면 되겠죠. 환자의 수직고경이 적절하다고 평가되면(그림 7-9. F) 왁스림에 알루왁스를 올려서 연화하고 바로 중심위 기록을 채득합니다(그림 7-9. G). 그리고 채득된 중심위기록으로 기공실에서 다시 교합기에 거상하고(그림 7-9. H) 치아를 새로 식립합니다. 수직고경이 심하게 높지 않다면 상악 전치부는 그대로 두고 구치부만 제거하고 왁스림으로 교체하여 검사할 수도 있습니다(전치부는 교합이 되지 않기 때문에 가능할 수도 있습니다).

A

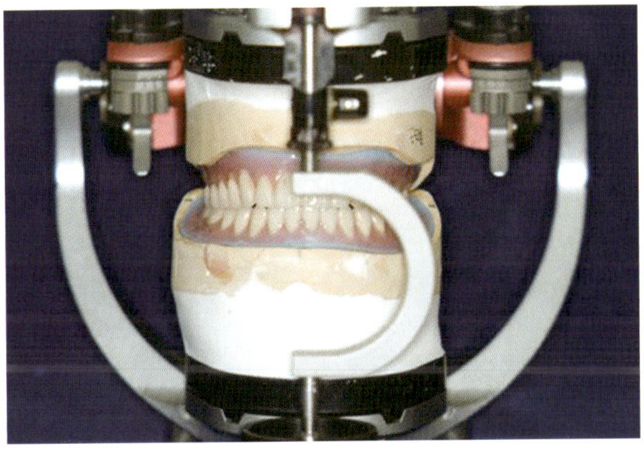

기공실에서 식립된 왁스의치

B

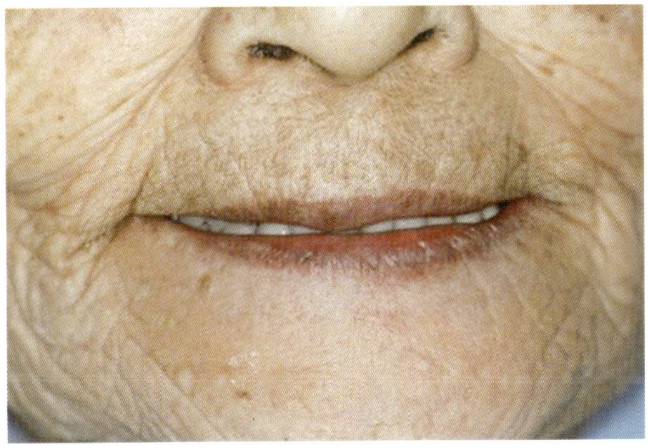

구강 내에서 수직고경의 검사를 하는 모습; S 발음법 사용 - 인공치아가 닿는 느낌입니다. 그래서 고경이 높다고 판단하고 조정하기로 하였습니다.

C

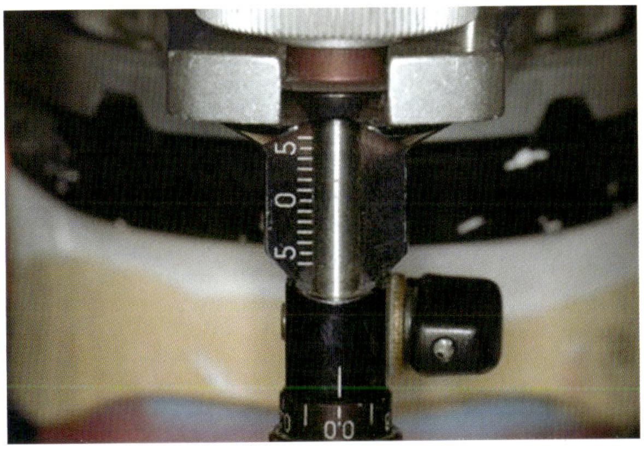

Incisal pin을 2mm 짧게 한 모습

D

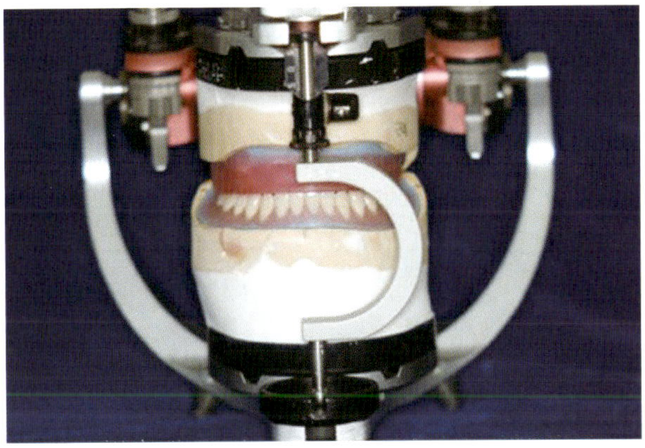

상악의 치아를 제거하고 왁스림을 새로 올리고 연화한 상태에서 incisal pin이 테이블에 닿게 눌립니다.

E

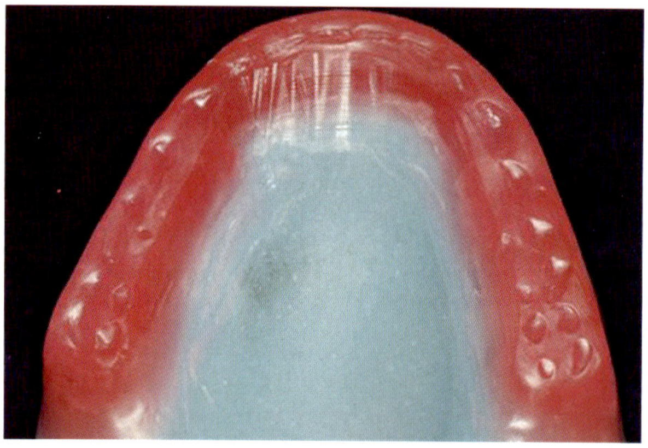

교두 끝만 남기고 왁스를 조정합니다.

F

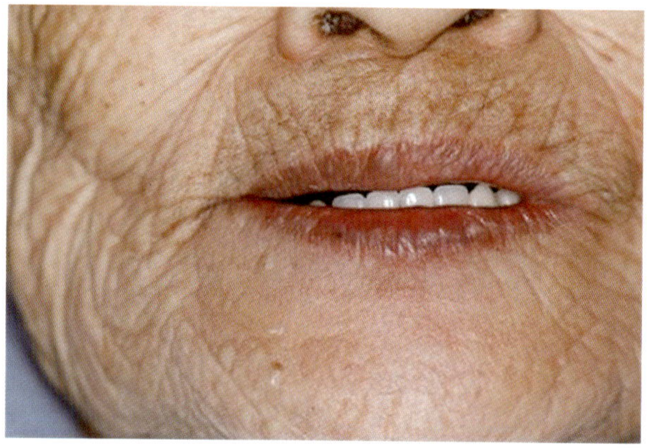

구강 내에서 재평가; 적절한 것으로 보입니다.

G

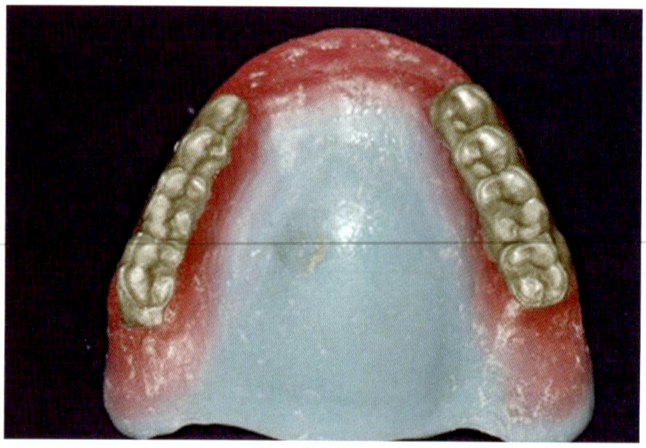

형성된 왁스림에 바로 알루왁스로 중심위기록을 새로 채득합니다.

H

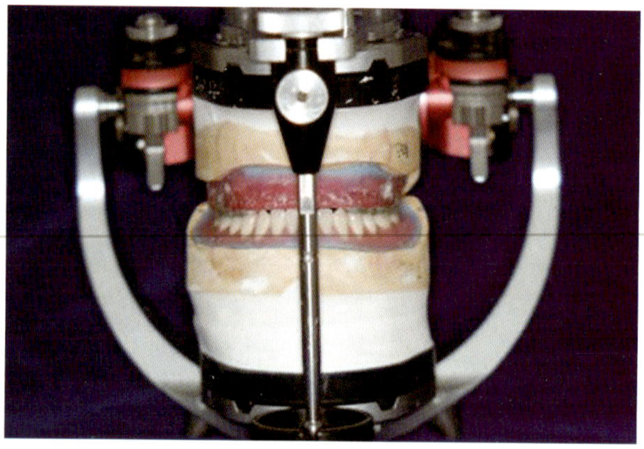

다시 교합기에 거상합니다.

그림 7-9. 시적의치에서 수직고경의 조정 1

이런 조정을 여러 번 할 경우(즉 수직고경을 많이 낮춘 경우)에는 교합면이 상대적으로 높아져서 하악 전치부 및 구치부도 낮추어야 할 경우도 있습니다(그림 7-10).

그림 7-10의 환자는 왁스의치 수직고경 재평가에서 그림 7-9처럼 상악을 왁스림으로 교체하고 여러 번 조정하여 적절하다고 결정한 후에 중심위기록을 채득할 단계에서, 하악 전치부가 하순 위로 많이 노출되는(교합평면이 상대적으로 높아진) 비심미적인 것을 발견하였습니다. 그래서 하악 전치부의 높이도 조정하기로 하고, 미리 하악전치부에 여러 높이를 표시한 후 구강 내에 장착하고 하순과 구각부의 관계를 고려하여 적절한 하악 전치부 예정 높이를 결정하였습니다(그림 7-10. B-빨간 선). 그래서 새로 결정된 중심위 기록으로 악간관계를 채득하고 교합기에 거상하였습니다(그림 7-10. C). 그리고 하악전치에 표시된 결정된 전치부 높이에 맞게 하악전치를 새로 식립하였습니다(그림 7-10. D). 하악전치부를 낮추고 나니 이전에 식립된 구치부 치궁과의 협설관계가 적절하지

않은 것을 알 수 있습니다. 전치부 높이는 결정되었고 구치부는 retromolar pad의 2/3 높이이므로 간단히 교합평면이 결정되는 것이죠. 즉 하악 전치를 낮추어 위치시켰기에 상악 전치는 그만큼 내려와야 됩니다. 그리고 다시 치아를 식립하고 환자에게 재평가합니다(그림 7-10. G & H). 사실 이런 상황을 기공사에게 설명하고 치아의 위치를 바꾸어 식립하면 됩니다.

A

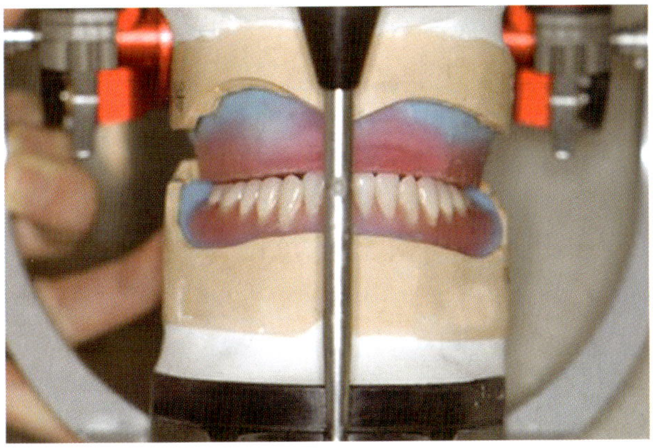

그림 9에서와 같이 상악의치의 높이를 조정하여 수직고경을 재평가 후 결정한 모습

B

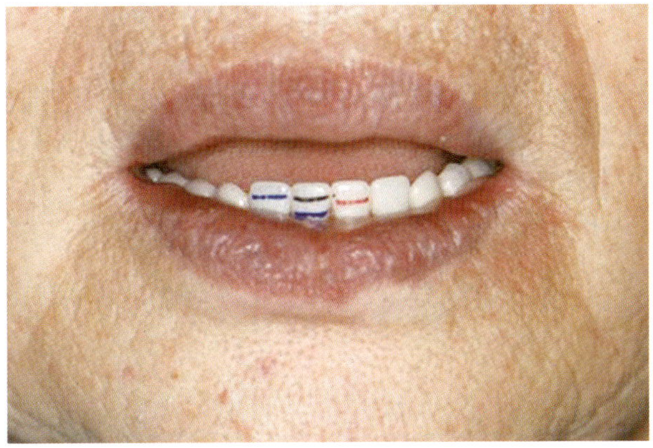

상악의치의 교합면을 조정해서 새로 결정된 수직고경에서 하악의 전치부와 소구치부가 많이 보이는 모습으로 전치부에 미리 마킹하고 입술과 구각부를 평가하여 붉은 선이 적절하다고 결정

C

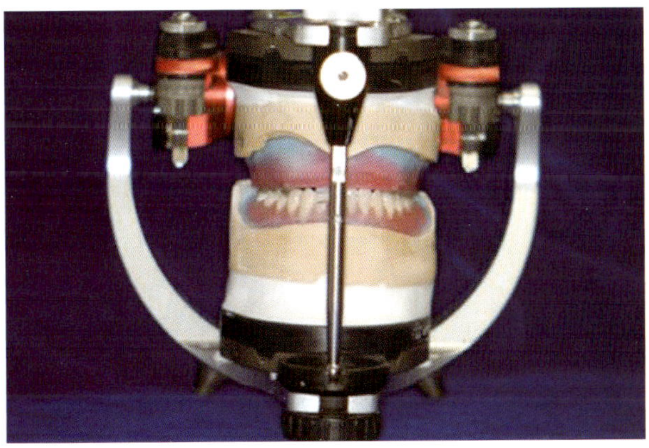

교합기에 거상

D

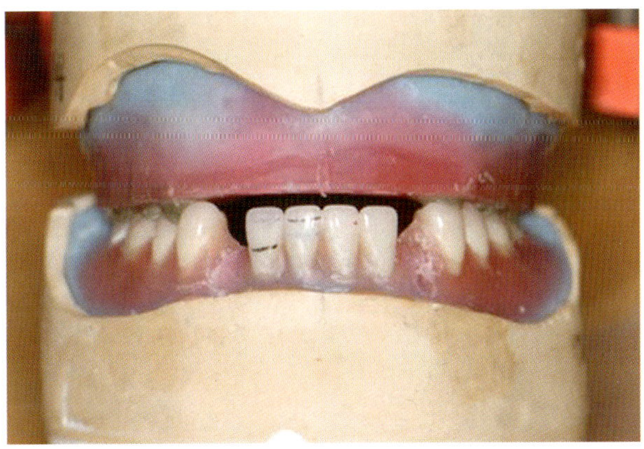

먼저 빨간 선에 맞게 하악전치부 높이를 결정하여 식립합니다.

E

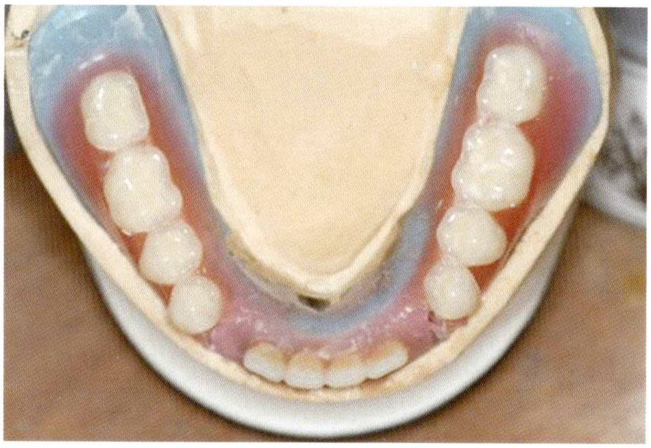

전치부의 높이가 바뀌면서 높이뿐만 아니라 협설위치도 영향을 줍니다.

F

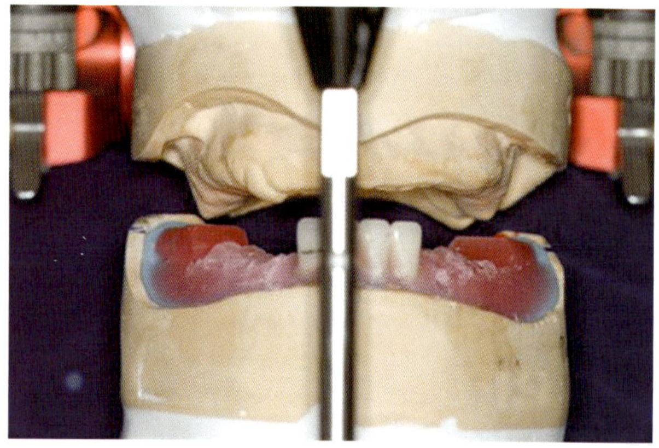

하악구치부 높이는 retromolar pad의 2/3이므로 구치부에 왁스를 조금 놓아서 하악 교합평면을 형성합니다.

G

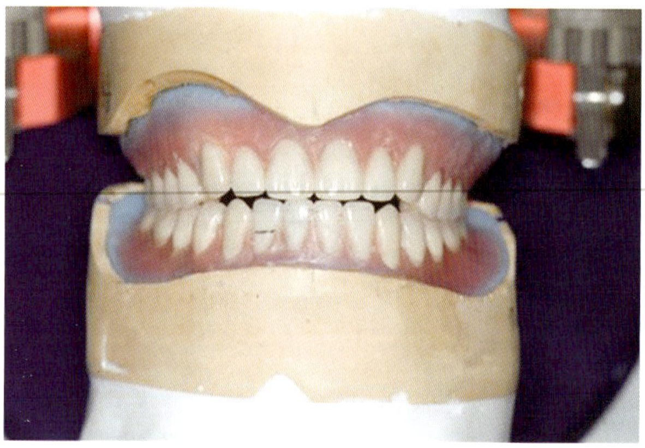

다시 상하 치아를 식립한 모습

H

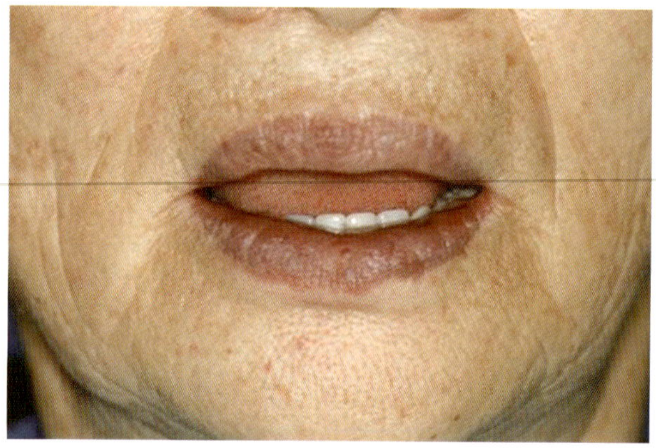

자연스러운 하악 전치부의 모습

그림 7-10. 시적의치에서 수직고경의 조정 2

중심위 기록의 채득

수직고경이 왁스림 상에서 결정되면 다음으로 악간관계인 중심위 기록을 채득할 단계입니다. 중심위 기록은 말할 필요도 없이 총의치의 교합에서 기본적인 위치임으로 중요한 단계입니다. 그림 7-11에 중심위 기록을 채득하는 한 예를 보여줍니다.

이러한 악간기록을 채득할 때 하악을 중심위로 유도하는 것이 환자에 따라 어려운 경우가 많이 있어 교과서에서 다양한 방법을 알려주고 있습니다. 어떻게 하든 술자에게 익숙한 방법이 있어야 하며 또한 경험도 많아야 합니다. 그림 7-11. (A)에 손의 위치를 나타내는데 좀 더 설명하면 왼손 바닥으로 환자의 얼굴을 가리면서 엄지와 인지의 손가락 끝으로 하악 왁스림 구치부를 약간 눌러서 하악 기록상이 치조제에서 들떠는 것을 막으면서 오른손 엄지와 인지로 턱을 잡고 부드러운 하악 회전을 유도하면서 후방으로 유도하여 과두가 관절융기를 지나 회전축으로 가도록 유도하면서 회전축 근방에 왔다고 생각이 들면 후방으로 밀지 말고 편하게 회전운동을 유도하면서 다물도록 합니다. 이 마지막 운동에서 환자에게 '무세요'라고 하지 말고 '살짝 갖다 대세요'(환자가 너무 힘이 가면 위치가 바뀔 수 있습니다)라고 합니다. 또한 기록에 사용되는 재료는 알루왁스나 악간 기록용 실리콘재료 등 술자의 경험에 따라 잘 사용할 수 있는 재료를 선택하면 될 것입니다.

이렇게 결정된 수직고경에서 채득된 중심위 기록을 제8장에 나오는 안궁이전을 한 다음 기공실로 보내게 되겠습니다.

A

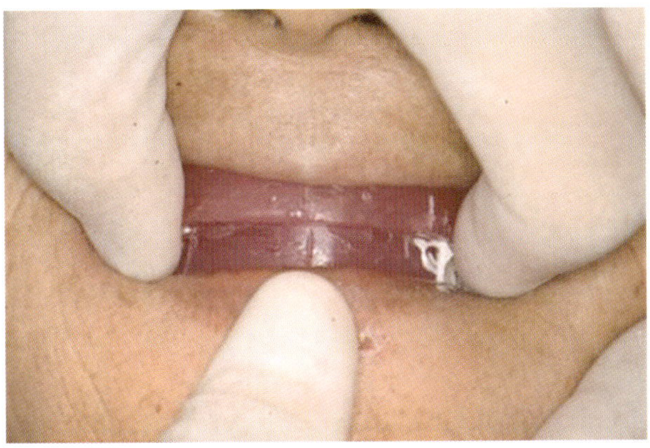

구강 내 기록 채득 동안의 손의 위치

B

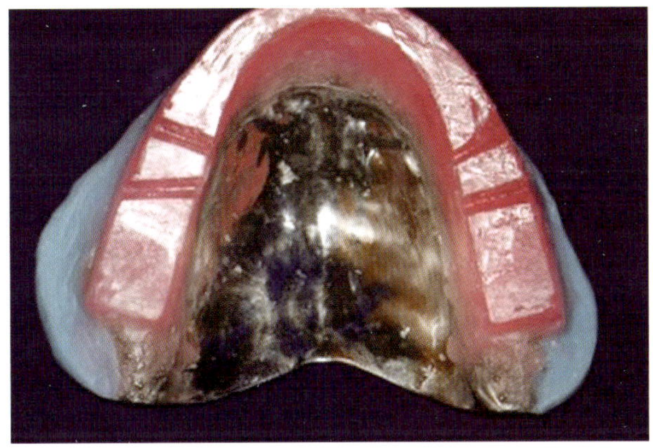

상악 왁스림에 형성된 V 홈

C

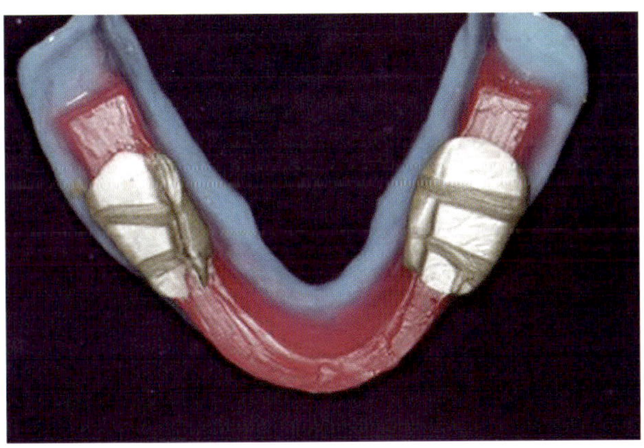

하악 왁스림에 알루왁스로 채득된 중심위 악간관계 기록

그림 7-11. 중심위 악간관계 기록 채득

다른 환자의 경우를 한번 볼게요. 다음 환자(그림 7-12)는 상악에 이전 국소의치를 사용하길 희망하면서 하악만 총의치를 희망하는 환자였습니다.

상악도 새로 하자는 술자의 의견을 거부하여(경비 문제로) 치아만 교환하여서 구의치를 고쳐서 사용하기로 하였습니다. 기록상과 왁스림에서 모든 과정을 거쳤고, 시적과정에서 왁스의치로 다시 검사하여 확인했지만 의치 완성 후 장착할 때 중심위 기록이 완전히 잘못되었다는 것을 확인한 경우입니다(그림 7-12. F). 아마도 환자는 이전 구의치가 중심위로 교합이 되지 않아 습관적으로 전돌상태에서 사용하다가 중심위 기록을 찾을 때도 습관적인 위치로 유도된 것 같습니다. 이렇게 틀릴 경우에는 안타깝게도 의치치아를 새로 다시 배열해야 합니다. 힘든 상황이 되는 것이죠. 이러하듯 중심위 기록이 잘못되면 피해가 상당하기 때문에 반드시 시적에서 확인하고 확인해야합니다. 다시 중심위 기록을 검증하는 시적과정으로 돌아가 볼까요.

시적과정에서 먼저 수직고경 평가를 하고 수직고경이 적절하면 다음 중심위 검사를 합니다. 중

A

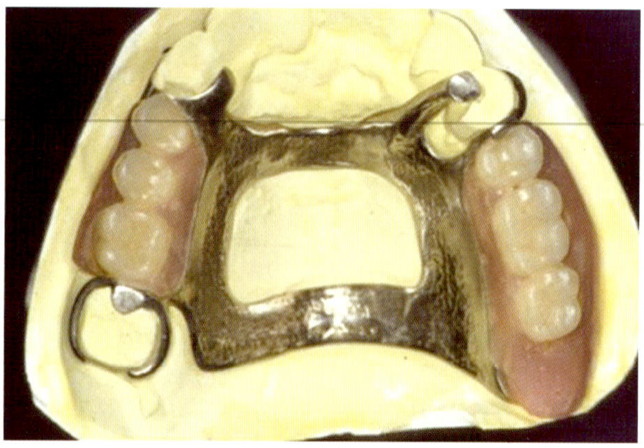

상악의 구 국소의치

B

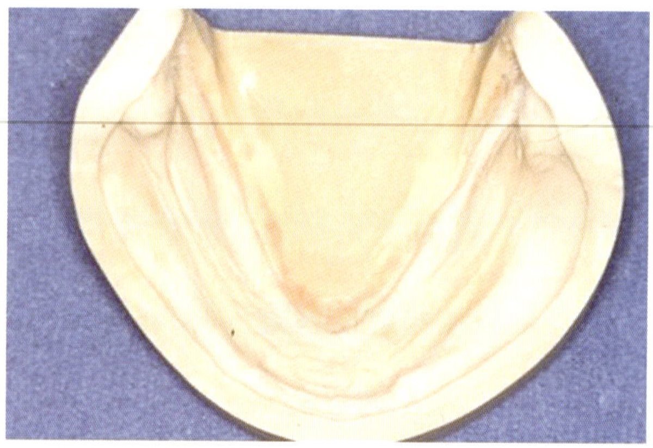

하악 총의치 모형

C

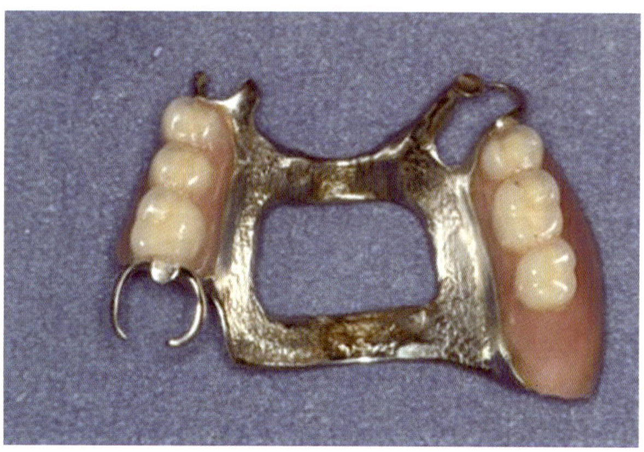

구 상악국소의치를 하악 대합치에 맞도록 치아만 교환하였습니다.

D

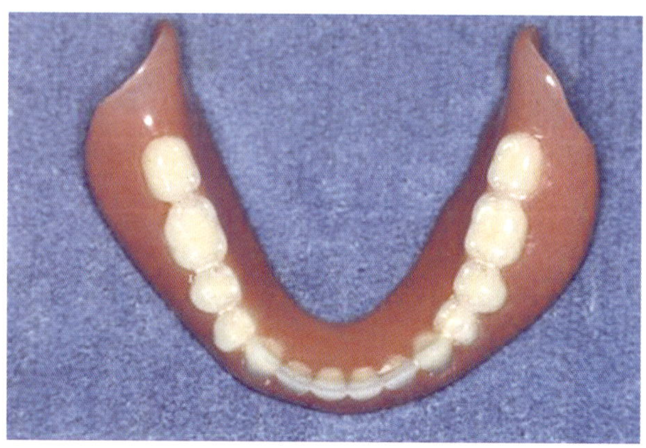

단계를 거쳐서 제작된 하악 총의치

E

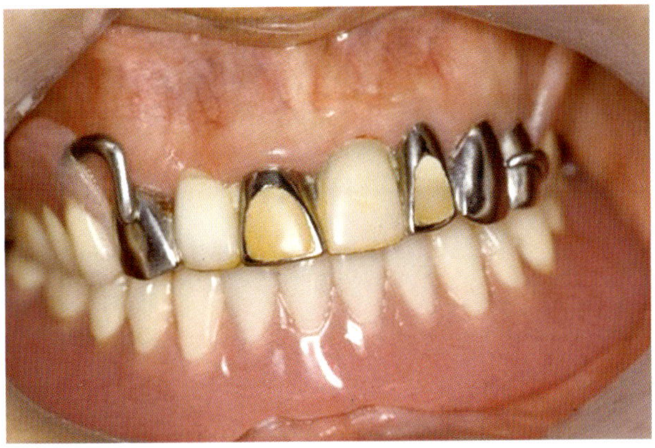

완성된 의치를 환자 구강 내에 처음 장착

F

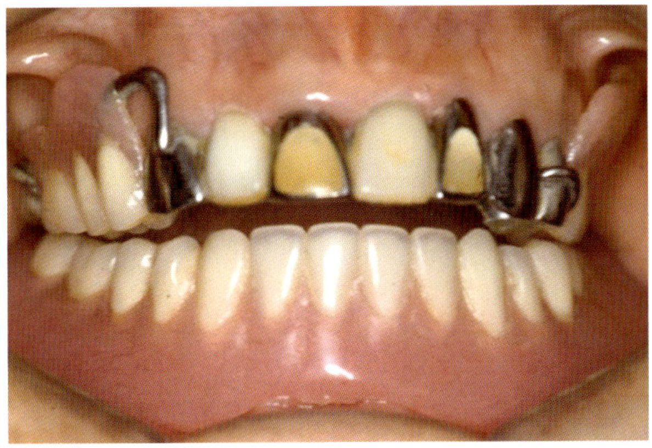

갑자기 환자가 하악을 뒤로 이동하므로(중심위로) 생긴 상하악 간 교합오차

그림 7-12. 중심위 기록의 실패로 잘못 제작된 경우.

심위 평가를 하는 방법은 구강 내 방법과 구강외 교합기 사용법이 있습니다. 그 중 구강 내 방법은 시적의치를 구강내 장착한 후 중심위 기록을 채득할때처럼 환자를 중심위로 유도하여 인공치아가 처음 닿을 때 손을 살짝 떼고 환자가 중심위로 다물게 하여 하악의치가 움직이는것(touch & slide)을 알아보는 방법입니다.

구강 내 방법은 사실 해보면 오차를 알아내기가 상당히 힘듭니다. 그래서 구강 외에서 교합기를 사용하는 방법이 쉽고 편해서 모든 경우에 이 방법을 사용하며 또 많이 추천하고 있습니다(그림 7-13).

구강 외 교합기를 이용한 중심위 기록을 검사할 때는 하악 구치부에 알루왁스 한 장을(이때는 실리콘 교합기록재는 부적합한 것으로 사료됩니다) 고정시킨 후 연화시켜서 구강 내에 장착하고 중심위 악간기록을 채득합니다(그림 7-13. A). 채득된 기록이 붙은 하악 왁스의치와 상악 왁스의치를 교합기에 놓고 교합기를 조심스럽게 닫으면 알루왁스에 생긴 압흔에 상악구치 교두가 모두 위치되면(맨눈으로 보아 틈이 없는 것으로 보이면 됨) 현재의 교합기에 거상된 상하악 관계는 중심위 관계라고 할 수 있습니다(왁스 두께만큼 고경이 증가되어서 중심위 관계가 맞지 않을 수 있지만 고경의 증가가 매우 적기 때문에 무시해도 됨)(그림 7-13. D). 그러나 상악 구치 교두가 앞쪽에서 압흔에 위치되지 않으므로 현 교합기의 교합상태는 적절하지 않은 것으로 사료됩니다(그림 7-13. C). 이럴 경우 현재 채득한 기록이 옳지 않을 수 있으므로 다음 단계로 가기 전에 다시 환자의 구강 내에 넣어서 채득된 중심위 기록이 정확한지 확인하는 것이 좋겠지요. 일단 교합기에 거상된 교합이 적절하지 않은 것으로 판정이 나면 현재의 수직고경은 확정되었으므로 그 수직고경의 변화를 줄이기 위해 – 여기는 다른 환자의 경우 – 상악 전치부가 하악 전치를 피개하는 양을 하악 전치에 표시합니다(그림 7-13. D). 하악 구치부의 치아를 제거하고 교합기 상에서 왁스림을 새로 올려서 상악 교두가 아주 살짝 닿게 해 줍니다(그림 7-13. E). 그 위에 알루왁스 한장만 올리고(그림 7-13. F) 구강내에서 중심위 악간관계 기록을 얻게 되겠습니다(그림 7-13. G). 그렇게 해야 중심위 기록 채득 시 수직고경이 감소하는 것을 예방할 수 있습니다. 자, 다시 원래 환자로 와서 상악 전치의 피개 정도를 교합기상에서 하악 치아에 표시하고(그림 7-13. H), 이 환자는 하악법으로 치아를 식립하여서 상악구치를 제거하고 왁스림을 하악 구치교두 tip에 맞추어 형성하고 알루왁스 한 장을 추가로 올린(그림 7-13. I) 다음, 연화시켜서 구강에서 중심위 기록을 채득하였습니다(그림 7-13. J & K). 그림 14. (L)에 새로 얻은 기록을 교합기에 올려서 다시 검사를 하는 모습으로 역시 하악 구치교두가 압흔과 일치하지 않는 것을 보여주고 있습니다. 새로운 기록으로 교합기에 새로 하악을 거상하고(그림 7-13. M), 치아를 재식립하였습니다(그림 7-13. N). 시적을 위해 다시 내원한 환자의 구강 내에서 채득한 중심위 기록(그림 7-13. O)을 교합기에 올려 검사하니 양측 하악 구치부가 상악의 왁스 압흔에 잘 위치되는 것을 볼 수 있습니다(그림 7-13. P). 이럴 경우 교합기에 거상되어 있는 총의치 모형은 중심위가 정확하다고 할 수 있으며 다음 단계로 나아갈 수 있겠습니다. 여기서도 적절한 관계로 나오지 않으면 다시 중심위 기록을 얻는 처음으로 돌아가야 할 것입니다.

A

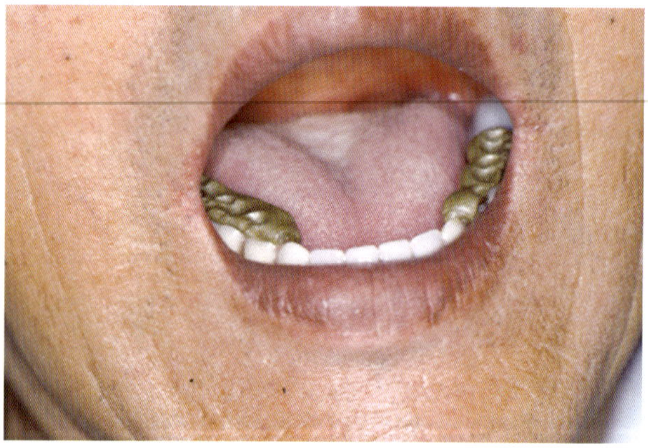

하악 구치부에 알루왁스 한 장을 연화시킨 후 구강 내에서 중심위 악간기록 채득

B

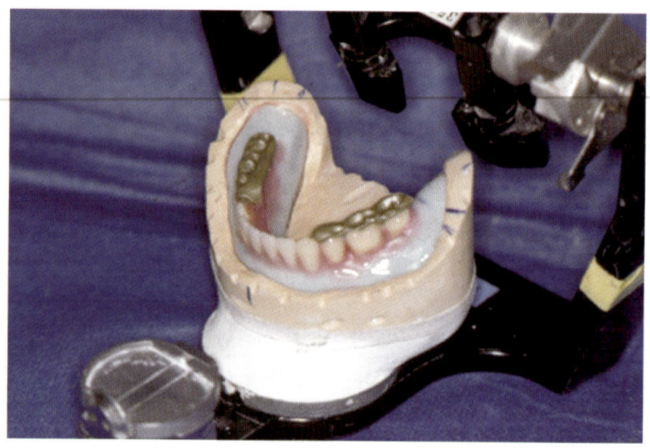

교합기에 장착

C-1

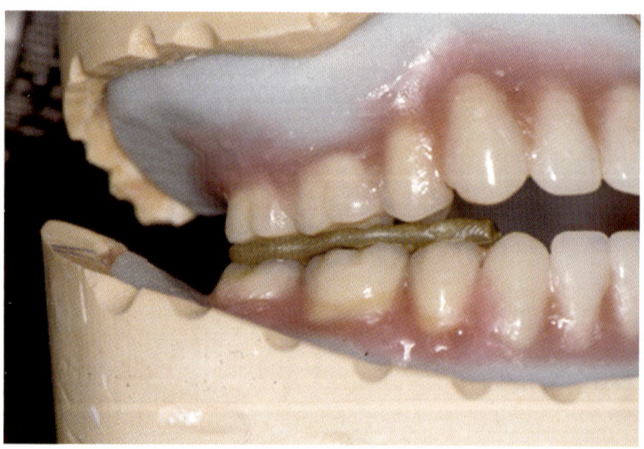

상악 교두가 왁스 압흔에 완전히 장착되지 않음; 우측

C-2

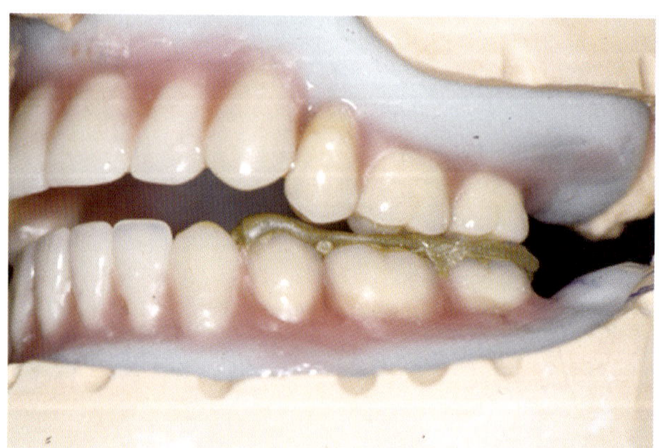

상악 교두가 왁스 압흔에 완전히 장착되지 않음; 좌측

D

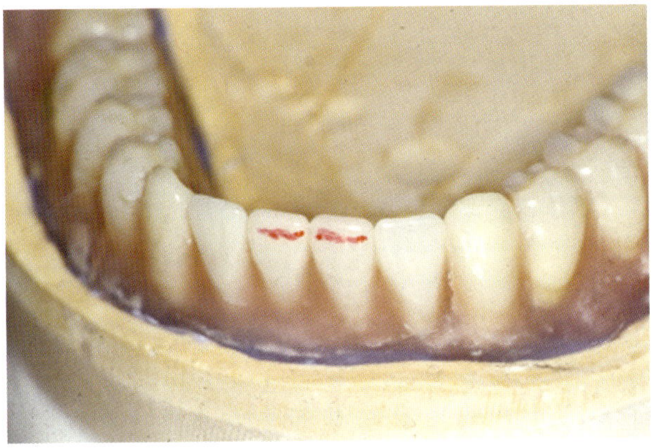

다른 환자 경우로 정면에서 보아서 상악전치부가 하악전치부에 겹치는 부위를 하악전치에 표시

E

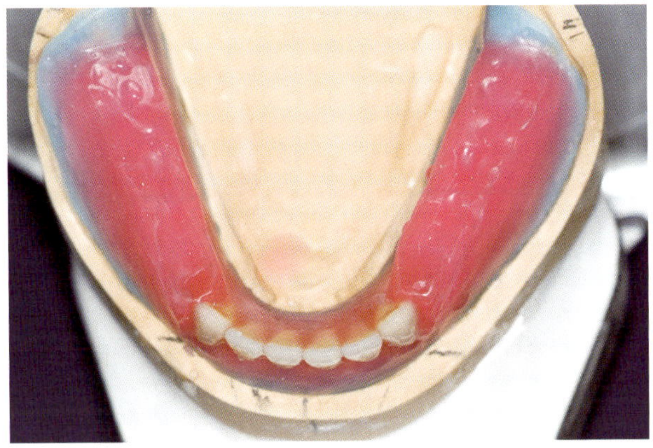

하악 구치를 제거하고 왁스림을 새로 형성; 보통은 하악구치를 제거합니다. - 상악구치교두가 살짝 닿게 하는 것이 좋을 듯합니다.

F

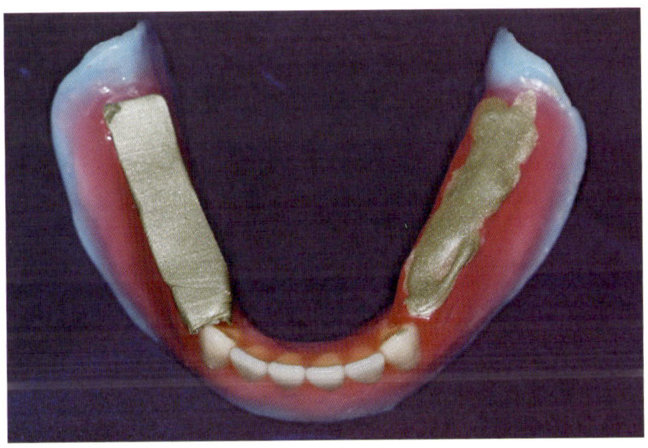

조정된 왁스림에 알루왁스를 한 장 붙입니다.

G

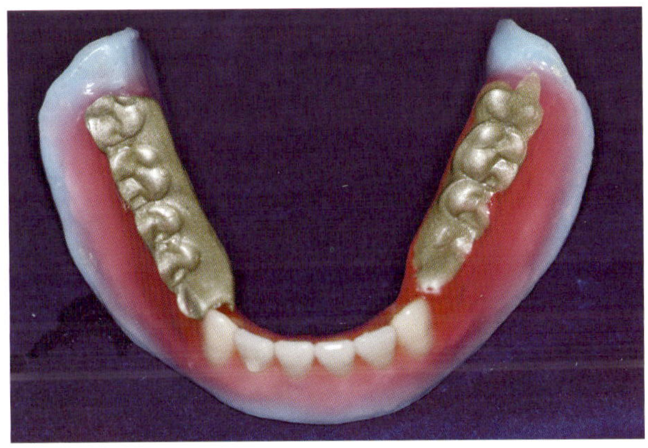

구강내에서 다시 채득된 중심위 기록

H

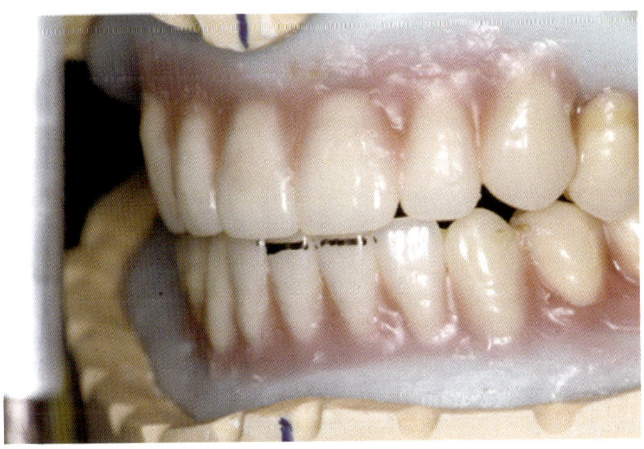

(A) 환자이 경우로 고경은 결정되었으니 상악전치가 덮는 부위를 하악전치에 표시

I

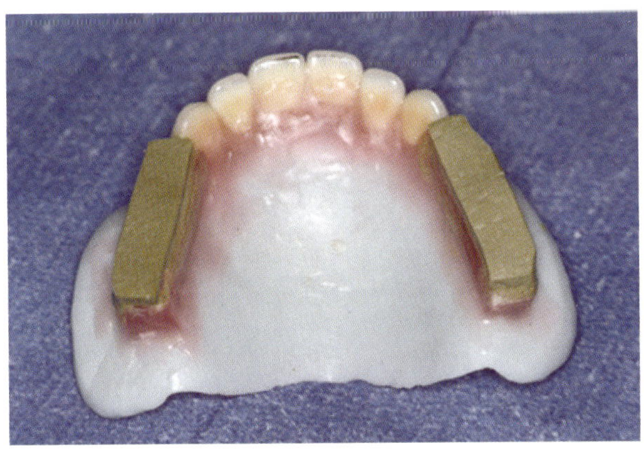

상악구치를 제거하고 왁스림을 올리고 알루왁스 한 상을 올림; 하악법으로 식립하여 상악구치를 제거하였습니다.

J

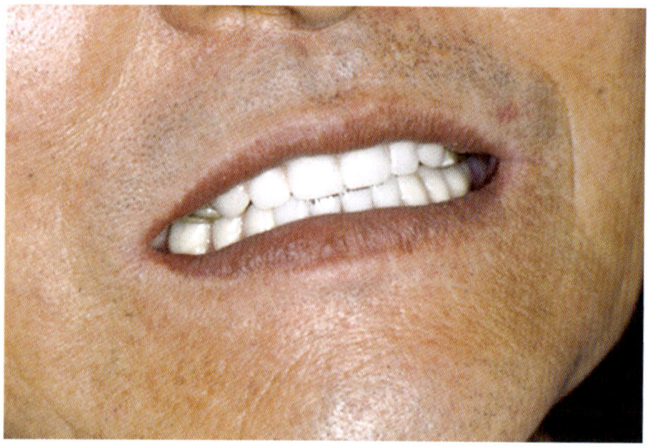

하악전치의 표시된 마크이상 환자가 다물지 않게 조심하면서 중심위 기록 채득

K

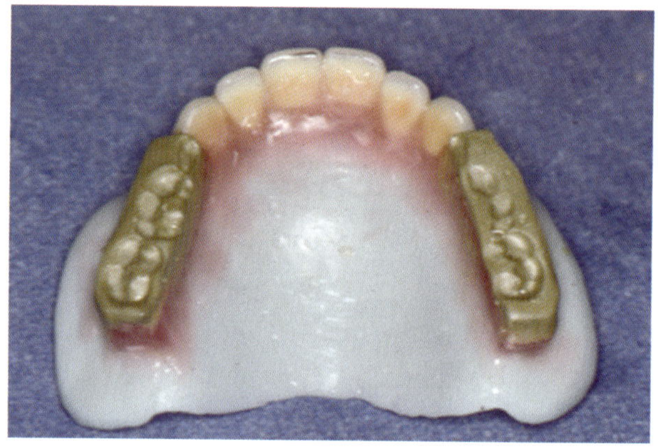

새로 채득된 중심위 악간기록

L-1

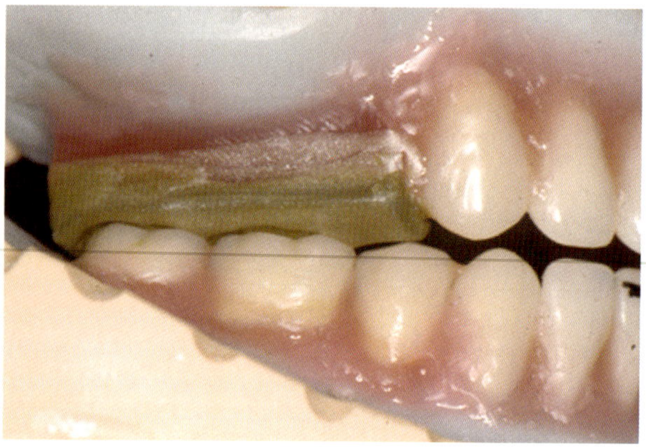

교합기에서 조심스럽게 검사하니 양쪽 구치부가 맞지 않는 것을 알 수 있음; 우측

L-2

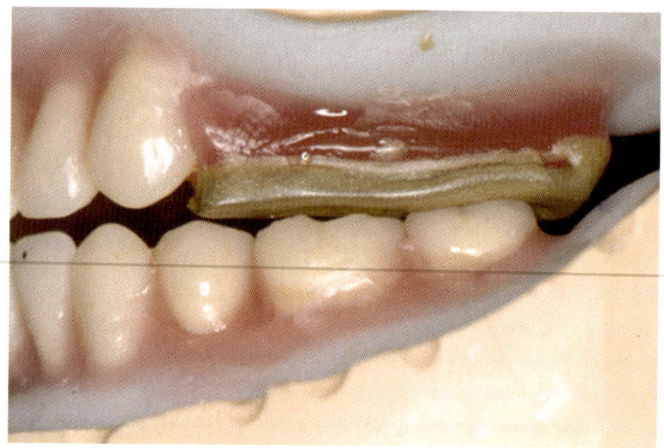

교합기에서 조심스럽게 검사하니 양쪽 구치부가 맞지 않는 것을 알 수 있음; 좌측

M

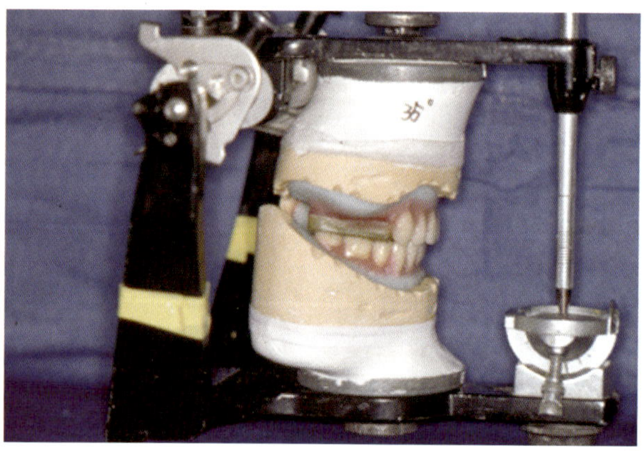

채득된 기록을 이용 새로 교합기 거상

N

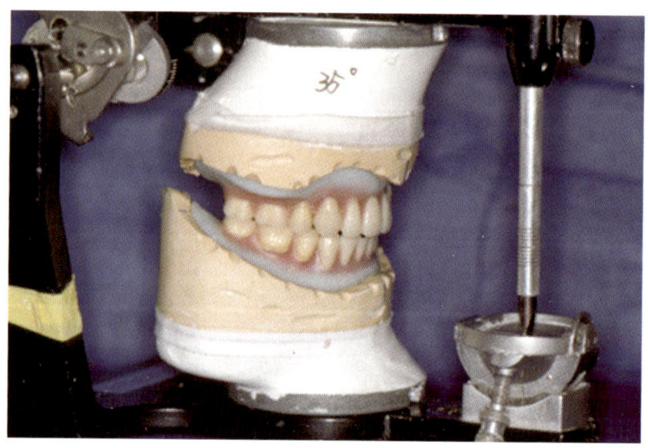

새로 식립

O

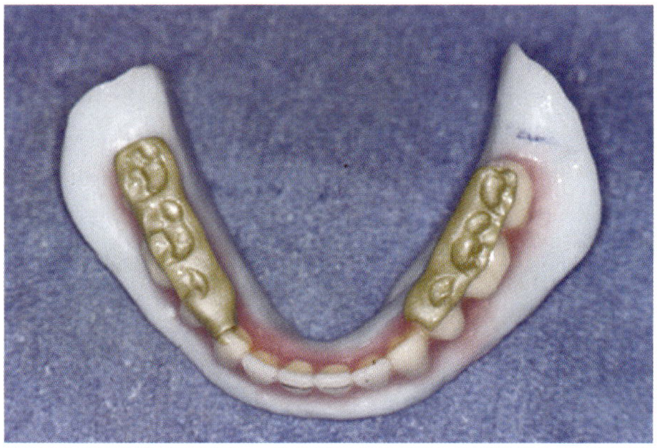

다시 시적에서 채득된 중심위 기록

P-1

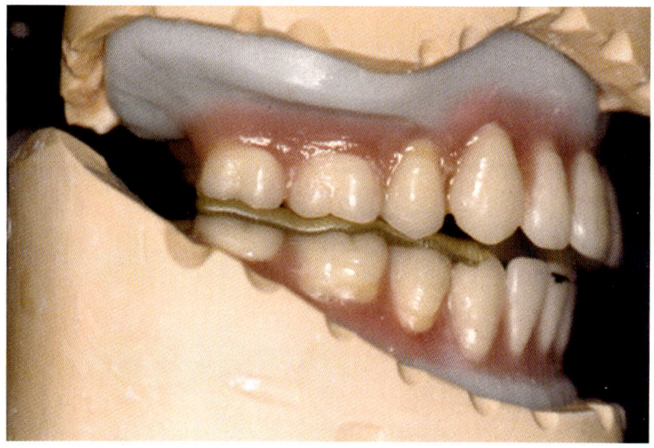

새로 채득된 중심위 기록을 이용하여 교합기에서 다시 중심위 관계가 정확한지 검사하니 양측 구치부가 교두 압흔에 잘 적합함; 우측

P-2

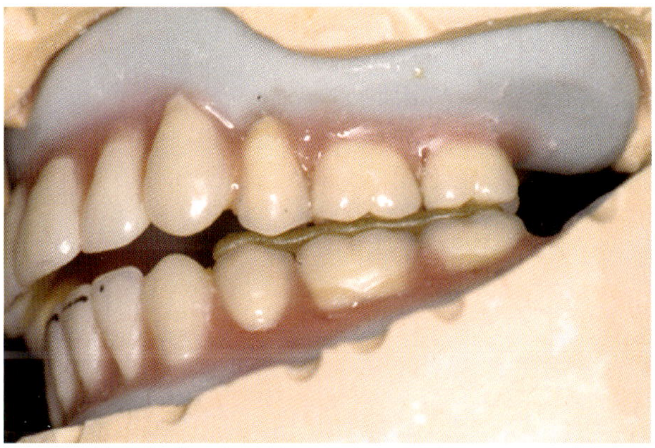

새로 채득된 중심위 기록을 이용하여 교합기에서 다시 중심위 관계가 정확한지 검사하니 양측 구치부가 교두 압흔에 잘 적합함; 좌측

그림 7- 13. 구강외 교합기 사용 중심위 관계 검증

항상 시적검사에서 중심위 기록이 틀리는 것은 아닙니다. 그림 7-14에서처럼 구강 내에서 얻은 중심위기록의 인공치아 압흔이 교합기 상에서 정확하게 일치하는 것을 확인하는 경우도 많습니다. 아주 기분이 좋죠.

중심교합(위)는 총의치 성공에서 매우 중요한 부분입니다. 중심위 기록 방법은 다양한 방법이 소개되나 환자가 협조하지 않으면 어렵기 때문에 기회가 생길 때마다 검사하여 확인하는 것이 좋습니다.

확실한 것은 여기 시적단계에서 수직고경과 중심위 기록을 정확하게 하지 않을 경우에는 의치를 완성한 후에 심각한 문제(재제작 등)가 생길 수 있으니 항상 주의해서 결정하고 또 재검으로 확인해야 합니다.

A
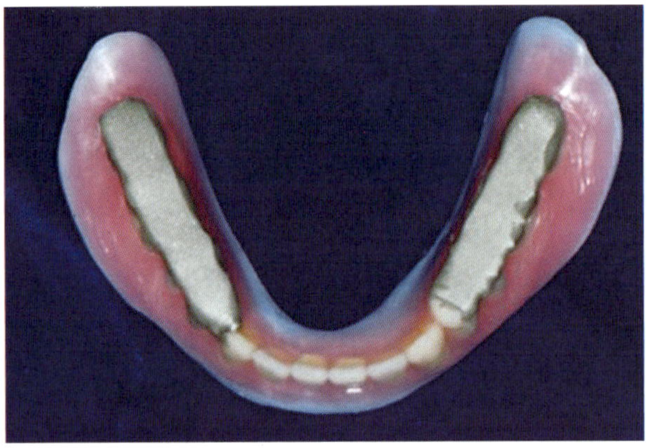
알루왁스 한 장을 하악 후방구치부에 고정함

B
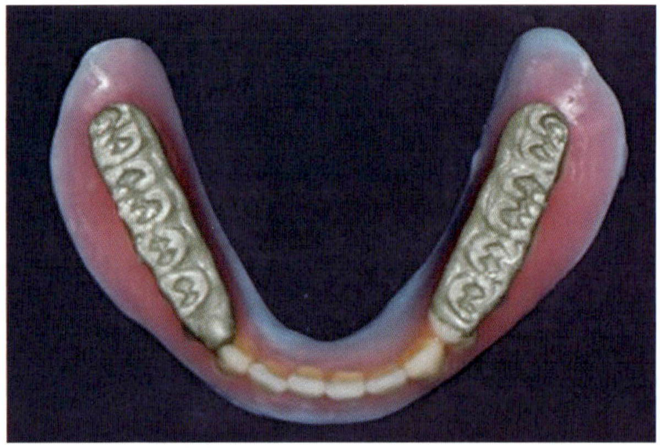
알루왁스를 연화시켜서 중심위 기록을 채득

C
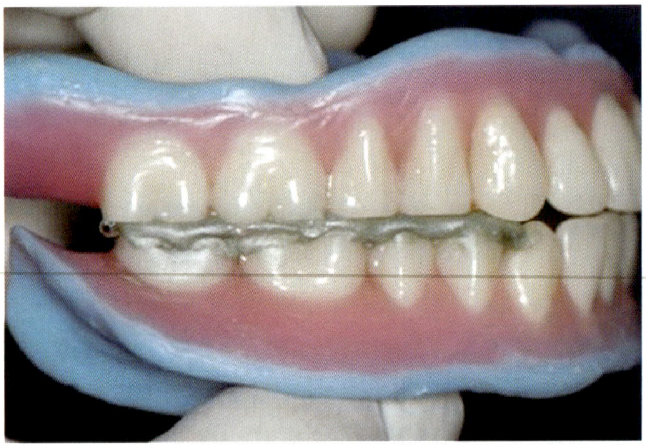
구강외에서 상악과 하악의 관계; 우측

D
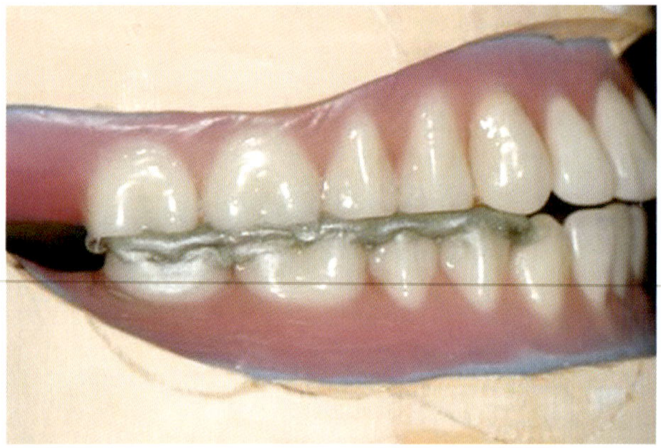
교합기 상에서 상악과 하악의 관계; (C)와 일치함을 알수 있다.

E
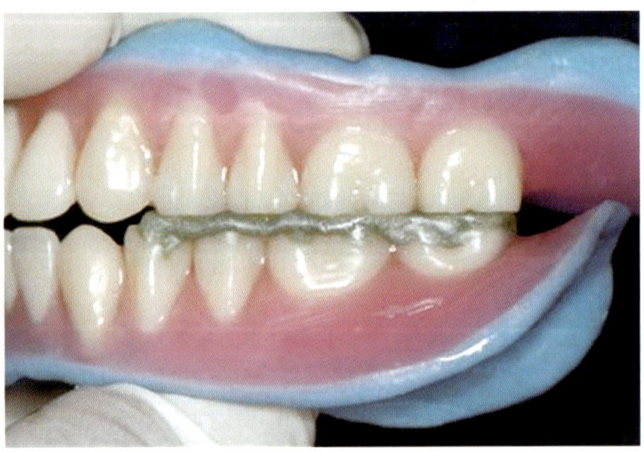
구강 외에서 상악과 하악의 관계; 좌측

F
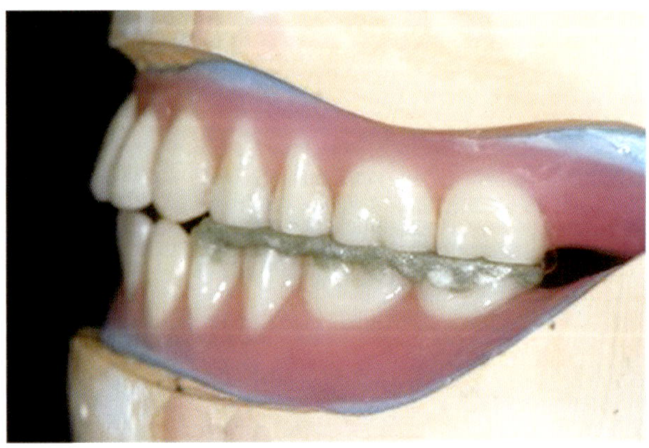
교합기 상에서 상악과 하악의 관계; (E)와 일치함을 알수 있다.

그림 7-14. 교합기를 이용한 중심위 기록의 검증

제 8 장

안궁이전의 필요성

수직고경과 중심교합을 채득한 후 다음 단계는 교합기 거상을 위한 안궁이전입니다. 이전에 교과서로 많이 사용되었던 최신 영문판 바우쳐 총의치학책에서도 이전과 달리 안궁이전의 필요없다고 이야기하고 있지만 저는 반드시 하는 것이 여러 가지 점에서 훨씬 좋고 유리하다고 생각합니다. 안궁이전을 하는데 얼마나 시간이 걸릴까요? 능숙한 사람은 5분이 채 걸리지 않을 것입니다. 다음을 보시고 한번 더 필요성을 강조하고 싶습니다.

A

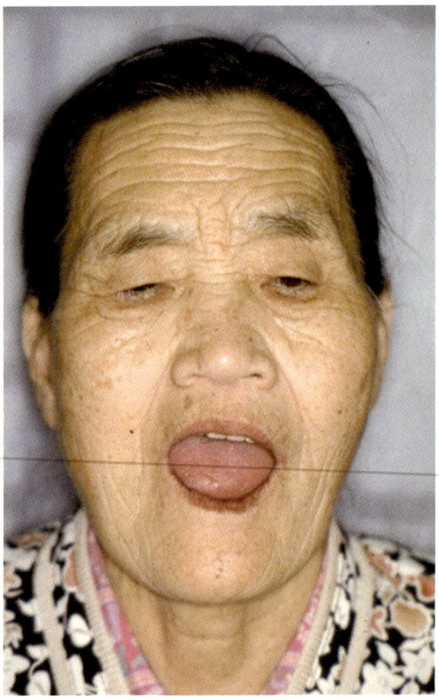

첫인상이 치아가 좌측으로 기울어진 모습

B

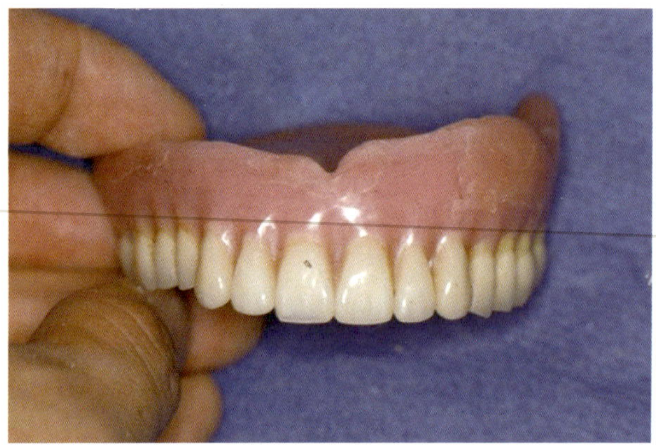

상악 좌측이 상대적으로 내려온 것을 볼 수 있습니다.

C

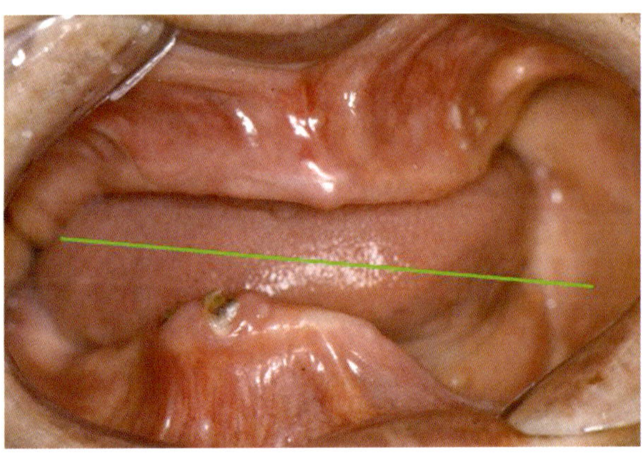

하악 좌측구치부가 심하게 흡수된 관계로 중간선을 연결한 것과 교합면이 비슷합니다.

D

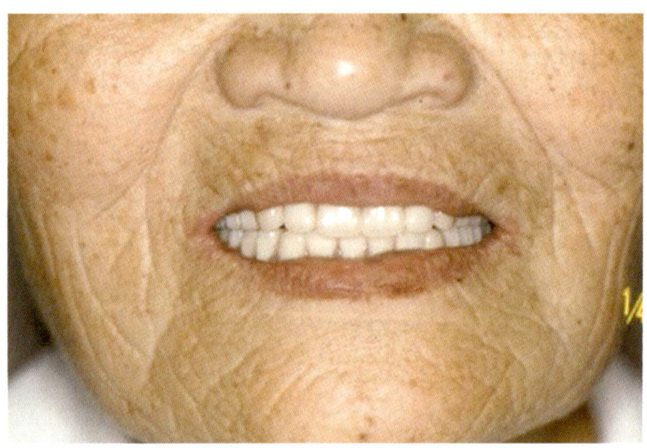

새로 제작한 의치를 장착한 모습

그림 8-1. 경사진 구의치 및 상하 잔존치조제의 관계와 새의치를 장착한 모습.

다음 환자가 내원했습니다(그림 8-1). 처음 들어오시는 모습에서 눈의 띄게 상악의치의 절단연이 좌측으로 심하게 처져서 심미적으로 많은 문제가 있는 것으로 보였습니다. 그래서 구의치를 제거하고 구강검사를 해 보니 하악 좌측 구치부 잔존치조골이 매우 심하게 흡수된 것을 볼 수 있었습니다(그림 8-1. C). 이는 아마도 하악 좌측 구치부가 일찍 소실되고 대합되는 상악 구치는 보다 오래 잔존하여 하악 잔존치조골이 심하게 흡수된 것으로 생각되었습니다.

이런 경우에 추측해 보면, 개인치과의원에서 수직고경과 중심위만 채득하고 안궁이전 없이 기공소에 보낸 경우, 기공소에서는 가장 일반적인 순서로 단순 교합기에 임의로 거상하고 제작하게 됨에 따라 좌측구치부는 상악치조제와 하악치조제의 중간 정도에서 임의로 교합면이 형성된 것으로 보입니다. 그래서 새로 제작된 의치를 장착한(그림 8-1. D) 모습에서 바르게 된 것을 볼 수 있습니다.

그러나 다행스러운 것인지 모르지만 안타깝게도(^^) 환자는 의치의 전치 절단연이 경사졌는지 가지런한지는 모르면서 관심도 없고 단지 식사 잘하는 것이 관심의 전부였습니다.

이렇듯 교합기의 사용과 안궁이전은 총의치에서는 매우 유용한 것으로 생각합니다. 많은 사람이 말하듯이 안궁이전을 통하여 true hinge axis를 찾아보자는 것이 아닙니다(찾을 수도 없고 또한 바뀔 수도 있으니). 안궁이전의 목적은 동공간선에 평행하게 치아를 심어서 심미적으로 좋은 의치를 만들자는 것입니다. 그리고 왁스림을 동공간선에 평행하게 맞추는 것에 체어타임을 많이 쓰지 말자는 것입니다. 즉 왁스림이 한쪽으로 약간 기울어진 것은 교합기 상에서 맞출 수 있는 기회가 있으니 말이죠.- 즉 이런 목적의 안궁이전을 하기 위해서는 보통 ear piece type 이지만 동공간선에 안궁의 가로축이 평행하게 하고(보통은 귓구멍에 끼우면 맞습니다만) 안궁의 중앙과 얼굴의 정중선을 일치시키는 것으로 만족된다는 것이죠(이렇게 할 때 필요 시, 귓구멍에 ear piece가 일치하지 않아서 완전히 장착하지 않을 수도 있습니다).

A

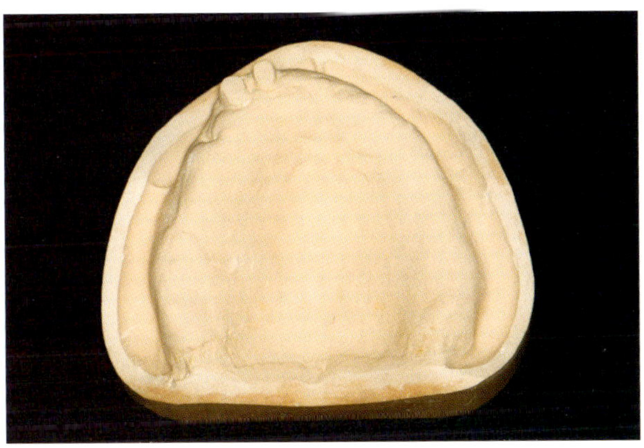

상악에 잔존치근이 있음

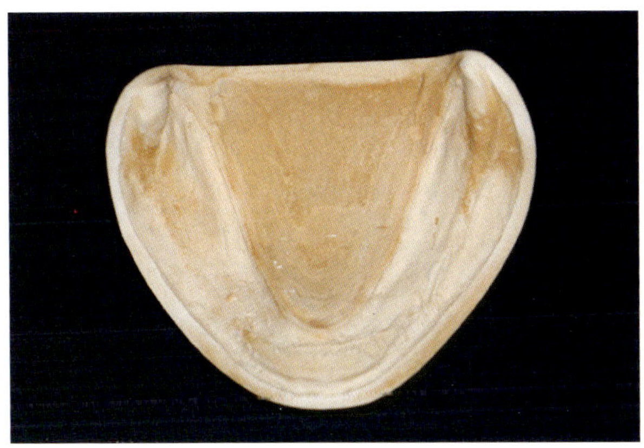

B

하악은 치조제 흡수가 심함

C

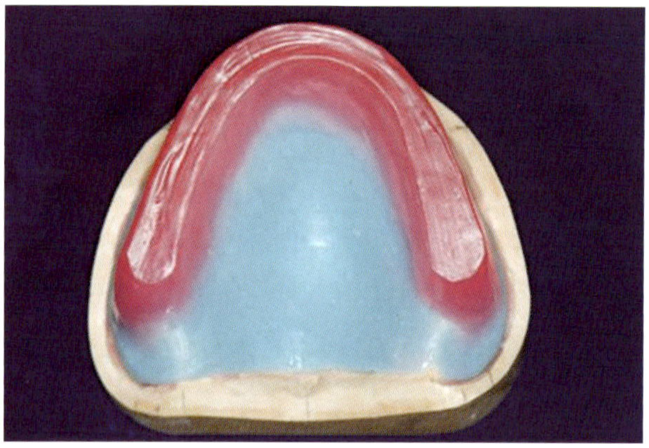

일반적으로 기공사가 제작한 상악 기록상과 왁스림

D

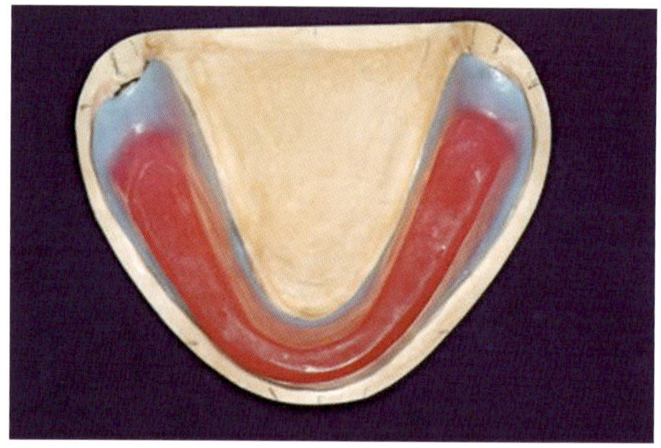

일반적으로 기공사가 제작한 하악 기록상과 왁스림

E

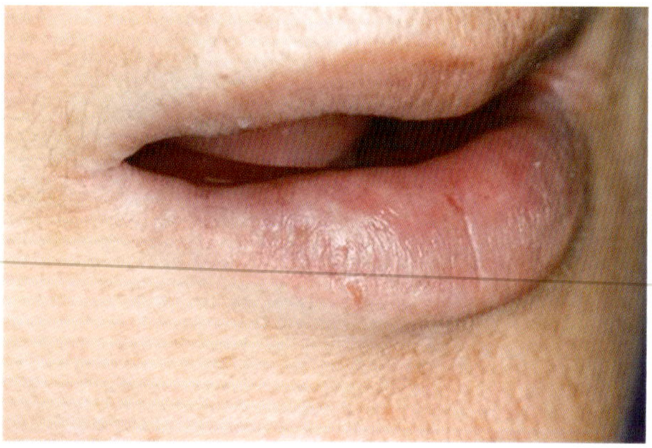

구강 내에서 심미와 고경 등의 문제로 많은 조정을 마치고 기록채득하기 전 모습

F

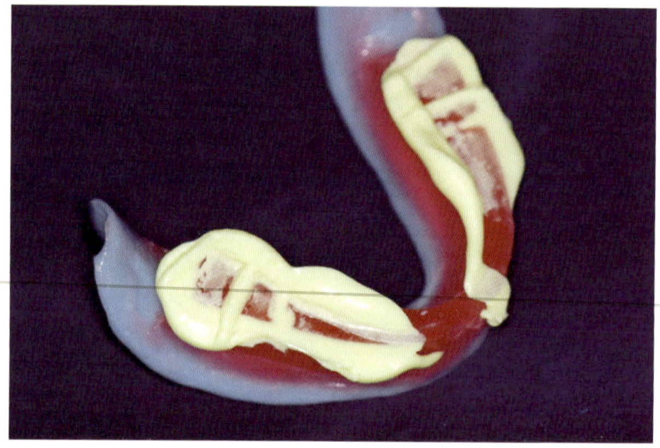

중심위 악간기록 채득; 실리콘 교합 기록제를 사용

G

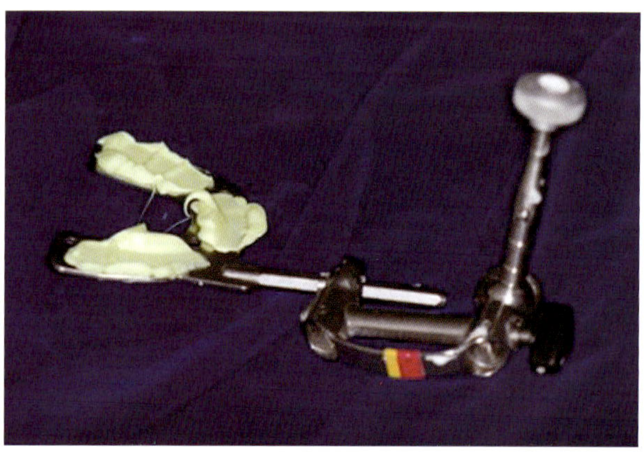

안궁이전

H

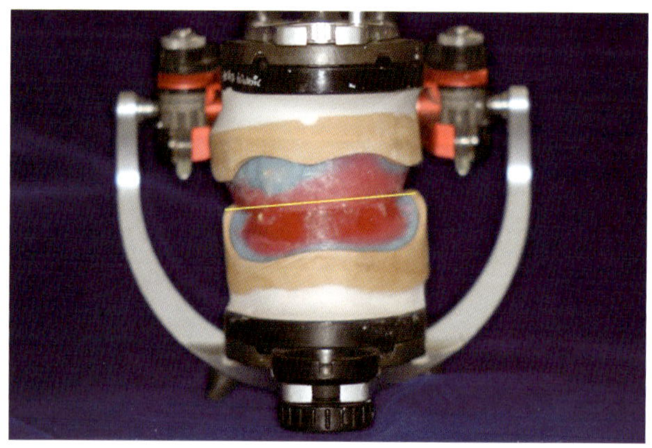

교합기에 거상된 모습-노란 선은 교합면으로 기울어진 것을 보여줌

I

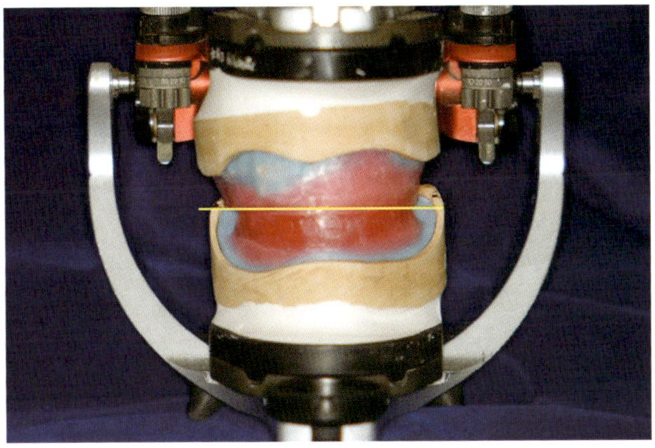

교합기 상에서 왁스림을 조정하여 좌우가 같도록 조정함- 노란선이 교합기와 평행한 것을 보여줌

J

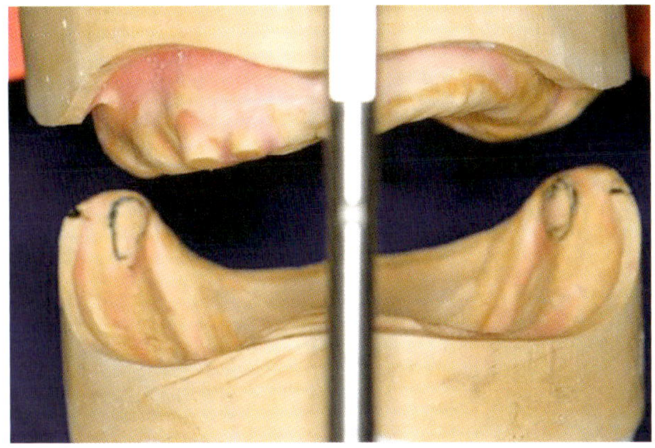

교합기 거상 후 기록상을 제거한 모습 - 잔존치조제 흡수가 좌우가 동일하지 않고 매우 다양하다는 것을 보여줌

K

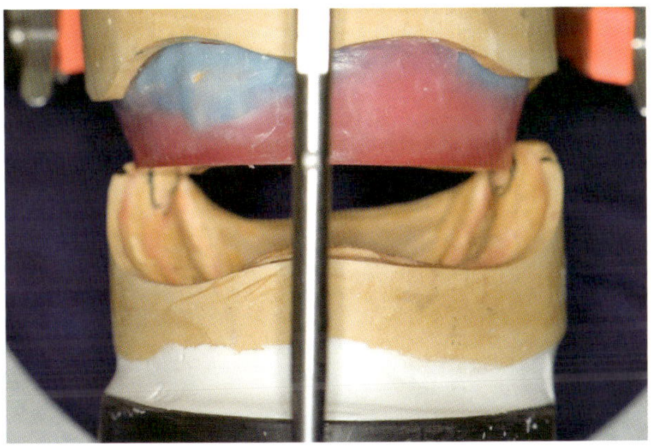

상악 교합제만 장착 후 하악 잔존치조제와의 관계

L

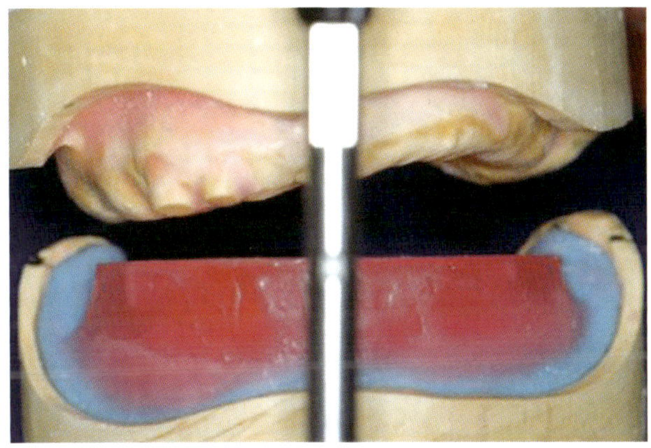

하악 교합제만 장착 후 상악 잔존치조제와의 관계

그림 8-2. 심미적 문제가 있는 환자

자, 다음 환자를 볼까요.

상악에 잔존치근이 잔존하여 구의치 장착 시 입술이 오른쪽으로 돌아가서 심미적으로 매우 불량한 경우로 교합제 조정에 많은 시간이 필요한 환자였습니다(그림 8-2). 통상적인 방법으로 기록상과 왁스림이 기공실에서 제작되어 왔으나 구의치와 같이 우측으로 입술이 돌아가는 등 매우 심미적이지 않아 많은 시간을 들여 조정했습니다. 조정한 후 중심위 악간기록을 채득하고 안궁이전을 하였는데 교합기에 거상 후에 보니 좌측 교합면이 우측보다 높다는 것을 알았습니다(그림 8-2. H). 그래서 수직고경은 결정되었고 중심위 악간기록으로 거상된 상태이므로 교합기 상에서 전방 교합제 높이는 유지하면서 후방 교합제 높이 landmark를 이용하여 우측 교합평면을 낮추면서 조정했습니다(그림 8-2. I). 각각의 교합제를 장착한 상태로 대합 잔존치조제와 비교한 것을 보면 해부학적 위치와 일치하면서 잔존치조제의 흡수가 부위마다 차이가 매우 심하다는 것을 알 수 있습니다(그림 8-2. J, K, & L). 즉 자연치의 발치 시기가 다르고 또 상악에 잔존치아가 남아 있는 하악의 무치악 치조제는 흡수가 매우 빠르고 심하게 되겠죠. 또 잘 맞지

않는 의치는 더 나쁜 상황으로 만들게 되겠습니다.

이러한 경우는 임상에서 아주 자주 볼 수 있습니다. 환자 옆에서 열심히 조정했는데도 시간적 · 공간적 제한 때문에 조정이 불완전한 경우가 왕왕 발생할 수 있습니다. 아니면 조정할 때 시간이 많이 필요할 것 같은 경우, 전방부 왁스림의 입술 지지를 평가하고 수직고경을 결정하고 중심위 기록을 채득한 다음, 안궁이전 후 환자진료는 마치고, 기공실에서 교합기에 거상한 후에 교합제의 좌우 평형을 평가하고 조정하면 시간을 절약할 수 있을 것입니다.

결론적으로 안궁이전의 장점과 단점을 요약해 보면 장점으로는 교합기를 거상하는 데 편하고, 시간을 절약해 주며, 교합면을 다시 평가할 기회가 생기며, 고경에 변화를 줄 때 쉽게 할 수 있으며, 중심위 평가가 쉽고 고쳐야 할 경우 쉽게 할 수 있다고 생각합니다. 그렇다면 단점은 거의 없는 것이 아닌가 생각합니다.

반조절성 교합기 사용을 위해 대체적으로 안궁이전을 하는 것을 보겠습니다(그림 8-3).

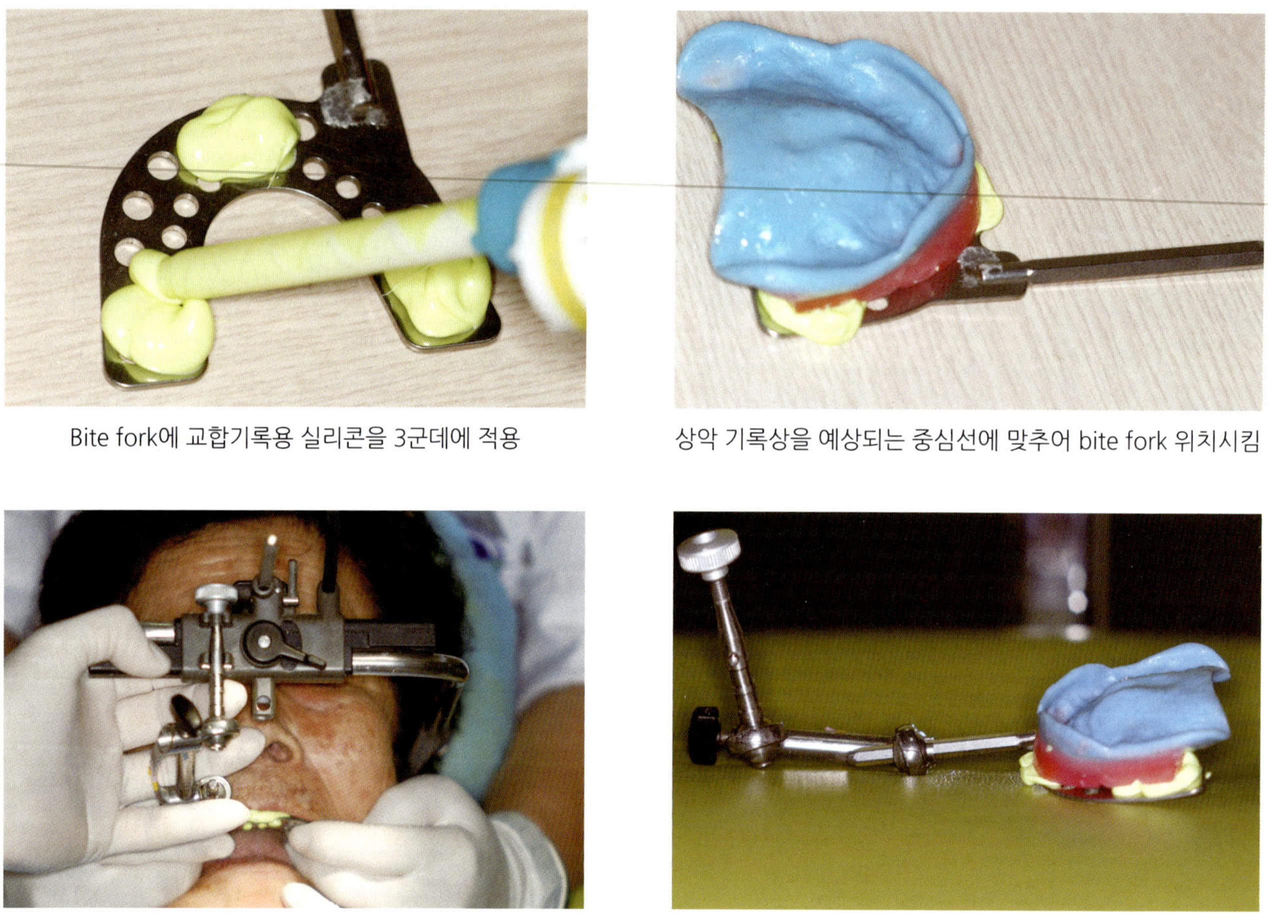

A Bite fork에 교합기록용 실리콘을 3군데에 적용

B 상악 기록상을 예상되는 중심선에 맞추어 bite fork 위치시킴

C 기록상과 연결된 bite fork를 구강 내에 위치시킨 후 안궁을 위치시켜 어셈블리를 고정합니다.

D 안궁에서 분리된 어셈블리 - 이 상태로 기공소로 보내게 됩니다.

그림 8-3. 안궁이전

이 모든 것이 끝나고 나면 치아의 크기와 형태, 그리고 색깔을 결정해야 합니다. 임상에서 총의치를 제작할 때 위의 문제는 환자들에게 크게 중요하지 않은 것 같습니다. 선생님께서 먼저 일차적으로 결정하셔서 환자에게 보여주고 환자의 동의를 받는 것이 중요합니다. 대체적으로 티가 나지 않는 것을 선택하면 됩니다.

참 여기서 항상 해부학적 치아를 사용해야 하는가? 무교두 치아(비해부학적 치아)는 사용하지 않는가? 에 대한 의문이 생깁니다. 심미적으로 환자가 적응하지 못할 수도 있으나 환자만 동의한다면 무교두 치아가 더 편리하고 일부 환자에서는 반드시 사용해야 할 경우도 있다는 것입니다.

그림 8-4와 5에 Ⅱ급과 Ⅲ급 악간관계에서 무교두 치아를 식립할 경우의 관계를 나타내는 것으로 치아 배열할 때 매우 편하며 환자에게 적용했을 경우에 대부분 문제(미리 환자에게 동의를 구했습니다)가 없었고 식사하는 데 어렵다고 하는 분이 저에게는 없었습니다(밥이 잘 씹히지 않는다고 불평하는 분이 있다합니다). 그래도 치조제가 적절하면 심미적 이유 등으로 해부학적 치아를 사용하는 것을 강력 추천하지만 저에게 다음 환자의 경우에 그 문제를 인지한 후에는 가능한 무교두 치아를 사용해야 하며 환자가 거부하면 의치를 못 만들 수도 있다고 미리 설명해야 합니다. 즉

1) 중심교합을 잘 잡지 못하는 환자
2) 치조제 흡수가 매우 심하여 의치 안정에 우려가 있는 환자
3) 교합 시 조금씩 전방으로 턱을 내미는 환자.

등에게는 강력히 추천해야 한다고 생각합니다.

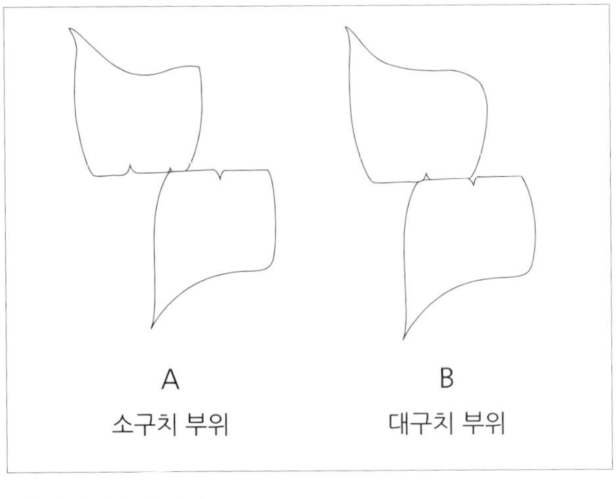

그림 8-4. Ⅱ급 악간관계에서 무교두 치아의 상하관계; 좌측이 협측

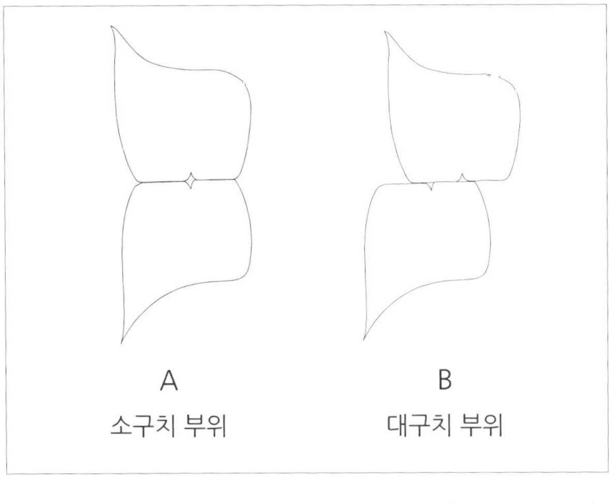

그림 8-5. Ⅲ급 악간관계에서 무교두 치아의 상하관계; 좌측이 협측

제 9 장

왁스의치의 시적;
Check points

교합기 거상을 위한 안궁이전을 마치면 수직고경과 중심위 악간기록이 채득된 교합제와 안궁 어셈블리는 기공소로 이동되고 기공소에서 교합기에 거상됩니다. 그런 다음 치아식립을 기공실에서 일차적으로 완성한 후, 다음 환자 약속시간에 맞추어 진료실로 전달되겠죠. 인공 치아식립은 원장님께서 직접 할 이유는 없다고 생각합니다. 그러나 의치의 완성 바로 직전에 오차가 있는 것을 검사하고 바꿀 수 있는 마지막 기회이므로 선생님 고유의 check list를 만들고 그 순서대로 빠짐없이 검사하는 습관을 만드는 것이 좋겠습니다. 그럼, 검사할 체크포인트를 알아볼까요?

일반적으로 가장 먼저 검사하는 것부터 순서를 나열해 보면,

1. 수직고경의 검사
2. 중심위의 검사
3. 치아식립 위치 및 심미성 평가
4. 후방구개폐쇄 결정

등 입니다.

결정된 수직고경의 검사

수직고경 결정을 하는 단계에서는 왁스림으로 되어 있어 환자의 느낌이 불편할 수 있으나, 시적에서는 환자가 이전에 해본 경험이 있고 또 인공치아가 식립되어 보다 더 사실적이므로, 수직고경을 평가하는 여러 방법(생리적 안정위·발음·편안함 등)을 적용할 때 정확하게 할 수 있다고 생각합니다. 여기서 적절하지 않다고 생각하면 바로 앞(제7장 수직고경 결정편)에서 설명한 것처럼 조정해야 하며, 적절하다고 생각되면 다음으로 중심위 교합을 검사하게 되겠습니다. 임상경험이 많은 저 또한 여러 번 고치는 경우가 많습니다. 고쳐야 하는 사실에 스트레스 받지 마시고 완성 후 더 큰 스트레스를 막았다고 편하게 받아들이면 좋겠습니다.

결정된 중심위의 검사

중심위 결정편에서 설명한 것처럼 검사에는 구강 내 방법과 구강 외 방법이 있는데 구강 내 방법은 판단하는데 어려움이 있어서 교합기를 사용하는 구강 외 방법을 추천합니다. 구강 외 방법에서 결정된 중심위에 오차가 발견된다면 즉시 새로운 중심위 기록을 채득해야 하며(제7장 중심위 결정편 참조), 적절한 것으로 판명되면 다음 단계로 가면 됩니다. 이러한 오차는 저에게도 많이 생기는데 이런 오차를 발견하지 못한 경우에 비하면 얼마나 다행인가 생각하시고 기쁜 마음으로 재채득하시기 바랍니다.

치아식립의 협설 위치 및 심미성 평가

수직고경과 중심위 검사를 통하여 적절하게 되었다고 확인된 다음에 식립된 인공치아를 평가합니다. 치아식립이 총의치 성공에 매우 큰 영향을 주기 때문에 치과의사는 반드시 미리 검사하여 해부학적 기준에 대하여 잘못 식립된 치아는 환자가 내원하기 전에 당연히 다시 고쳐 달라고 해야 합니다. 그런데 시적의치가 환자와 같이 와서 고칠 시간이 없으면 구강내에서 심미성 등을 평가한 후 그 결과 따라 기공사에게 고치라고 하여야합니다.

A

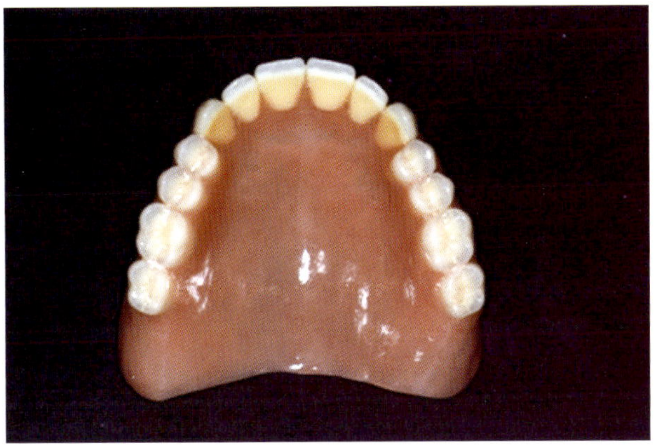

완성된 상악의치

B

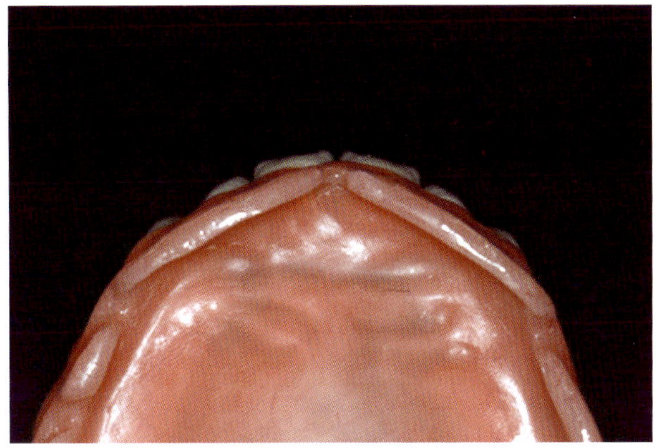

조직면에서 보았을 때 상악치아의 순면이 잘 보이지 않습니다.

C

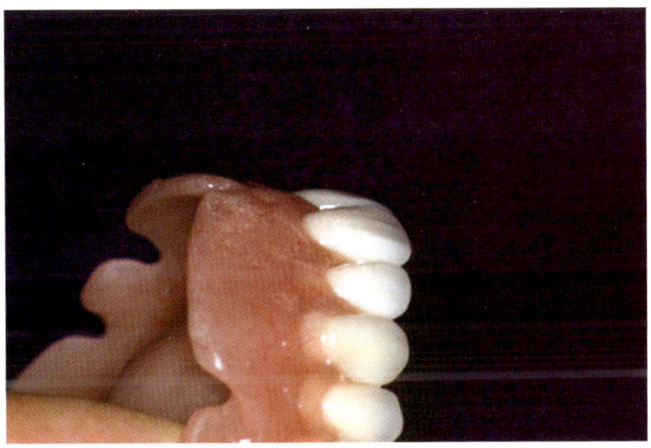

옆에서 보았을 때 상악중절치의 전방경사가 없습니다.

D

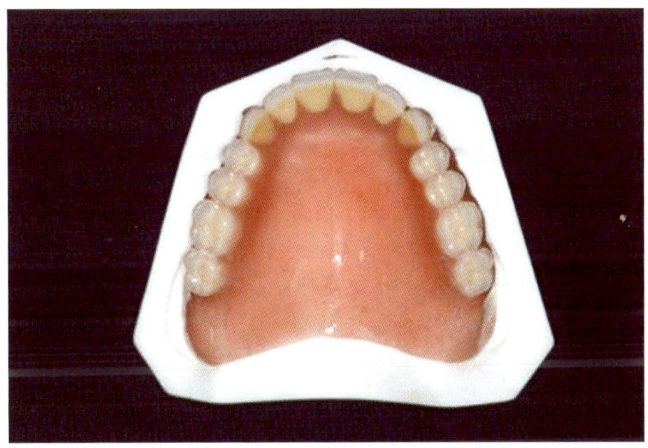

모형에서 예상되는 전치의 전방위치(정중앙의 검은 선)를 표시하여 보았습니다.

그림 9-1. 기공실에서 네보형으로 제작된 의치

그림 9-1에 있는 의치는 기공사가 공부하러 가서 데모형으로 제작한 것으로 전체적으로 모양은 아름다워 보입니다. 그러나 치아위치를 평가해 보니 이상했습니다. 환자가 없는 관계로 해부학적 랜드마크인 절치유두를 가지고 평가해 보았습니다. 조직면을 옆에서 보니 상악중절치의 전방위치가 순측으로 돌출되지 않은 것을 볼 수 있습니다(그림 9-1. B & C). 그래서 모형에 우리가 알고 있는 중절치의 전방위치(절치유두의 원심변연에서 8~10mm)를 표시하고 의치를 놓아 보니 전치가 심하게 설측으로 위치해 있던 것입니다(그림 9-1. D). 이것은 심미적으로 매우 심각한 영향을 주는데 이런 경우를 구의치에서 적시 않게 볼 수 있습니다. 기공사가 데모형으로 만든 모델에서 이런 현상을 보고 놀라면서 문제가 심각하구나 생각하였습니다.

A

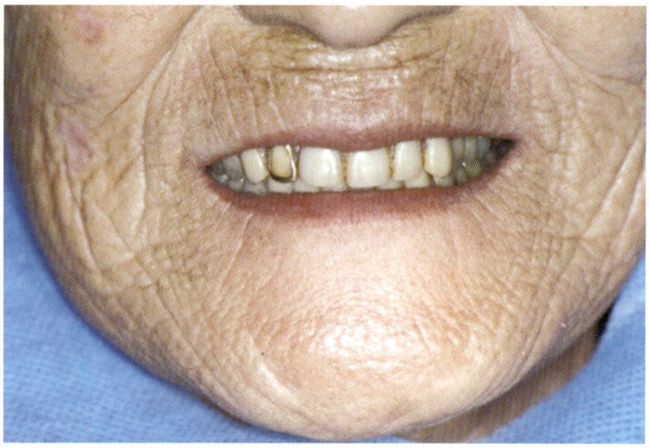

첫인상에서 상순이 너무 처져 보여 심미적으로 문제가 있다고 생각하였습니다.

B

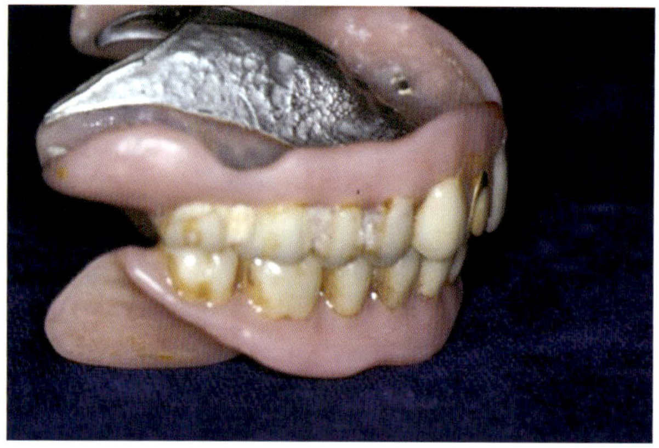

제거된 의치의 모습. 상악중절치가 순측경사가 부족해 보입니다.

C

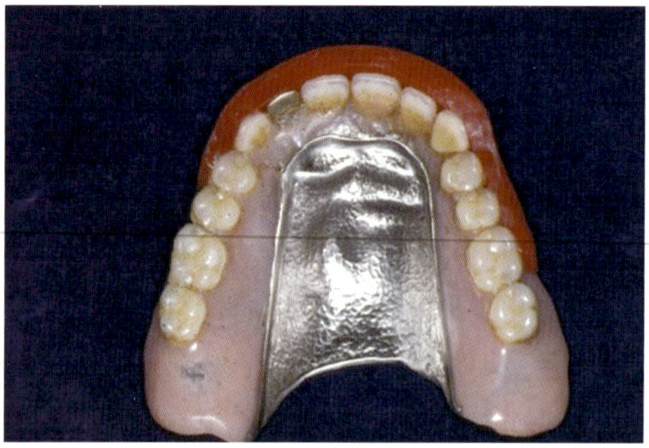

전치부의 위치를 보완하기 위하여 boxing wax를 최대 4장까지 앞에다 첨가하였습니다.

D

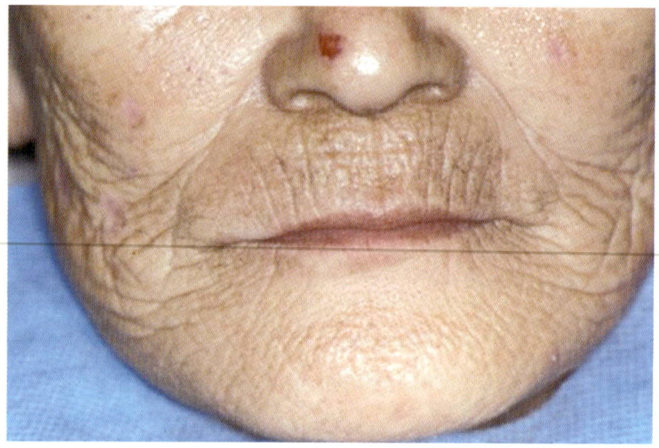

구의치를 장착한 내원 때 모습

E

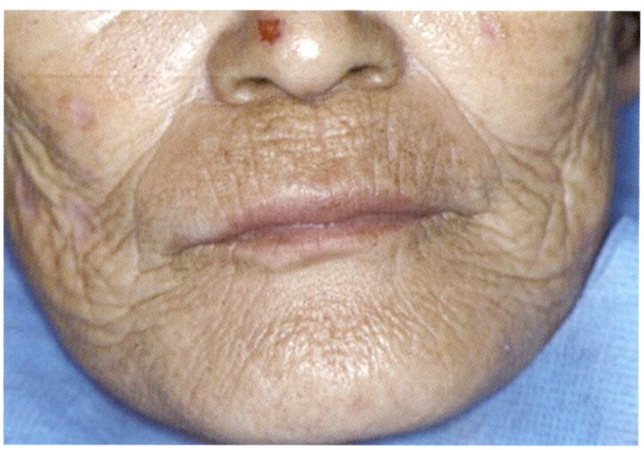

보완된 의치를 장착한 모습(환자가 훨씬 만족함)

그림 9-2. 신환으로 처음 내원한 환자

그림 9-2의 환자는 처음 얼굴을 볼 때부터 상순이 처지고 입술은 매우 얇아서 심미적으로 문제가 많은 것으로 보였습니다. 그래서 환자에게 문제점을 설명하고 그림 9-2의 (C)처럼 한 후에 구강 내에 장착해 보니 환자 자신도 매우 만족해하면서 심미적으로 좋다고 하였습니다. 이렇듯 상악중절치의 위치를 결정하는 것은 심미적으로 매우 중요합니다.

다른 문제를 보겠습니다. 그림 9-3의 환자는 Bell's palsy가 있어서 우측부위가 운동이 되지 않는 경우입니다. 환자에게 왁스의치를 시적해 보니 하악의치가 튀어올라 오고 다시 위치시켜도 올라왔습니다. 하악의치가 이렇게 튀어 올라오는 원인이 유지가 없어서라고 판단하면 큰 오산입니다. 이것은 유지와는 다른 문제로 원인을 찾아서 미리 없애야 합니다. 저는 하악 전치의 치경부가 너무 돌출되어서 생긴 것으로 판단하고 검사를 위해 전치부 순측에 조직조정제를 놓고 기능운동을 시키니 치아의 치경부가 조직조정제를 뚫고 나타났습니다(그림 9-3. B & C). 이는 하순의 운동이 치아의 치경부에 의해 방해받는다는 것이죠. 그래서 치아의 치경부가 오목하도록 다시 위치시키고(그림 9-3. D) 다시 구강 내에 장착하니 그렇게 움직이던 왁스의치가 제자리에 가만히 있었습니다. 즉 유지문제가 아니라는 것입니다. 그래서 직접 눈으로 확인하기 위해 조직조정제를 다시 올리고 구강 내에서 기능운동을 하게 하니 치경부가 돌출되지 않고 조직조정제가 얇고 고르게 나온 것을 볼 수 있었습니다(그림 9-3. E). 그림 9-3의 (B)와 (E)를 비교해 보면 단번에 알 수 있습니다.

A

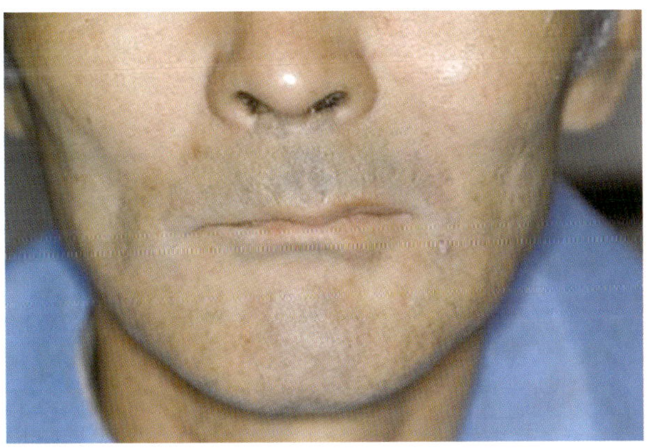

환자의 입술이 좌측으로 약간 돌아간 듯 보입니다.

B

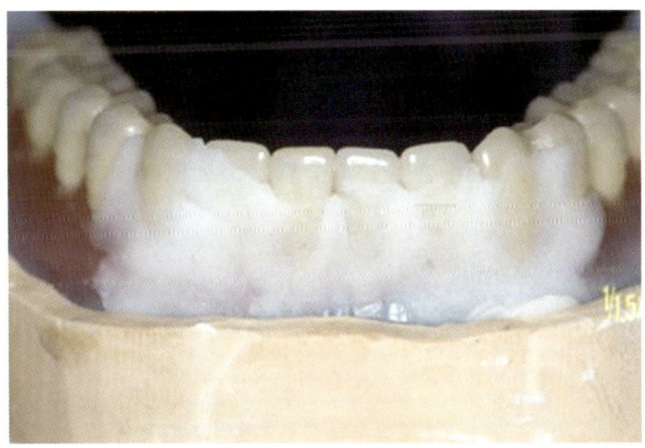

하악 전치부 순측에 조직이장제를 놓고 환자에게 기능운동을 시킨 경우로 치아 하나하나가 조직이장제를 뚫고 나타납니다(6전치).

C

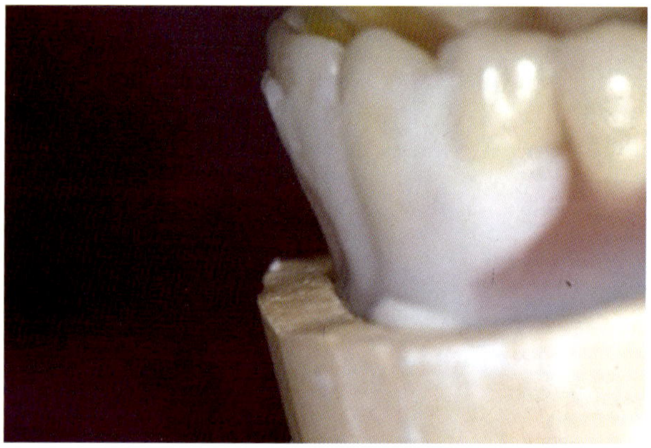

조직조정제를 사용한 검사(측면뷰); 더욱 분연히 보입니다.

D

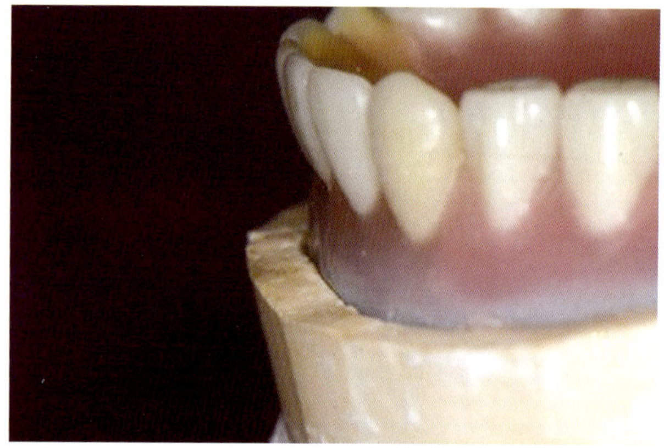

하악 전치의 위치를 조정함- 치경부를 설측으로 이동하여 치경부가 변연보다 오목하게 들어감

E

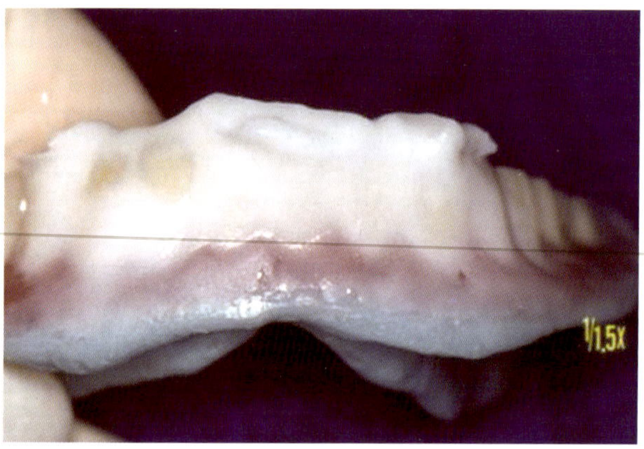

조직조정제를 다시 사용하여 기능운동시킴

그림 9-3. 왁스의치를 시적할 때 치아위치 평가

왜 이런 일(그림 9-2 & 3)이 생길까요?

치과의사가 환자 구강 내에서 조정하여 결정한 교합제는 총의치 환자에게는 매우 중요한 정보를 많이 가지고 있습니다. 그러나 일부 기공사는 이러한 사실을 망각하고 왁스림과 관계없이 자신이 하던 습관대로 왁스림을 제거하고 기록상에 치아를 위치시키는 경우가 드물지 않는 것 같습니다. 그래서 그림 9-4와 같이 왁스림의 위치가 다음 위치된 치아의 위치와 일치하도록 치과의사의 계획대로-왁스림대로- 치아가 위치되었는지 확인하는 것이 중요합니다. 그림 9-4에 나타난 4개의 선은 반드시 검사하여 확인해야 합니다. 해부학적 Landmark를 이용한 기준선을 그리는것은 제6장에 자세히 설명되어 있으니 참고하시기 바랍니다.

그림 9-4. (A)와 (B)에서 보이는 노란 선은 상악 절치유두의 원심에서 전방으로 8~10mm 앞을 나타내는 표시이며 하얀 선은 절치유두의 원심을 지나는 평행선이 됩니다. 여기서 노란 선은 상악중

A

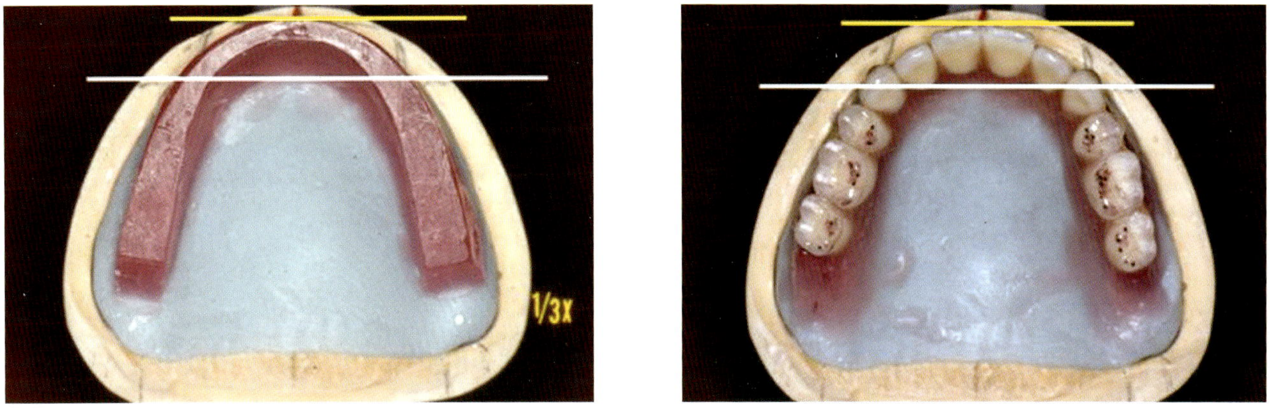

B

(A) & (B) 노란 선은 상악 절치유두의 원심에서 8-10mm이며, 하얀 선은 원심을 지나가는 선입니다. 노란 선에 상악중절치의 순면이 닿고 하얀 선이 견치의 교두정을 지나가는 것을 볼 수 있습니다.

C

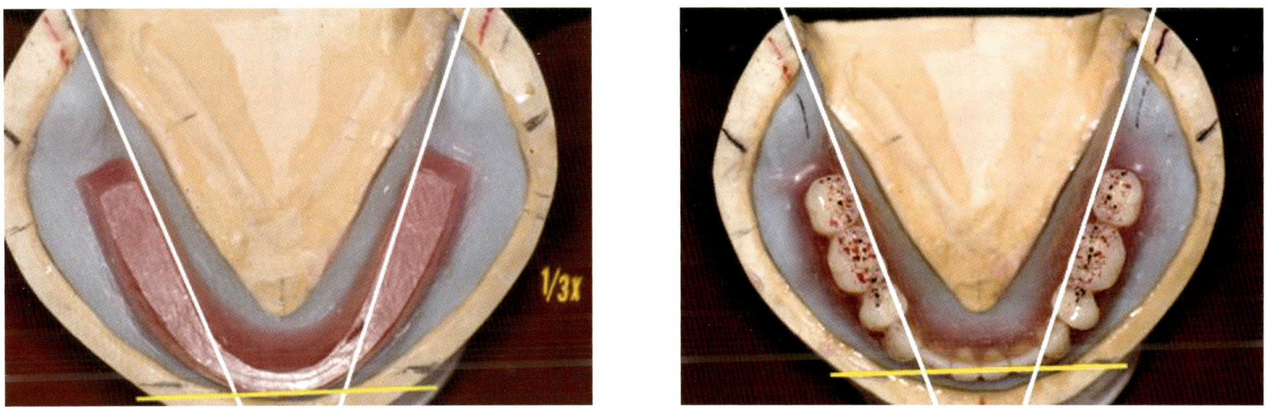

D

(C) & (D) 노란 선은 하악 순측변연 중심을 지나가는 선으로 하악 전치의 절단연의 위치를 나타내고, 하얀 선은 retromolar pad의 설측과 예상되는 견치의 근심을 연결한 선으로 구치의 설측면이 닿는 것을 볼 수 있습니다.

그림 9-4. 왁스림의 위치와 식립된 치아의 위치관계

절치의 순면이 닿아야 하고 하얀 선은 견치의 교두정을 지나가도록 치아가 배열되었는지 확인해야 합니다. 이러한 랜드마크에 맞도록 왁스림을 조정한 것처럼(그림 9-4. A), 기공사도 똑같이 치아를 식립해야 합니다(그림 9-4. B). 하악에서도 랜드마크를 이용하여 왁스림을 조정한 것처럼(그림 9-4. C), 기공사가 이 랜드마크에 맞도록 치아를 식립해야 합니다(그림 9-4. D). 즉 교과서에만 있는 것이 아니라 실제 치아를 기준선에 맞추어 식립할 수 있고 또 그렇게 해야 합니다. 또한 전치부가 정중선을 중심으로 좌우 대칭적으로 배열되었는지도 확인해야 합니다.

이러한 배열검사의 기준은 교합평면입니다. 즉 교합평면에 위에서 수직으로 보았을때 왁스 교합제와 배열된 치아가 표시된 기준선과 적절한 관계가 되는지 검사하는 것이죠. 이러한 검사에서 문제가 있으면 구강 내에서 환자의 심미성과 비교해보고 기공사에게 고치도록 반드시 이야기해야 합니다.

매우 드물게 랜드마크와 다른 경우도 있습니다

(예; 절치유두가 전돌된 경우 등). 그런 경우에는 구강내에서 심미성 등을 고려하여 조정된 왁스림이 중요하겠습니다. 기공사에게 왁스림에 맞추어 치아 식립하도록 주의를 주어야 합니다.

또한 검사해야 할 것은 상하악 기능교두가 적절히 교합을 이루고 있느냐입니다. 그래서 그림 9-5. A & B에서 교합지를 넣어서 교합점을 검사하기도 하지만 아무리 잘 제작된 의치라도 제작과정에서 교합이 바뀌는 것은 피할 수 없습니다. 조심스럽게 제작해도 절치핀이 약 0.5mm 정도까지 증가한다고 생각합니다. 즉, 반드시 다시 교합을 검사하고 조정해야 한다는 것이죠. 그래서 왁스의치를 시적하는 이때는 치아의 기능교두가 자기의 위치에 정확하게 있으면 충분하다고 생각합니다 -즉 교합점이 찍히지 않아도 매우 가깝게 있으면 된다는 뜻입니다-. 치과 기공사가 치아를 식립할 때 협측은 잘 보이니까 교합이 잘 되도록 위치시키지만 설측은 잘 위치시키지 않고 대충하는 경우(바쁘니까^^)가 많은것 같습니다. 그래서 반드시 설측으로 검사하여 치아의 교두가 적절한 위치에 있

A

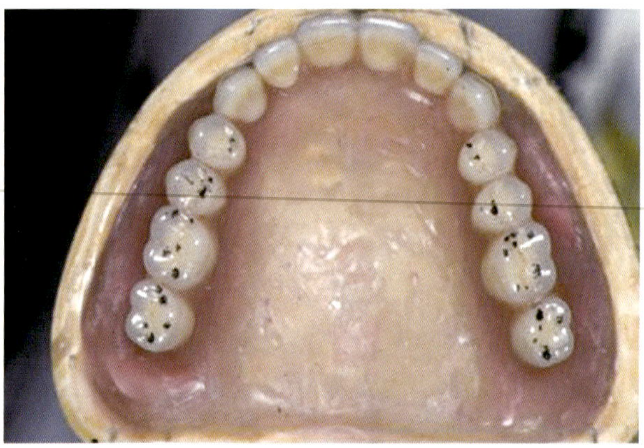

시적의치에서 검사한 교합점들; 상악

B

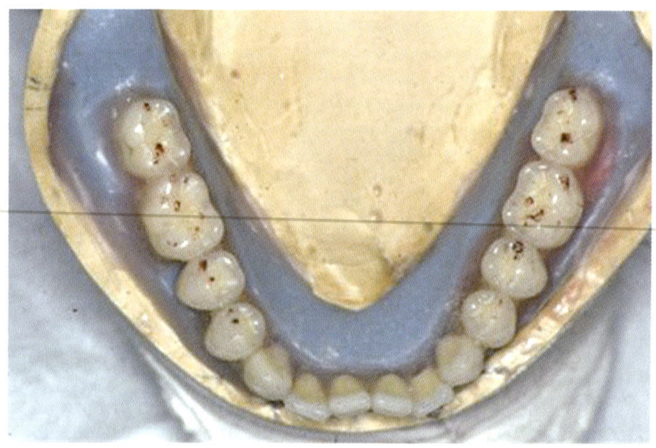

시적의치에서 검사한 교합점들; 하악

C

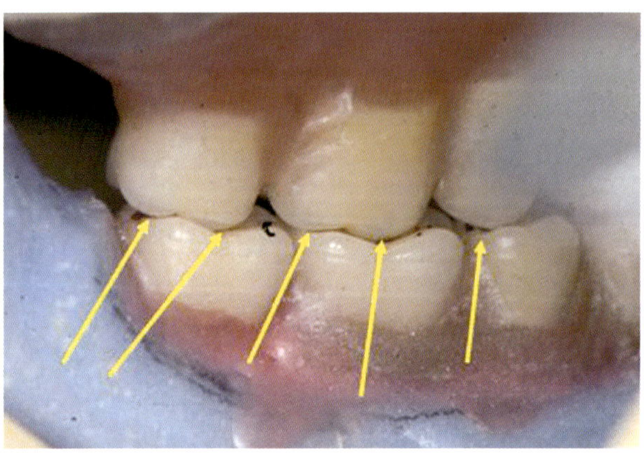

협측 부분뿐아니라 검사에서 빠질 수 있는 설측부도 검사(좌측)-기능교두가 제 위치에 있는 것이 중요-

D

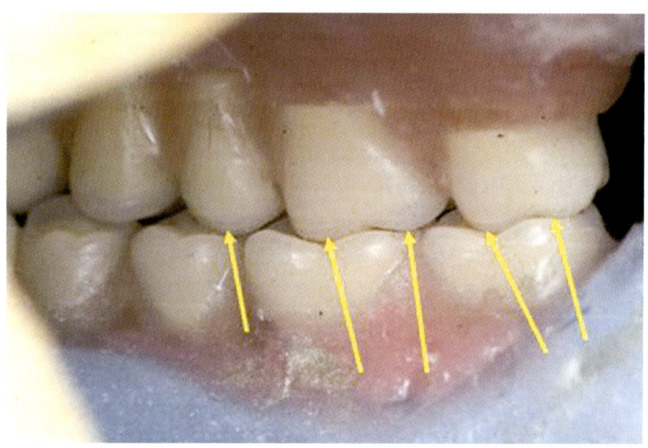

협측 부분뿐아니라 검사에서 빠질 수 있는 설측부도 검사(우측)-기능교두가 제위치에 있는 것이 중요-

그림 9-5. 시적의치에서 교합검사

는지 검사하여야합니다(그림 9-8. C & D). 사실 설측교두교합이론이 있는 것처럼 하악 협측교두의 교합보다는 상악 설측교두의 교합이 더 중요하다고 생각합니다.

후방구개폐쇄 결정

위의 모든 것이 끝나면 반드시 잊지 말고 해야 할 것은 후방구개폐쇄의 결정입니다. 그런데 가끔 잊는 경우가 있기 때문에 이 결정을 가능한 일찍하는 것이 좋겠습니다.

구의치를 사용하던 환자가 내원하였습니다(그림 9-6. A). 한눈에 구의치의 후방변연이 매우 짧게 느껴졌습니다. 그래서 인상채득후 후방구개폐쇄를 결정하기 위하여 최종모형에서 레진 기록상을 제작한 다음 구강 내 진동선 위치를 수용성 연필로 표시하고(그림 9-6. B의 노란 화살표), 환자의 기록상을 이용하여 진동선을 옮긴 후 진동선을 초과한 부위는 조정하여 상악의치 후방경계를 결정하였습니다(그림 9-6. C). 구의치 조직면과 후방경계가 결정된 기록상을 비교하여 보면 이전 구의치

A

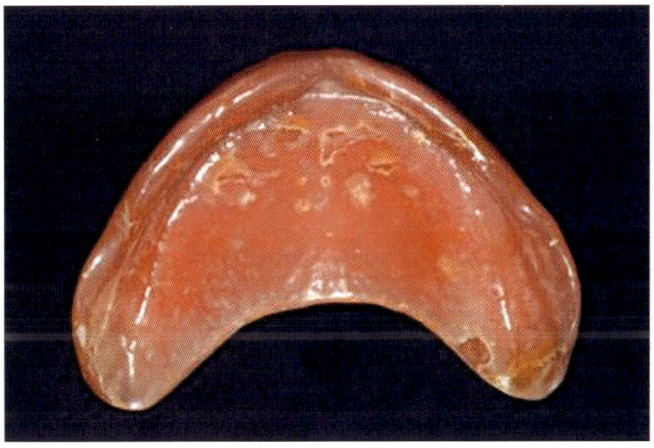

환자의 구의치

B

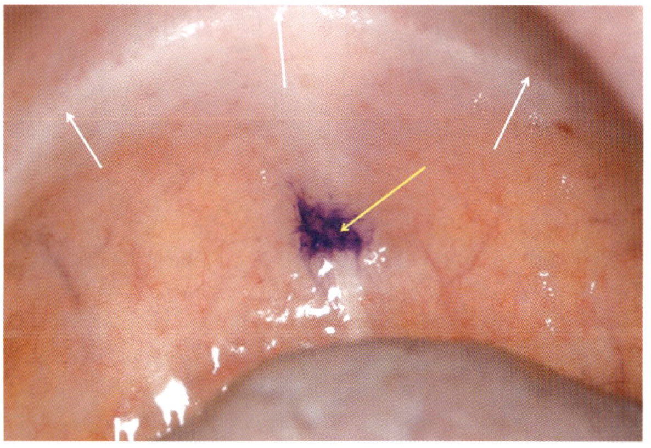

구의치 후방구개폐쇄의 흔적(흰 화살표)과 진동선의 표시(노란 화살표)

C

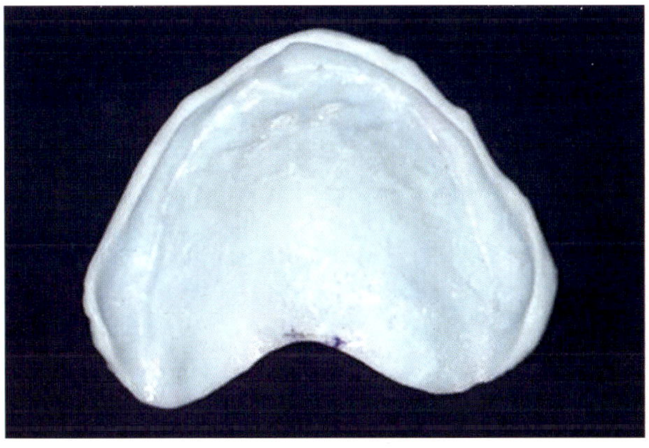

기록상을 구강 내 위치시켜서 진동선을 옮기고 넘는 부위는 조정

그림 9-6. 구의치의 후연과 구강 내 결정된 후방구개폐쇄의 비교

가 얼마나 불충분하게 조직 지지를 받았는지 알 수 있겠습니다(그림 9-6. A & C). 이 환자를 추측해 보면 제작단계에서 후방구개폐쇄 결정을 잊어버리고 기공실에서 임의로 하지 않았나 생각합니다. 그래서 항상 잊지 않도록 조심해야 합니다. 구강 내 표시는 수용성 연필을 주로 사용하나 잘 퍼지거나 혹은 기록상에 전달되지 않는 경우가 많아서 고정성보철용 임시시멘트의 base와 accelerator 중에 흰색의 base를 에칭 등에 많이 사용되는 일회용 브러쉬로 살짝 묻혀서 침을 없앤 구강 내 포인트에 바른 후에 기록상을 위치시키면 매우 안정적이고 정확하게 위치를 이동할 수 있습니다(그림 9-7. C & D).

최종모형에 후방구개폐쇄를 옮기는 방법을 소개하겠습니다(그림 9-7). 그림 9-7의 환자는 금속상을 하기로 되어 있어서 레진 기록상 대신에 금속상을 제작해야 해서 모형 완성 후에 바로 간단한 레진 기록상(변연부까지 들어가지 않고 구강 내에 제자리만 찾을 수 있으며 충분히 후방변연을 덮을 수 있도록 만듦)을 만들어서(그림 9-7. A), 구강 내 시적하여 안정성이나 후방변연을 충분히 덮는지 확인합니다(그림 9-7. B). 짧고 강한 아~ 소리로 진동선을 확인한(진동선은 중앙부만 움직이므로 점이나 짧게 표시합니다) 다음, 진

A

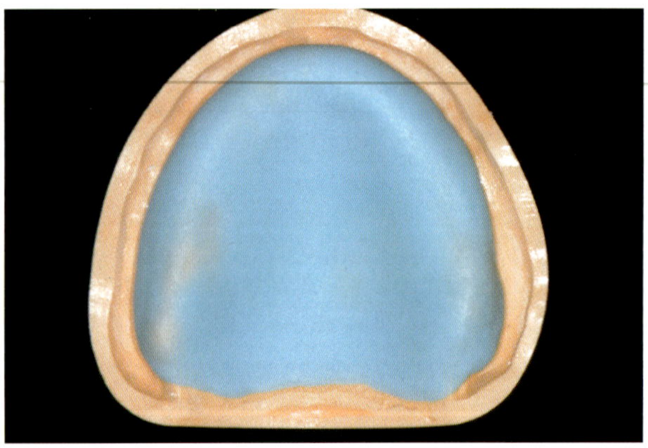

최종모형에서 후방구개폐쇄 결정을 위한 기록상

B

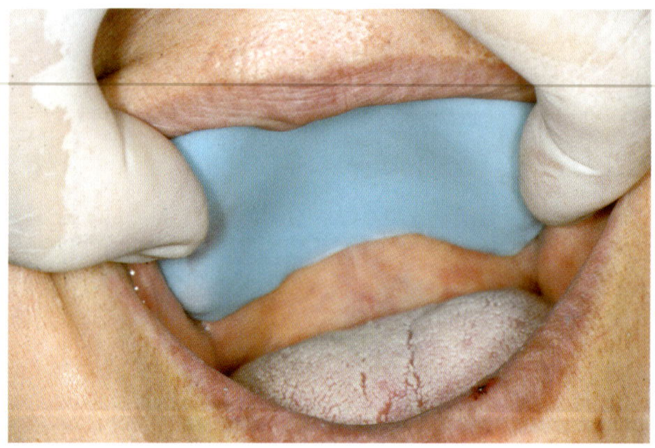

제작된 기록상을 구강 내 시적

C

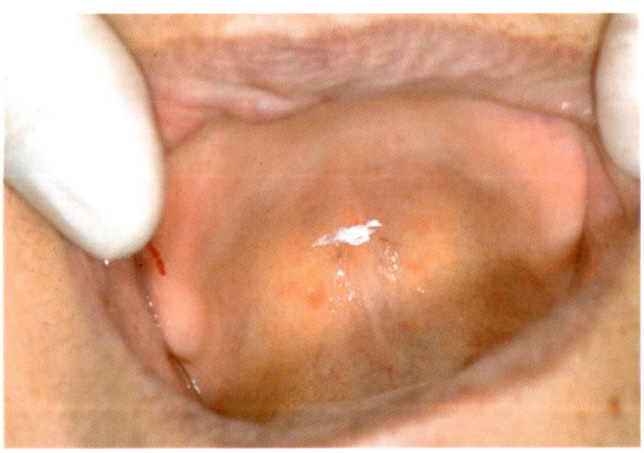

구강 내에서 진동선 표시; 중앙에만 표시하면 됩니다.

D

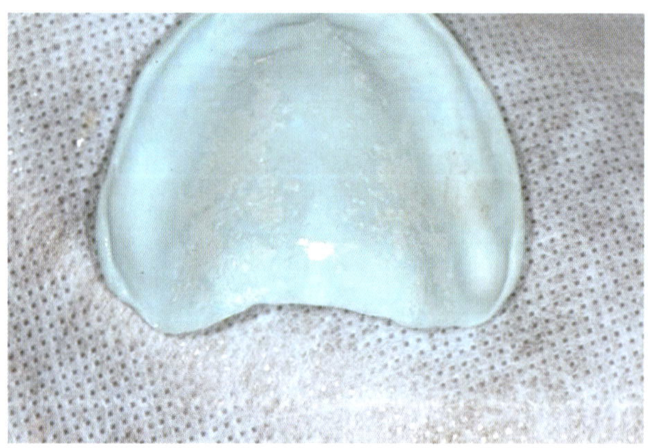

기록상으로 진동선 표시를 이동

E

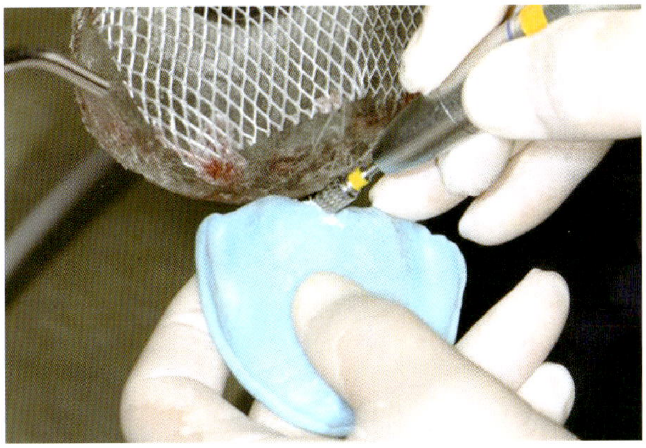

과연장부위의 조정

F

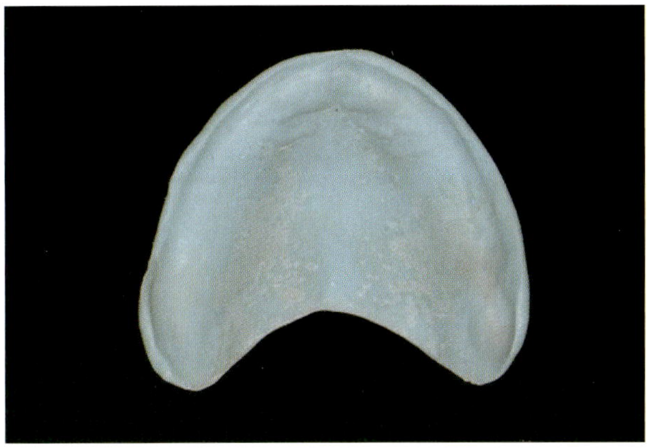

결정된 중앙에서 양측(구상절흔)으로 연장

G

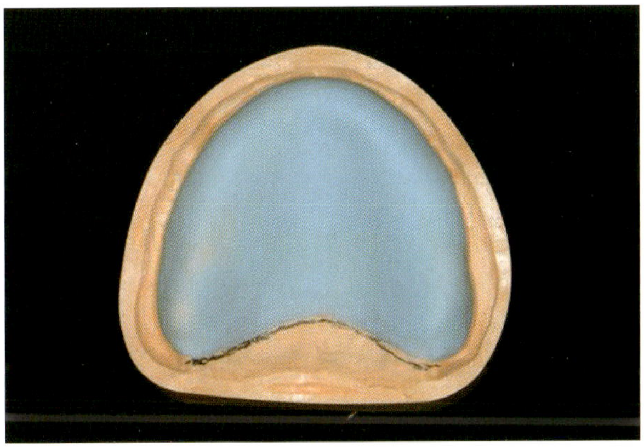

모형에 위치하고 변연을 표시

H

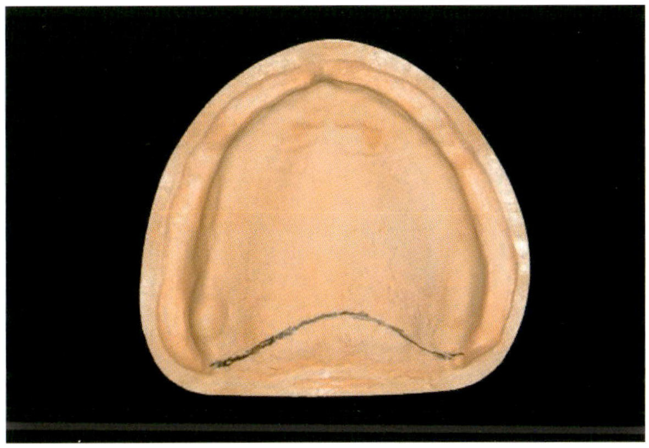

의치의 후방구개변연이 표시된 모습

I

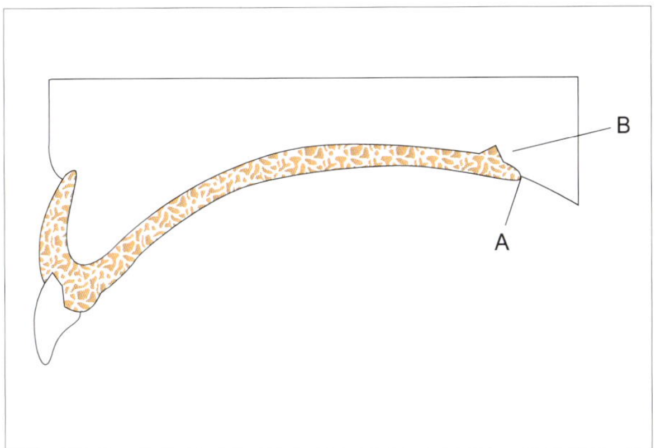

후방구개변연(A)와 후방구개폐쇄(B) *

J

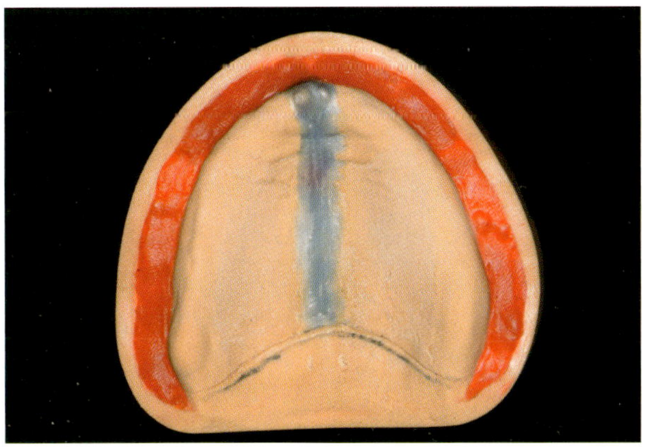

최종모형에 형성된 후방구개폐쇄

그림 9-7. 후방구개폐쇄의 결정과 형성

* ; Zarb GA, Bolender CL, Carlsson GE. Boucher's Prosthodontic Treatment for Edentulous Patients 11ed. 1997. pp297 Fig. 16-32

동선 부위를 침이 없도록 건조시키면서, 위에 설명한 임시시멘트의 base를 조금 종이에 놓고 일회용 플라스틱 브러쉬로 찍어 표시합니다(그림 9-7. C). 제작된 기록상을 구강에 위치시키고 바로 제거하면 후방부위에 진동선의 위치가 표시되는 것을 알 수 있습니다(그림 9-7. D). 중앙부에만 결정되므로 양측방에는 의치의 후방경계인 구상절흔(hamular notch)까지 그림처럼 연장되도록 조정한(그림 9-7. E & F) 후 구강 내에서 다시 확인하고 적절하면 모형에 위치시켜서 의치후연을 표시하면 되겠습니다(그림 9-7. G & H). 결정된 상악의치 후연의 전방 약 2mm에 후방구개폐쇄를 위한 beading을 형성하게 됩니다(그림 9-7. I). Beading을 형성하는 방법은 여러 가지가 있으나 그림 9-7의 I에서처럼 V 자 형태로 형성하는 것이 가장 편하고 합리적이라 생각되어 항상 이렇게 하고 있습니다. Beading의 깊이는 그 부위 연구개의 탄성 정도(연조직이 눌리는 정도)에 따라 달리할 수 있으나 보통 조금 깊게 형성한 후에 완성된 의치를 사용하면서 동통을 야기하거나 할것 같으면 chair side에서 간단히 조정하는 것이 편하다고 생각합니다. 보통 정중부는 조금 덜 깊게 (약 1.5mm), 양측방으로 가면서 구상절흔 사이 중간쯤에 좀 더 깊게(약 2mm) 형성하고 다시 구상절흔으로 가면서 덜 깊게 형성하여 구상절흔(약 1mm)을 3mm 정도 지나 마무리하면 되겠습니다(그림 9-7. J).

이렇게 시적에서 순서적으로 검사하면 빠짐 없이 할 수 있을 것 같습니다. 이 모든 검사가 오차가 없이 잘되었다고 생각되면 왁스의치를 기공소로 보내 다음 약속에는 의치가 완성되겠습니다.

최종적으로 기공실 치아식립 후 왁스의치 상에서, 시적에서 검사해야 할 것을 보면,

1) 교합고경과 중심위 기록의 평가
2) 상악전치의 전방위치
3) 하악 전치부의 치경부 위치
4) 하악 구치부 설측선(여기에 하악 대구치의 설측이 닿도록)
5) 상하 구치부 교합관계-특히 설측
6) 후방구개폐쇄

로 요약할 수 있겠습니다.

제 10 장

완성된 의치의 내면검사

약속 날에 의치가 완성되어 왔습니다. 완성된 의치를 환자에게 장착시켜서 환자의 평가를 받기 전에 먼저 시각과 촉각으로 조직면에 돌출부나 변연이 과연장된 부위 등을 조심스럽게 검사하고 필요시 조정합니다(매우 작아서 놓치는 경우가 많아서 나중에 동통이 생기면 찾는 경우가 많습니다).

그 후 내면적합검사를 합니다. 내면적합검사를 위해 Pressure Indication Paste(PIP)(그림 10-1)를 가장 일반적으로 많이 사용하고 있습니다.

A

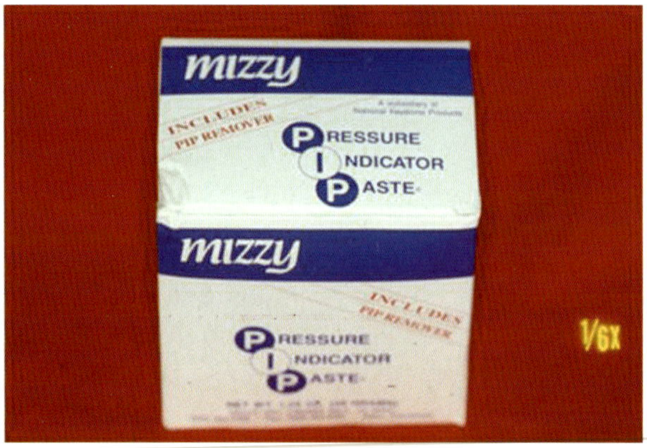

시중에 있는 MIZZY회사의 PIP

B

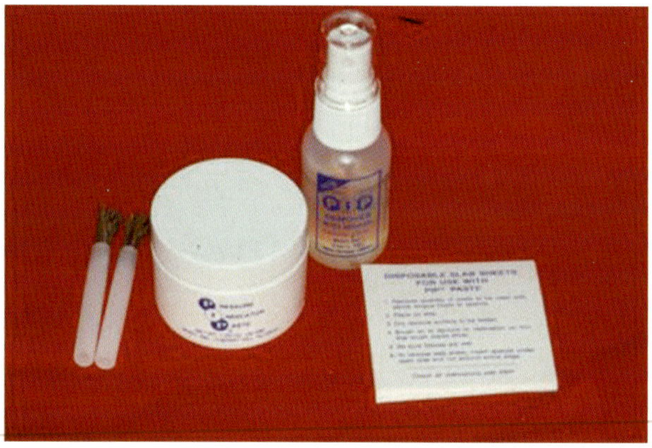

페이스트를 옆 종이에 조금 덜어내어 브러쉬로 얇게 내면에 발라줍니다.

C

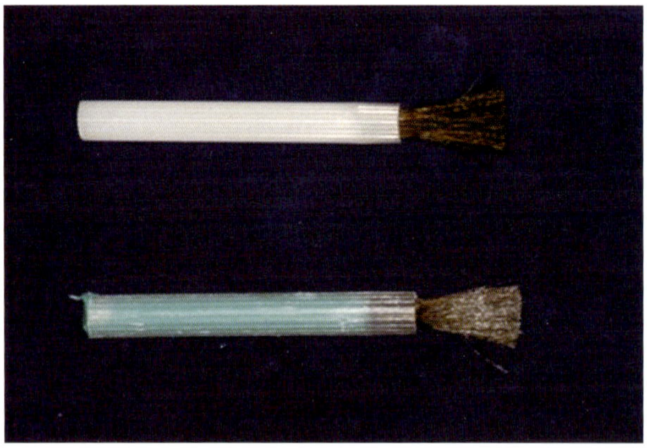

남은 실리콘 인상재를 밑에 브러쉬처럼 후방에서 밀어넣어주면 브러쉬가 잘 빠지는 것이 예방됩니다.

그림 10-1. 의치의 내면적합검사를 위해 사용되는 PIP

그림 10-2에서처럼 먼저 상악의치의 조직면에 PIP를 브러쉬를 이용하여 적용합니다. 이때 브러쉬가 지나간 자리가 보이도록 너무 두껍게 바르지 않는 것이 중요합니다(그래야 먼저 닿는 부위를 찾기가 쉽습니다)(그림 10-2. A). PIP를 바른 의치를 구강 내에 장착하고 반드시 하악으로 다물게 하지 말고 양손의 인지를 이용하여 양 구치부에 힘을 가하도록 합니다(교합이 완성되지 않았음으로 교합을 배제하고 조직면이 잘 적합하는지만 보기 위함이기 때문입니다)(그림 10-2. B). 힘을 가한 후 기다리지 말고 바로 조심스럽게 구강에서 제거하여 눌린 부위를 검사하고 덴쳐버로 조심스럽게 제거합니다(그림 10-2. C & D). 제거 후에는 발린 PIP를 휴지나 거즈 등으로 제거하고 다시 처음처럼 PIP를 적용합니다. 이러한 과정을 지속적으로 계속하여 눌리는 부위가 없이 전체적으로 고르게 PIP가 퍼지듯이 될 경우에 내면검사를 마치게 됩니다(그림 10-2. E). 보통 조정 과정에서 의치의 유지가 증가되는 것을 느낄 수 있는 경우가 많습니다.

A

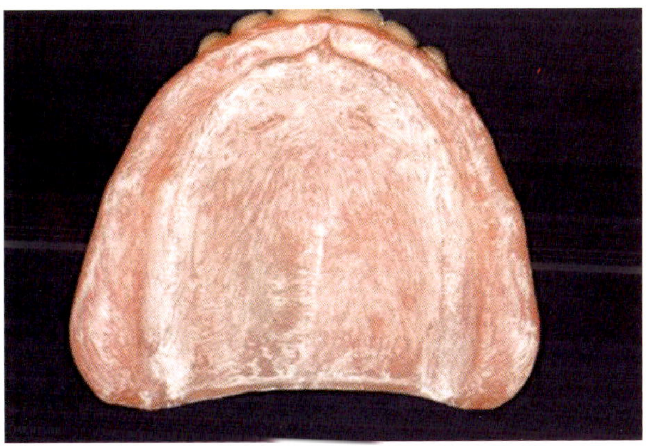

PIP를 브러쉬로 얇게 바른 모습

B

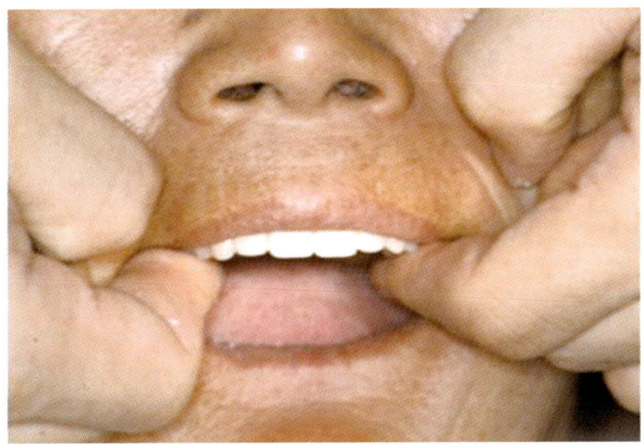

구강 내 상작하고 양손의 인지를 사용하여 양측구치부에 힘을 균등히 줍니다.

C

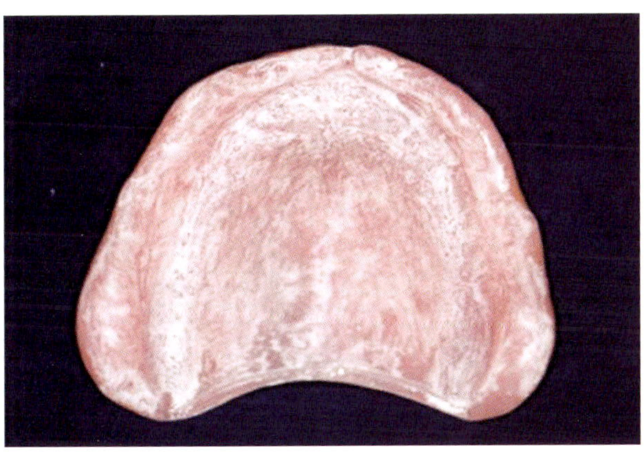

구강외로 의치를 제거하여 내면에 눌린 부위를 주의깊게 검사

D

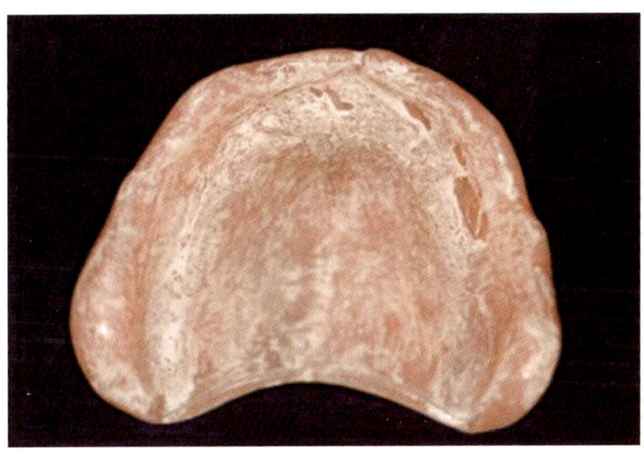

눌린 부위를 조정한 후의 모습

E

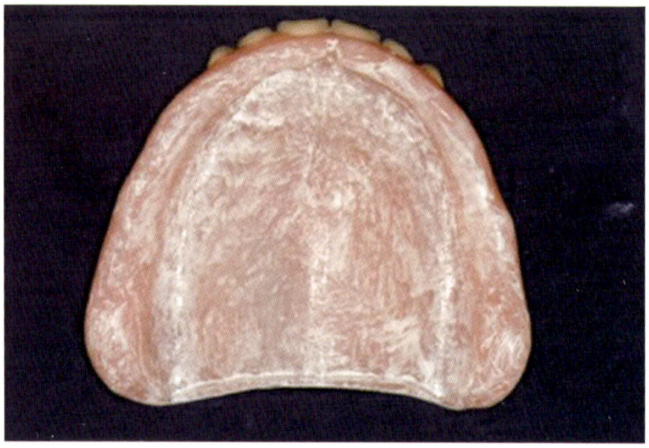

여러 번에 걸쳐서 PIP를 적용하여 조정을 마친 의치의 내면으로 PIP가 균등하게 분포되어 있습니다.

그림 10-2. 새로 제작된 상악의치의 내면검사

상악의치의 내면검사가 마무리되면 하악의치의 내면검사를 시작합니다. 그림 10-3에서 보듯이 상악의치의 내면검사와 같은 방법으로 하면 됩니다. 상악에 비하여 하악에는 의치 제작 시에 변형 등의 요인이 많아서 일반적으로 조정이 더 많은 편입니다. 또 상악의치는 환자들이 사용하는데 상대적으로 덜 불편해 함으로 조금 부족해도 잘 사용하기도 하나, 알고 있는 것처럼 의치의 불편감은 하악에서 많이 발생하므로 하악 내면조정에서는 좀 더 정밀하게 눌리는 부위를 조정해야 합니다.

A

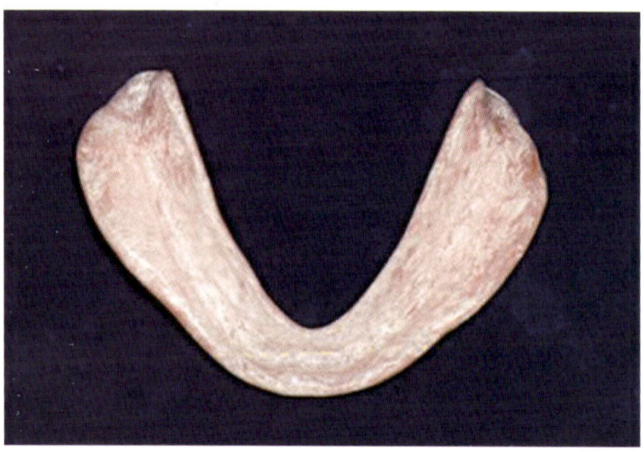

PIP를 브러쉬로 얇게 바른 모습

B

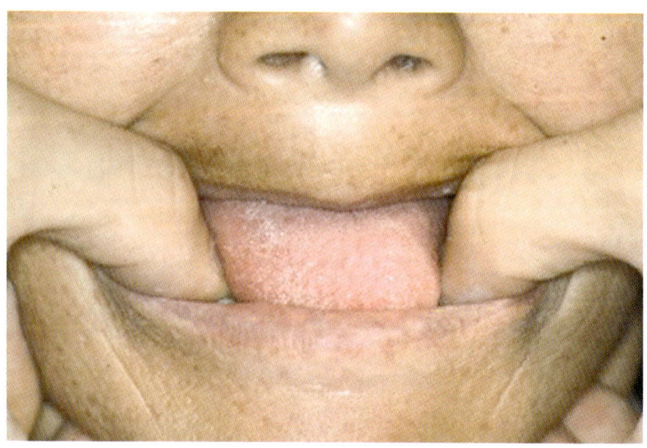

구강 내 장착하고 양손의 엄지를 사용하여 양측구치부에 힘을 균등히 줍니다.

C 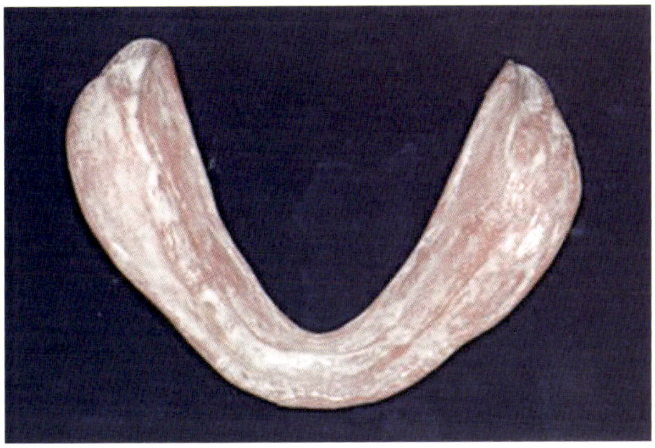

구강 외로 의치를 제거하여 내면에 눌린 부위를 주의깊게 검사

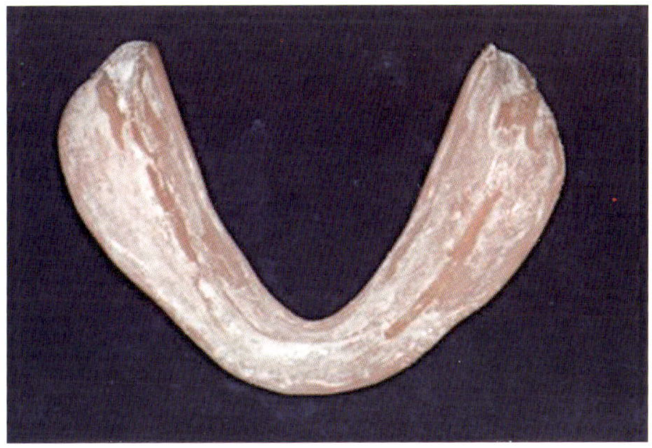 D

눌린 부위를 조정한 후의 모습

E 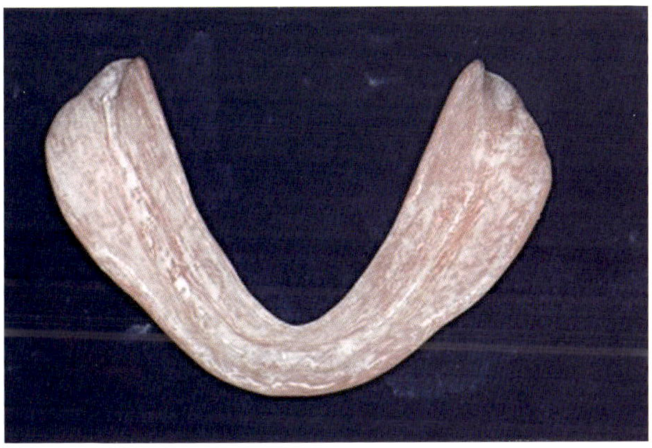

여러 번에 걸쳐서 PIP를 적용하여 조정을 마친 의치의 내면으로 PIP가 균등하게 분포되어 있습니다.

그림 10-3. 새로 제작된 하악의치의 내면검사

이러한 PIP를 이용한 의치의 내면적합검사는 매우 중요한 과정으로 생각됩니다. 즉 인상채득 시에 눌린 부위, curing과 연마 동안에 생길 수 있는 변형 즉 레진변형(이것은 재료적 특성으로 필연적인 것입니다), 그리고 사용 중에 동통을 야기할 수 있는 부위(연조직이 얇은 곳, 뼈가 돌출된 곳 등)를 사용 전에 미리 찾아 제거할 수 있는 기회–사용하다가 아프면 이것이 인상면의 문제인지 교합문제인지 정확히 알 수가 없으나 내면적합검사를 충분히 했다면 교합문제가 더 클 것이라고 생각하고 교합을 먼저 검사할 수 있는 것이죠–로 제가 생각하는 의치의 성공에 가장 중요한 2가지인 인상면과 교합면에서 일차적으로 인상면을 결정하는 중요한 단계라고 생각합니다. 그래서 저는 이 단계를 매우 강조하고 있습니다.

내면적합검사에 PIP 외에 다른 재료는 없을까요? 임상적으로 Fit-Checker와 Tissue conditioner 등을 생각해 볼 수 있습니다.

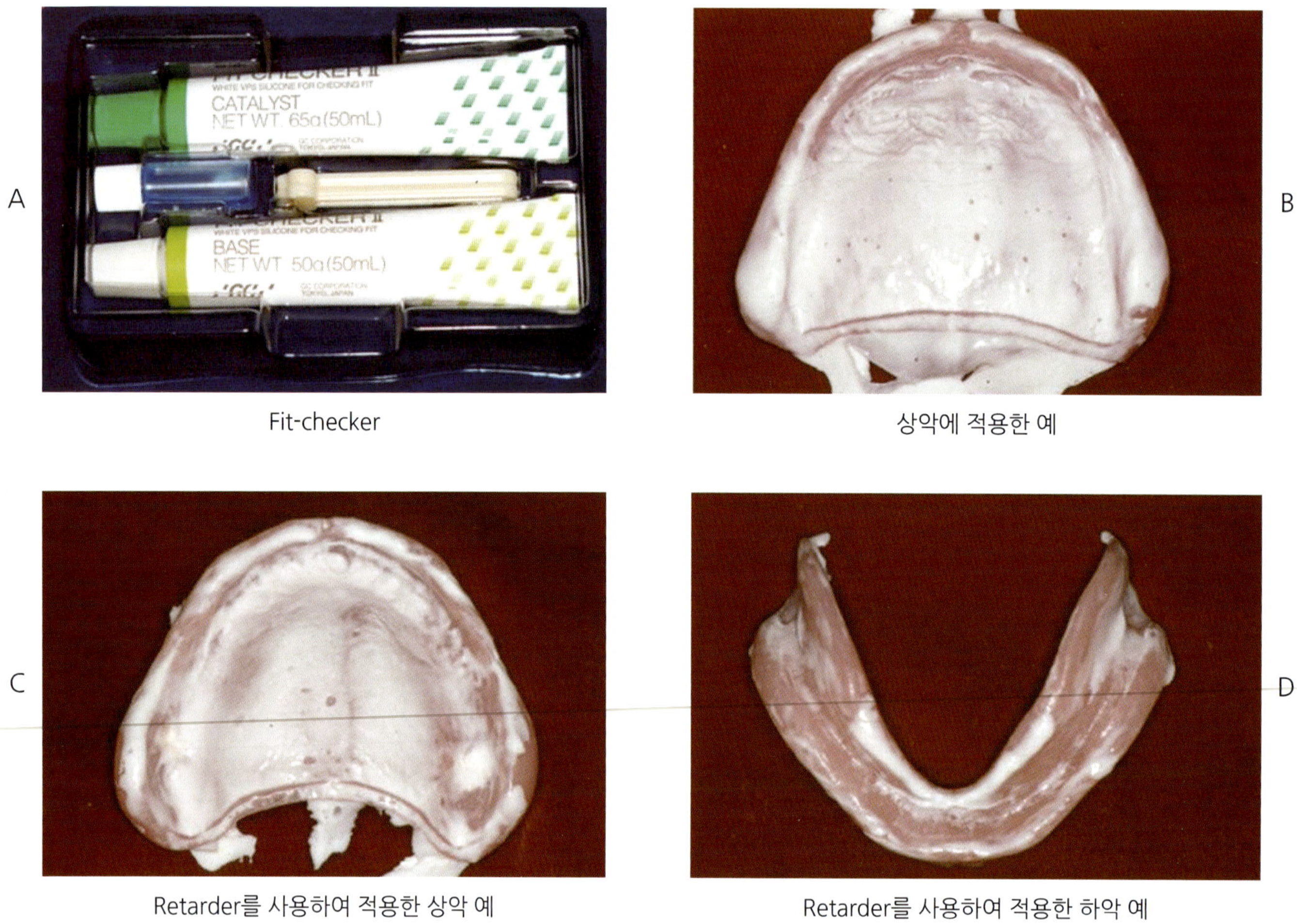

그림 10-4. Fit-checker와 의치 내면적합검사에 사용

Fit-checker를 상악에 사용하는 경우에는 retarder를 사용해도 전체적인 적합을 보는 것은 어려워 보이며(그림 10-4. B & C), 하악에서는 가능할 것처럼 보이지만(그림 10-4. D) 이러한 전체적인 내면적합검사에는 적절하지 않은 것으로 사료됩니다. 이것은 Tissue conditioner를 사용할 때도 내재된 문제점이 같다고 생각됩니다. 즉 PIP와는 다르게 Fit-checker와 Tissue conditioner는 부피가 있습니다. 즉 힘이 가해질 때 재료가 빠져나갈 길이 있어야 한다는 것이죠. 상악은 너무 넓어서 충분히 빠져나가지 못하여 내면에 공간을 형성할 수 있겠죠. 그러나 하악은 빠져나갈 길이 많아서(^^) 상악보다는 좀 좋은 결과를 나타내겠죠. 그래도 이런 하악의치를 조정할 수 있을까요? 그래서 재료비(^^)와 굳는 시간 등을 고려하여 전반적인 내면적합검사에 TS Conditioner와 Fit-checker를 저는 추천하지 않지만 다음 같은 국부적인 눌린 부위를 찾을 때는 매우 유용합니다(그림 10-5). 즉 동통이 생긴 부위만을 정확히 찾기 위해서나 의치 내면과 조직 사이에 빈 공간이 의심스러울 경우에 그 부위를 찾는 등에는 매우 유용하다고 생각합니다.

A

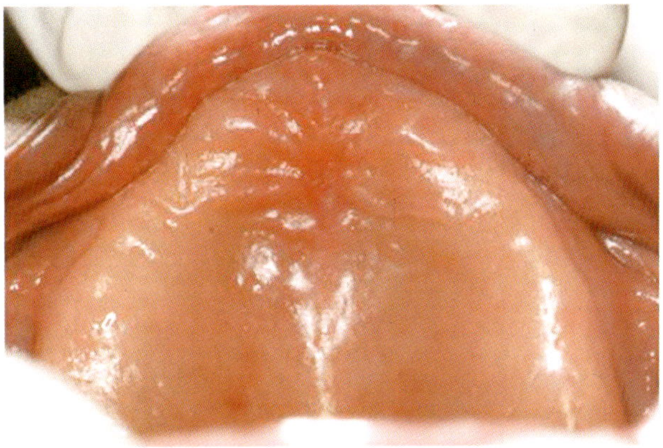

전방 구개부에 동통호소

B

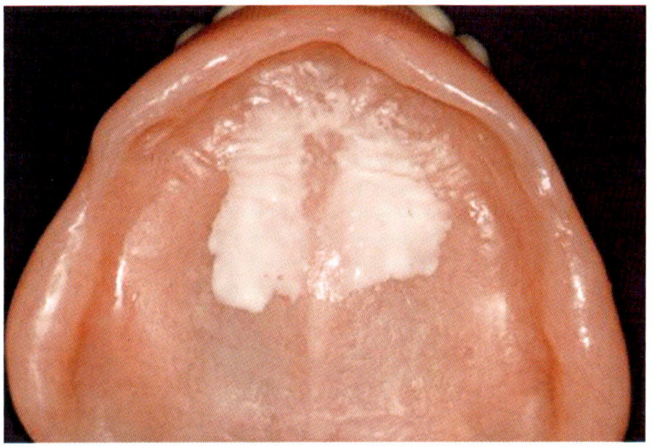

의치의 아픈 내면에 Fit-checker 적용. 눌린 부위가 정확하게 보입니다.

C

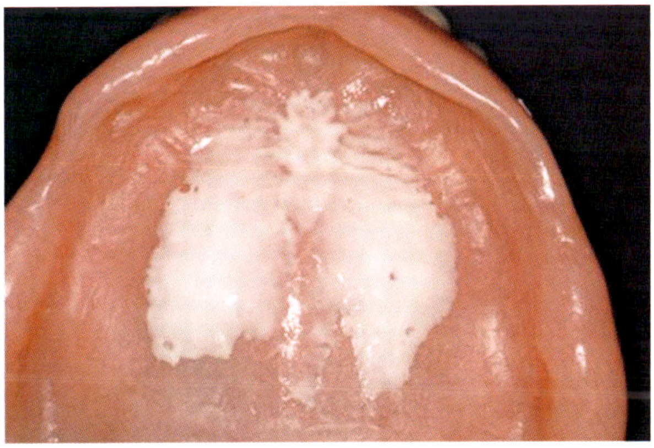

내면조정 후 다시 적용한 검사에서 눌린 부위가 해결되었습니다.

그림 10-5. 동통 부위 조정에 Fit-checker사용

제 11 장

의치의 완성; 교합조정

완성된 의치를 환자의 구강 내에서 내면 적합검사를 마무리한 후, 다음 단계로 할 것은 교합조정입니다.

먼저 교합조정은 아시다시피 기공실 교합조정(laboratory remounting)과 진료실 교합조정(clinical remounting)으로 나눌 수 있습니다.

기공실 교합조정은 플라스크에서 레진 curing 한 다음, 최종모형에 의치가 부착된 상태로 플라스크에서 제거하여, 이전에 거상되었던 mounting plate의 remounting용 notch를 사용하여 교합기에 바로 거상하여 교합조정하는 것으로, 시적검사에 통과된 왁스 의치를 gingival festooning 후에 단지 curing 과정에서 생긴 변형의 양만을 판단하고 조정하는 것이 목적입니다(하려면 기공소로 가거나 혹은 진료실로 배달받아서 조정하고 다시 보내서 의치를 제거해야 하기에 매우 번거롭습니다).

이에 반하여 진료실 교합조정은 기공소에서 일차적으로 완성되고 연마된 의치를 먼저 구강 내에서 의치의 내면적합 검사한 다음, 구강 내에서 새로 중심위 관계기록을 채득하여 이 기록을 이용하여 교합기에 재거상하여 교합조정을 하는 것입니다. 의치 제작의 전 과정에서 생길 수 있는 오차를 모두 종합하여 검사하고 조정하는 것으로, 기공실 교합조정을 해도 진료실 교합조정을 해야 하고 기공실 교합조정을 하지 않더라도 진료실 교합조정만을 하면 됩니다. 따라서 저는 기공실 교합조정은 하지 않아도 진료실 교합조정은 반드시 해야 하고, 반드시 반조절성 교합기 상에서, 치과의사가 해야 한다고 강력히(^^) 주장하고 있습니다. 그래서 기공실 조정은 제외하고 진료실 교합조정에 대하여 설명하도록 하겠습니다.

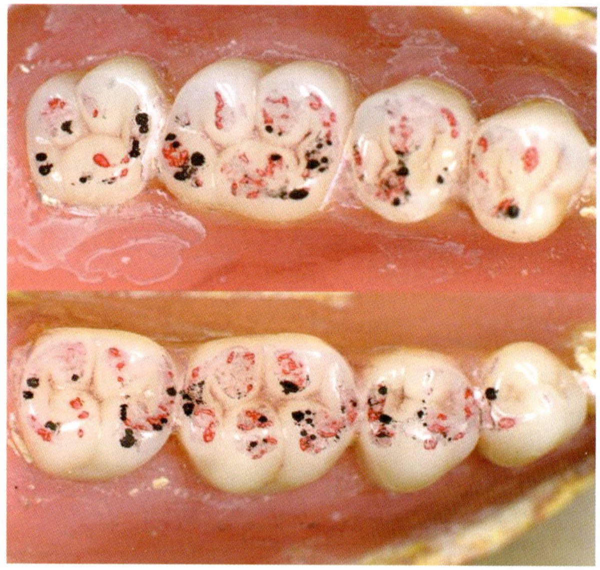

그림 11-1. 교합조정이 완성된 우측의 상하 교합면 모습(검은 점; 중심위 교합점, 붉은색; 유도선)

그림 11-1에 교합조정이 마무리된 교합면을 보여줍니다. 중심교합점도 4구치에 고르게 분포하고 있고, 작업 측 및 균형 측 유도도 4구치에 매우 잘 분포되어 있는 것을 볼 수 있습니다. 그런데 항상 반드시 이렇게 나와야만 할까요? 아니면 항상 고수들은 이렇게 나오도록 할까요? 당연히 그렇지 않습니다(^^). 그림 11-1의 경우는 실습실에서 한 교합조정으로 실제 환자의 경우에는 이렇게 멋지게(^^) 나오기가 어렵습니다.

환자는 언제나 새로운 의치에 대한 두려움과 기대감이 교차하기 때문에 의치를 장착하여 편하고 좋은지 빨리 씹어 보려고 합니다. 그래서 완전히 끝난 것이 아니라 중요한 한 과정이 남아 있다고 환자에게 먼저 알린 후 시작해야 합니다. 어떤 경우에는 현 교합관계가 매우 좋게 보여서 진료실 교합조정을 하지 않아도 될 듯한 경우도 있지만, 이런 경우에도 교합기에 거상하면 오차가 있으므로 반드시 해야 합니다. 또한 측방운동에서 간섭은 피할 수 없다고 생각합니다.

실제 환자의 진료실 교합조정에 대하여 한번 보도록 하죠. 일단 교합조정을 하기 전 준비로 중심위 채득과 교합기 거상을 해야 합니다(그림 11-2).

내면조정이 마무리된 후 상하 의치를 환자에게 장착해 봅니다(그림 11-2. A).

상악의 구치부에 바세린을 얇게 발라서 구강에 장착한 후에, 하악 의치 구치부에 알루왁스 한 장을 붙이거나, 알루왁스를 녹여서 교합면에 점적(그림 11-2. B)하고, 따뜻한(가능하면 waterbath) 물에 연화한 다음 구강 내에 장착하여 중심위로 유도하여 중심위 기록을 채득합니다(그림 11-2. C & D). 악간기록재료로는 실리콘 재료보다는 알루왁스를 사용하는 것이 좋습니다. 왜냐하면 실리콘 재료는 굳은 후에는 단단하나 굳기 전에는 점성이 낮아서 저작 동안 premature contact이 생길 때 의치의 움직임을 잡아주기 힘들 것으로 생각되며, 굳을 동안 그 위치에 유지해야하는 어려움이 있습니다. 그리고 채득된 중심위 기록을 구강 내에 다시 검사할 때도 실리콘 재료는 의치에 고정되지 않아서 불편합니다. 그래서 저는 이러한 경우에 알루왁스를 사용하도록 강력히 추천하고 있습니다.

다음에는 안궁이전을 합니다(그림 11-2. E).

A

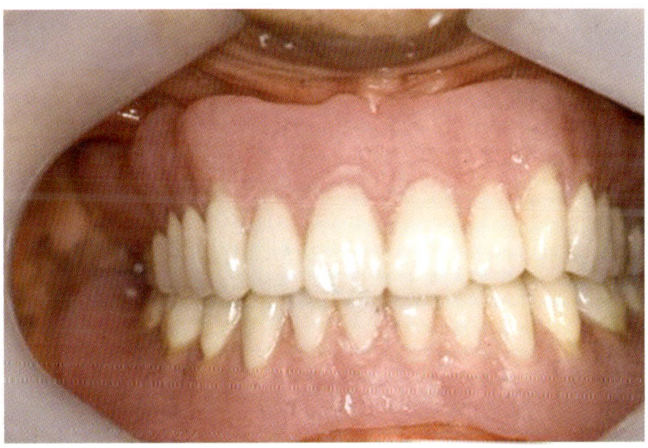

내면적합검사 후 조정된 완성 의치를 구강 내에 장착한 모습

B

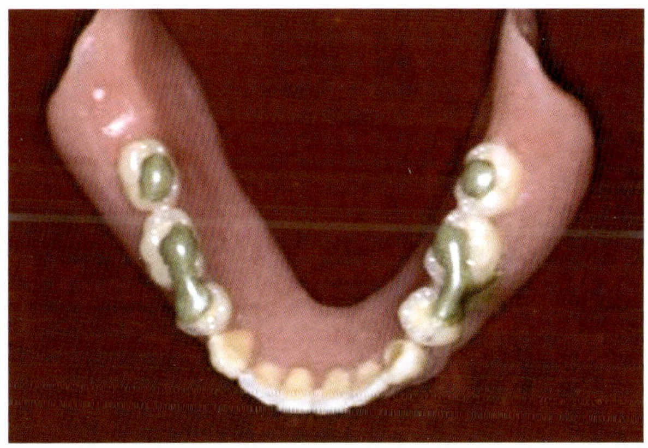

새로운 중심위 기록 채득을 위한 알루왁스를 하악 교합면에 올립니다.

C

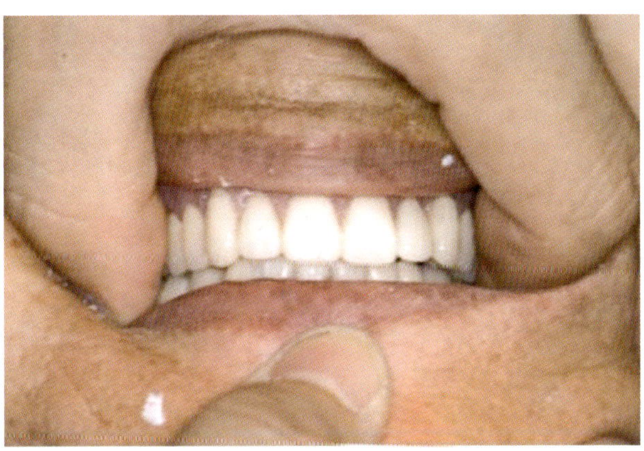

중심위 기록 채득

D

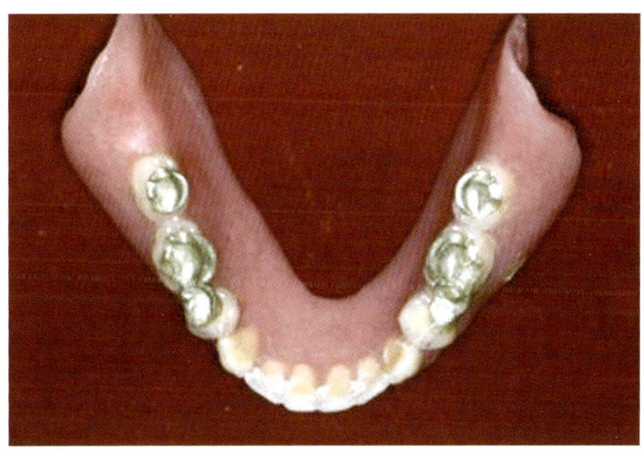

중심위 기록이 채득된 하악

E
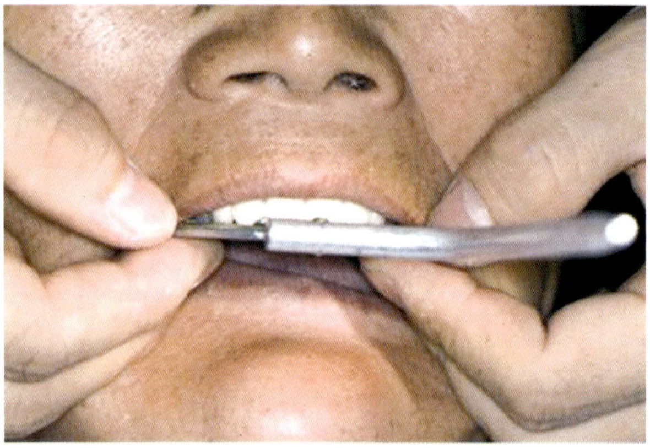
안궁이전

F
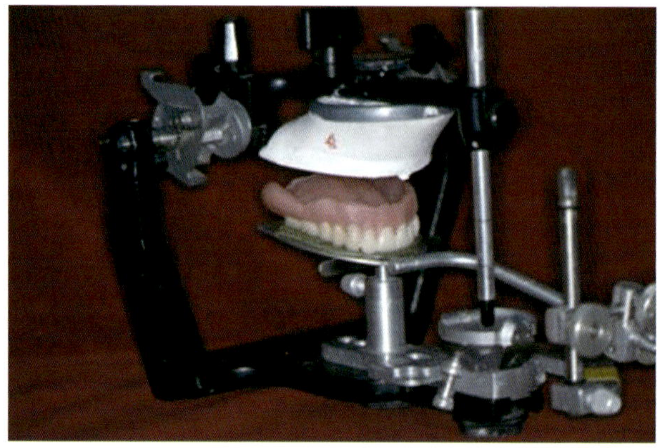
상악의치를 거상합니다.

G
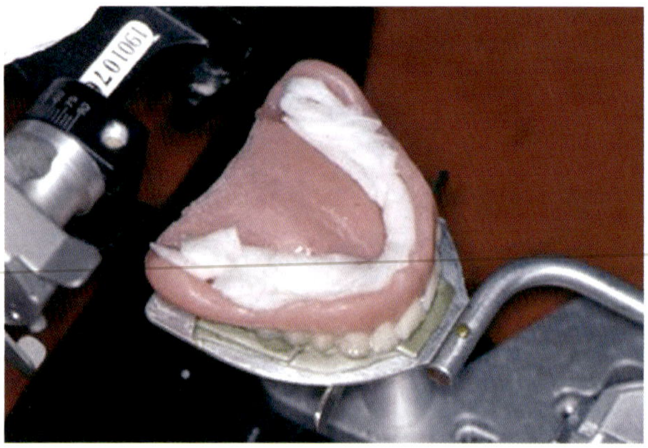
제거하기 쉽도록 치조제부위에는 젖은 종이를 넣습니다.

H
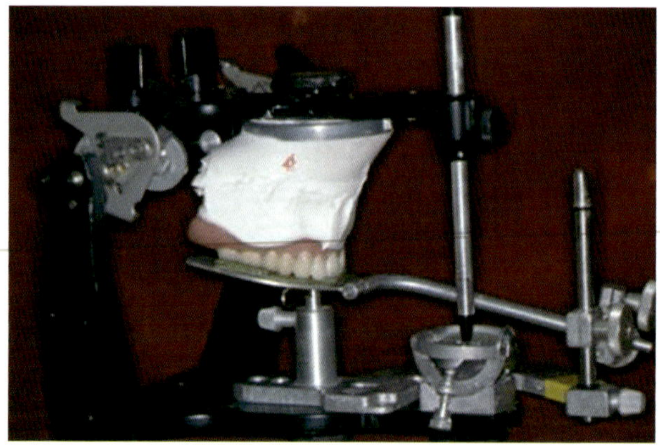
석고로 상악의치 거상 마무리

I
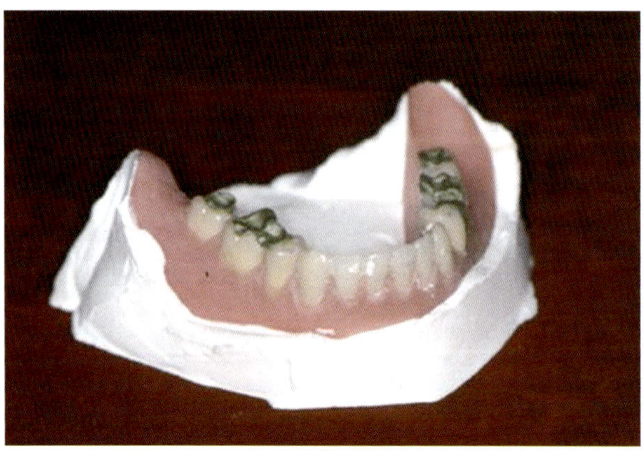
하악의치에 석고로 base를 만듦(base를 안만들고 바로 거상할 수도 있음)

J
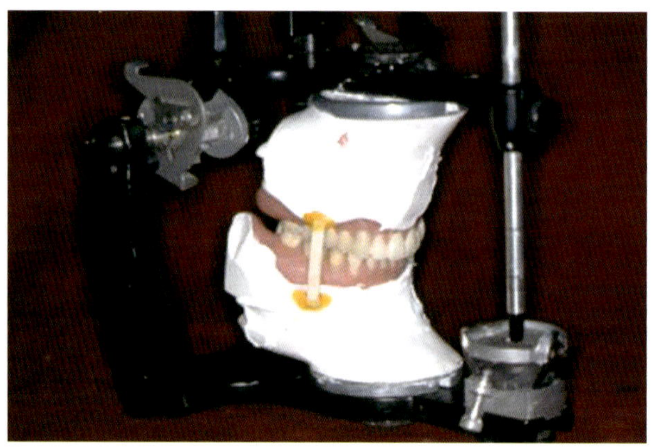
중심기록을 이용하여 하악 의치도 거상함

그림 11-2. 진료실 교합조정을 위한 제작된 의치의 교합기 거상

꼭 새로 안궁이전을 해야 할까요? 새로 안궁이전을 하는 것이 제일 좋겠지만 꼭 해야 하는 것은 아니라고 생각합니다. 그래서 이전에 remounting index를 만들어 두었으면 그것을 사용해도 되고 (요즘 잘 안 만들죠^^), 그것도 없으면 인위적으로 거상해도 큰 차이가 없다고 생각하지만 중요한 것은 반조절성 교합기에 거상하는 것이 중요합니다. 거상할 때는 의치를 쉽게 제거하고 다시 위치시킬 수 있도록 치조제나 undercut 부위는 물에 젖은 휴지로 채워서(그림 11-2. G) 합니다. 상악을 거상할 때, 하악 의치 base를 같이 만드는 것이 좋겠죠(그림 11-2. I). 그러나 base를 만들지 않고 바로 거상해도 됩니다. 채득된 중심위 기록을 이용하여 상악의치에 대한 하악 의치를 거상합니다(그림 11-2. J).

거상한 후에 악간기록물(왁스)을 제거하고 교합기 상에서 교합을 검사하여 구강 내에서 검사한 것과 다른 점이 많은지 비교하여 차이가 너무 나서 이상하다고 생각하면 교합기에서 쉽게 mouting plate 석고에서 제거하여 대기하고 있던 환자에게서 새로 악간기록을 채득하여 조정하기 전에 확인하여야 합니다(그림 11-3).

A

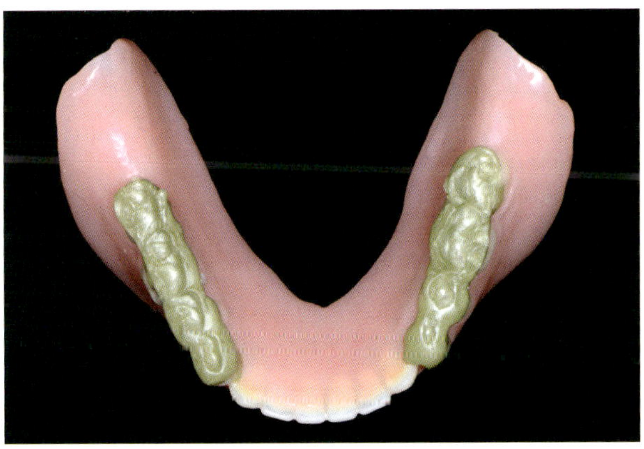

구강 내에서 악간기록의 채득

B

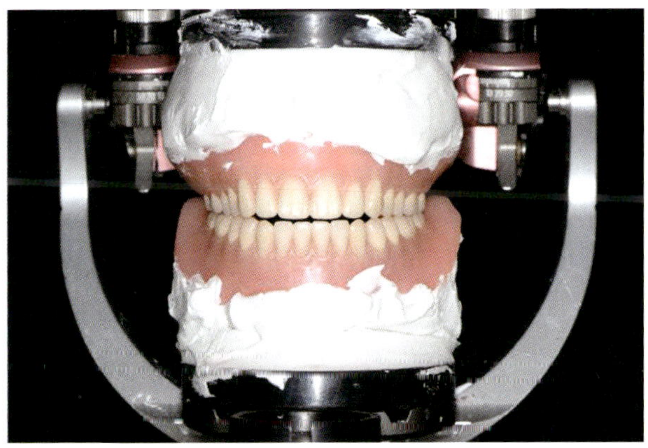

상하 의치를 인위적 방법으로 교합기에 거상

C

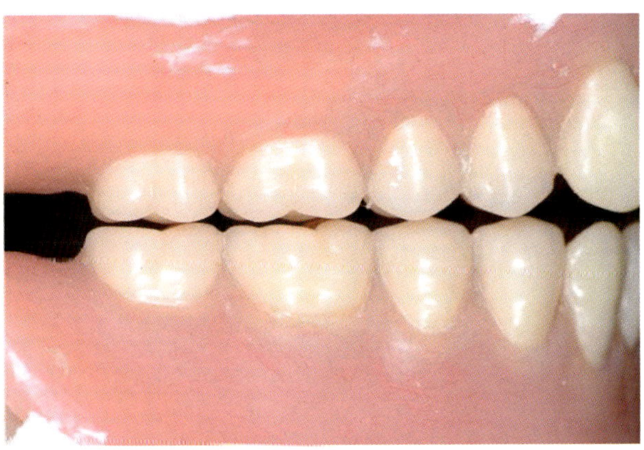

우측 교합관계; 구강 내와 다르게 심한 교합오차를 보입니다.

D

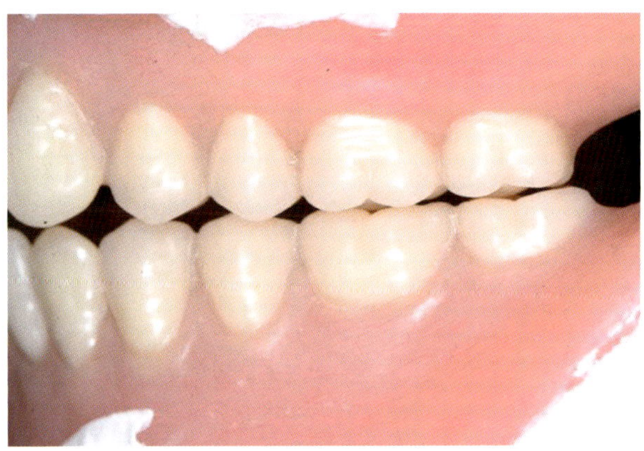

좌측 교합관계; 접촉은 있으나 오차가 매우 큽니다.

E

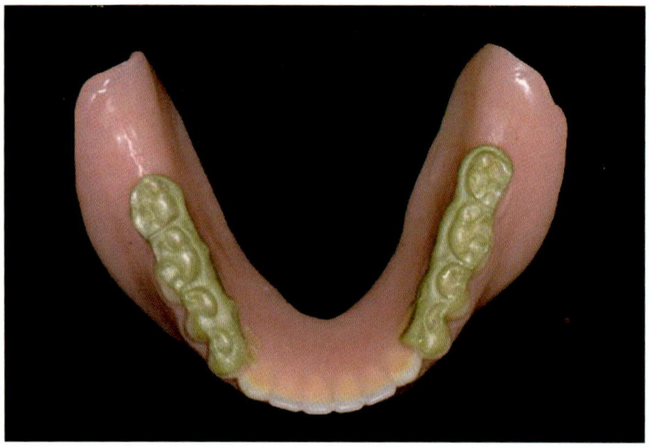

새로 악간관계 기록을 채득하였습니다.

F

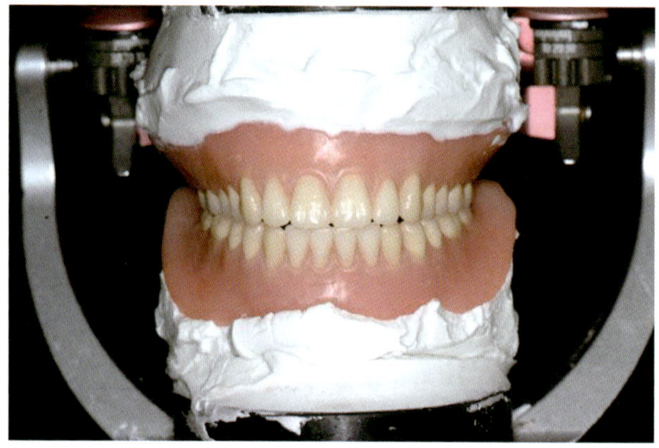

새로 교합기에 거상하였습니다.

G

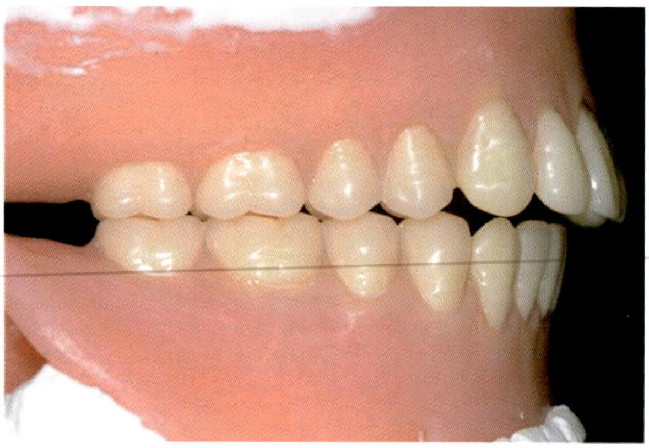

우측 교합관계; (C)에 비하여 훨씬 양호합니다.

H

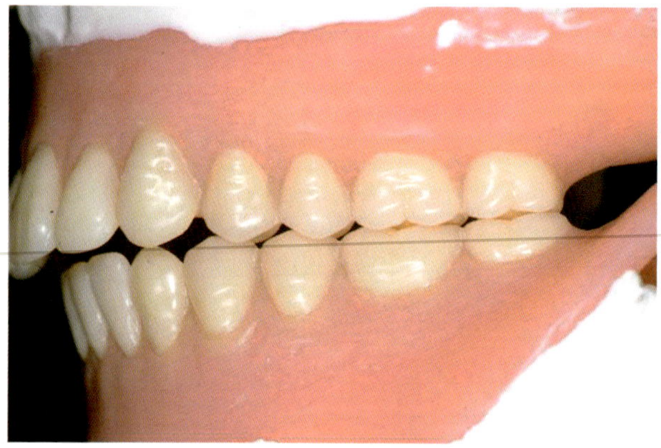

좌측 교합관계; (D)에 비하여 훨씬 양호합니다.

I

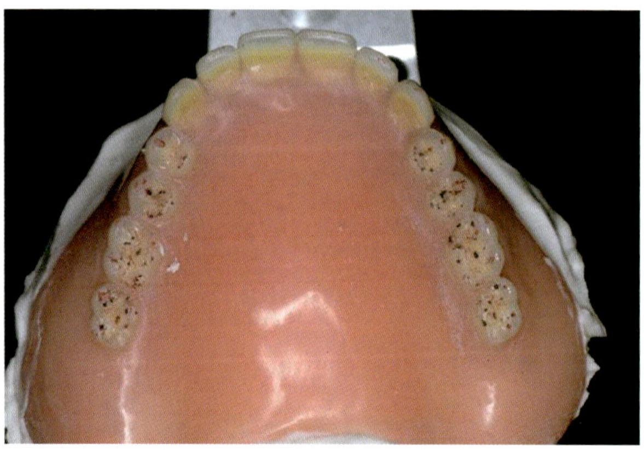

교합조정을 마친 상악의치의 교합면

J

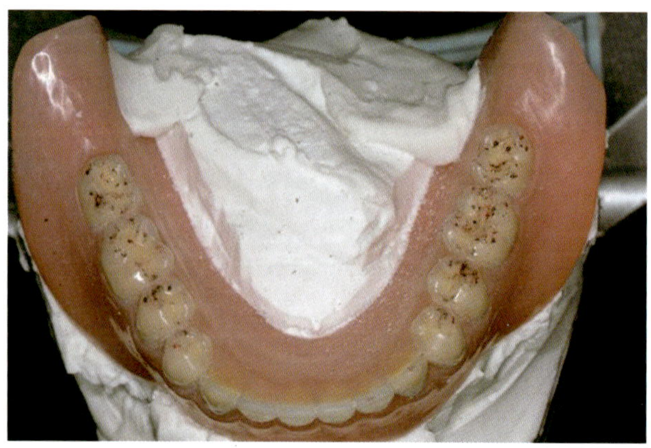

교합조정을 마친 하악의치의 교합면

그림 11-3. 교합의 심한 오차를 발견하고 새로 채득한 악간관계로 한 교합조정

진료실 교합조정을 위한 중심위 악간기록의 정확성은 중요한데, 여기서 잘못 조정하면 다시 회복하기가 어렵기 때문에 채득된 기록이 의심스러우면 구강 내에서 다시 확인하는 습관이 중요하겠습니다(그림 11-3).

새로 채득하고, 혹은 재검한 기록에서도 똑같이 심한 차이가 있다면, 즉 교합조정으로 해결할 수 없을 정도로 오차가 심하다면 교합조정을 시작하지 말고 교합오차가 심한 부위에 새로 치아배열을 하여 직접 온성 레진으로 고정한 다음(기공실에서 해야겠죠-자주 생기지는 않지만 이런 경우에는 이렇게 해결할 수밖에 없는 것 같습니다.)에 교합조정을 하여야 하겠습니다. 그래서 새 의치를 목이 타게 기다리는 환자에게 교합조정이 예정된 날에 의치를 장착한다고 이야기하지 않는 것이 좋을 듯합니다.

중심위 교합조정

모든 것을 확인한 다음에 교합조정을 합니다. 교합조정은 다 아시다시피 중심위 교합을 조정한 후에 측방운동 조정을 하는 순서로 합니다. 교합면을 조정하는 기구는 그림 11-4에서처럼 denture bur를 사용하거나 green stone을 그림처럼 다듬어서 사용하면 됩니다. 먼저 중심위 교합조정의 원칙에 대하여 이야기해 보면

1) 기능교두와 비기능교두 모두에 적용한다.
2) 마킹된 교두 tip은 삭제하지 않는다(다른 부위보다 tip이 심하게 높으면 조정할 수도 있습니다).
3) 교두 사면과 융선을 삭제한다.
4) 파듯이 삭제하지 않고 튀어나온 부위를 낮추어 준다는 생각으로 삭제한다

고 정리할 수 있습니다.

저는 중심위 교합조정에 사용되는 교합지로 Accu-film(그림 11-5)을 사용하고 있습니다. 색깔은 어떠한 것을 사용해도 되나, 보다 두꺼운 것을 사용하는 분도 계신데 저는 추천하지 않습니다.

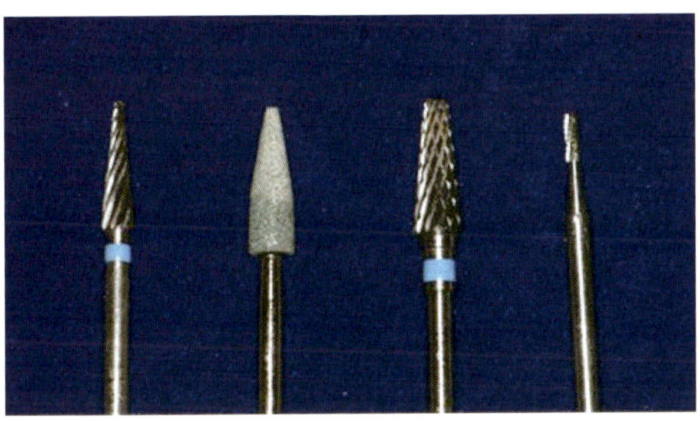

그림 11-4. 교합조정에 사용되는 기구

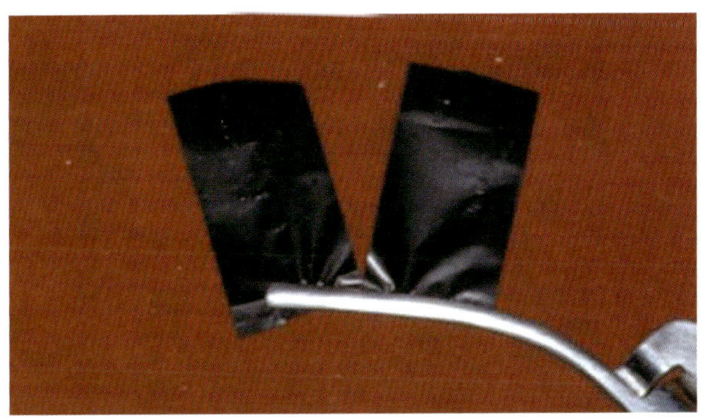

그림 11-5. 교합검사에 사용되는 교합시(양면이 검은 Accu-film)

중심위 교합조정의 과정이 그림 11-6에 있습니다. 의치 사이에 교합지를 넣고 교합을 찍을 때 너무 강한 힘으로 하거나 또 현재 의치 간 교합관계가 고르게 잘 맞지 않아서 작은 힘에도 교합기가 뒤틀리기 때문에 가짜 점(pseudo points)이 나올 수 있어서 작은 힘으로 살살 하는 것이 매우 중요합니다. 처음 교합기에서 교합지를 찍어보면 상당히 실망스럽게 교합이 나오지 않습니다(그림 11-6. A & B). 그러나 중심위 교합조정의 원칙을 따라 조정을 하면 -적절한 과정으로 제작되었다면- 좋은 중심위 교합이 형성될 것으로 생각됩니다.

찍힌 표시가 경사면(노란 화살표)인지, 아니면 교두 tip에 의한 표시(파란 화살표)인지를 먼저 판단하고 경사면이면 상하 양쪽에 1/2씩 조정한다고 생각하고, 교두 tip에 의한 경우에는 tip은 삭제하지 않으므로 대합되는 부위는 1이 되도록 조정한다는 생각으로 조정하면 되겠습니다. 기능교두의 tip만이 심하게 닿고 다른 부위는 전혀 닿지 않는 경우에는 좌우 측방운동을 시켜서 측방유도가 다른 치아에 유도될 수 있는지 확인해 보고 되지 않는다면 tip도 삭제할 수 있습니다. 즉 검사에서 tip만 높게 닿으면 삭제하면 되겠습니다.

A

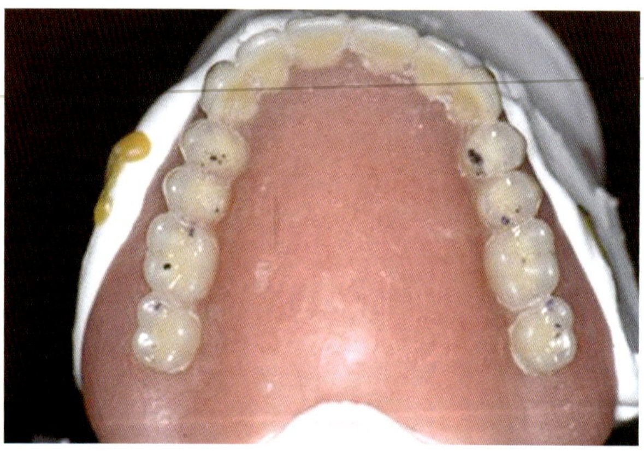

처음 교합검사 시의 상악

B

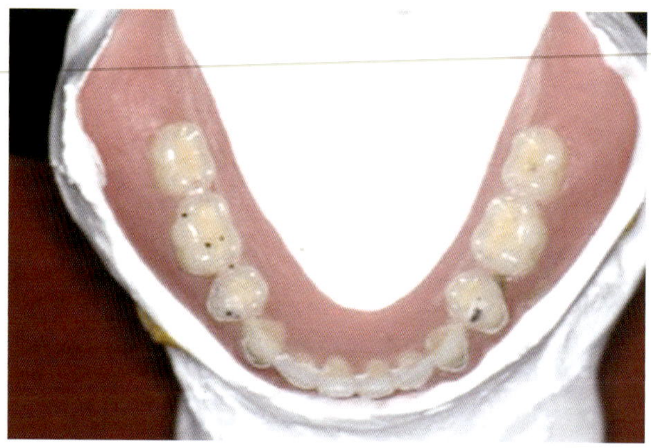

처음 교합검사 시의 하악

C

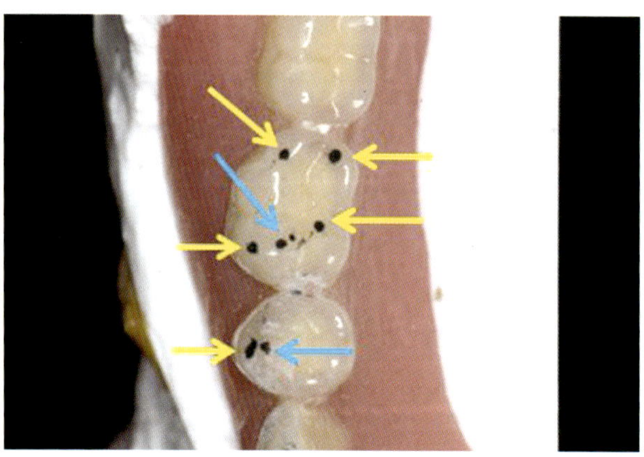

파란 화살표의 교두 tip에 찍힌 마크와 노란 화살표의 경사 면에 찍힌 마크

D

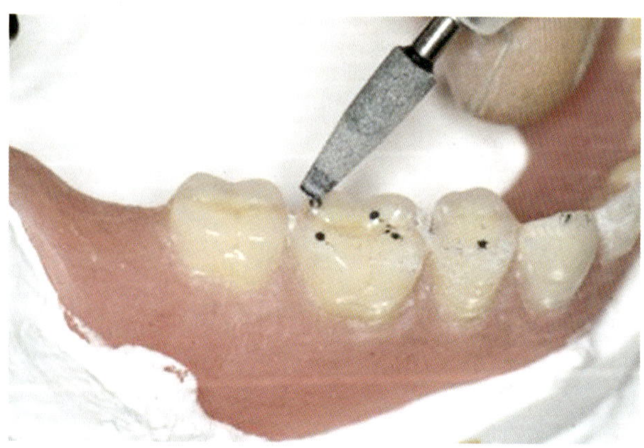

하악 의치에 조정하는 모습

E

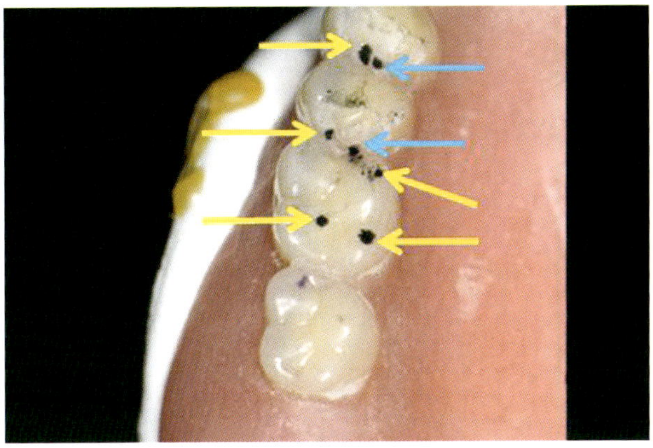

파란 화살표의 하악 교두 tip에 의한 마크와 노란 화살표의 경사면에 찍힌 마크

F

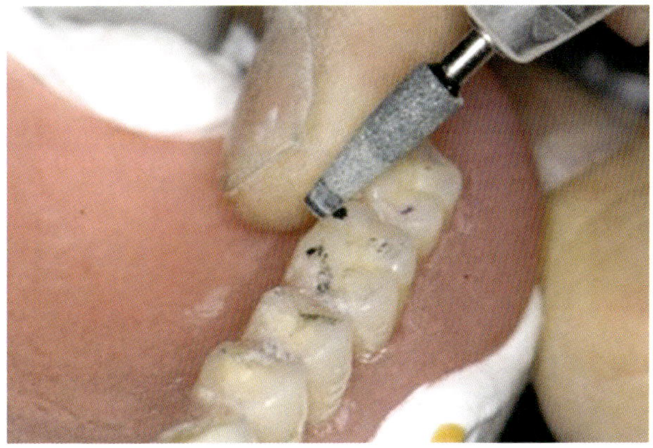

상악의치의 교합조정하는 모습

G

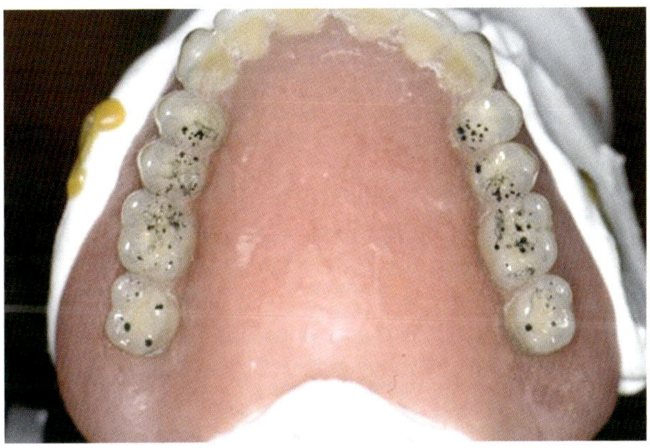

중심위 교합조정 완성 후의 상악의치 교합면

H

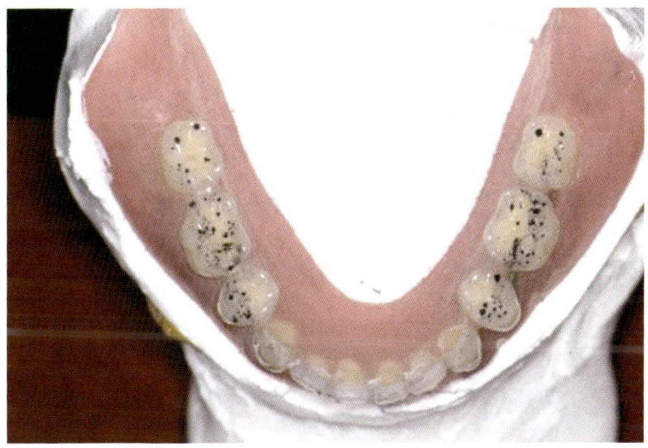

중심위 교합조정 완성 후의 하악 의치 교합면

그림 11-6. 중심위 교합조성

측방운동 교합조정

중심위 교합조정이 거의 완성되었다고 생각되면, 다음으로 측방운동 교합조정을 합니다. 측방운동에는 과두유도각이 영향을 주기 때문에 환자의 측정된 값이 있으면 그 값을 사용하는 것이 제일 좋으나 평균치 값(수평값; 30°, 측방값; 15°)을 사용해도 큰 문제는 없는 것 같습니다. 측방운동 교합조정을 할 때는 먼저 양면이 같은 색(붉은색) 교합지를 양측에 동시에 사용하여 측방운동을 한 다음, 양면이 같은 색(검은색 혹은 푸른색) 교합지를 양측에 동시에 사용하여 중심위 교합 표시를 한 후에 조정을 합니다. 즉 검은 점은 중심교합이므로 조정을 피하고(필요 시 조정 가능), 붉은색은 측방운동 유도면의 간섭을 의미하므로 붉은 표시를 조정하는 것입니다. 먼저 측방운동 교합조정의 원칙을 정리하여 보면

1) 작업 측 조정에서는 비기능 교두에 생긴 간섭을 조정한다.
2) 균형 측 조정에서는 상하 기능교두에 나타난 표시를 따라 교두의 사면을 조정한다.
3) 교두의 운동방향을 따라 표시된 부위에 약간 구를 형성하거나 넓히는 느낌 혹은 융선의 돌출부를 낮추는 느낌으로 삭제한다.

는 것입니다.

그림 11-7에 측방운동 교합조정을 시작하는 과정이 있습니다. 처음으로 반조절성 교합기에서 측방운동을 해보면 부드럽지 않고 매우 거칠거나 무엇에 걸린 듯하거나 자갈 위로 지나가는 듯하게 느껴집니다. 이러한 것이 있다면 아무리 중심위 교합이 잘 맞아도 환자는 의치를 사용할 수 없을 것이라 생각합니다. 측방운동 교합조정은 이러한 거친 느낌이 사라지고 매우 부드럽게 좌우 측방운동을 할 수 있도록 조정하는 것이라고 생각합니다. 그림 11-7의 환자인 경우에도 매우 터득 터득하게 움직임이 거칠었습니다. 측방운동의 표시된 간섭이 고르게 분포하지 않고 한 두 치아의 가파른 경사에 치우친 것을 볼 수 있습니다(그림 11-7. F & G).

A

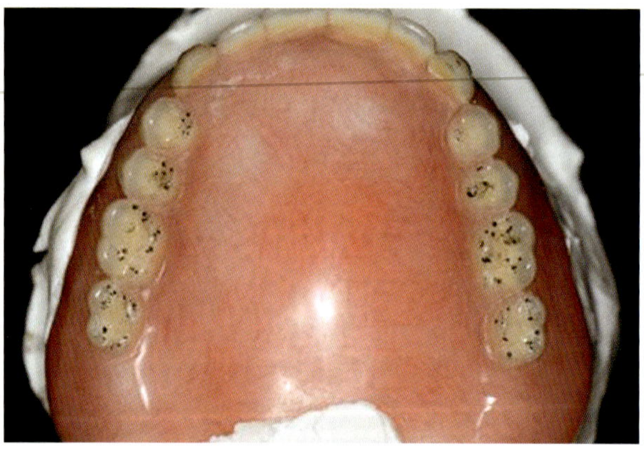

중심위 교합조정 후 상악의치 교합면에 표시된 중심위 교합

B

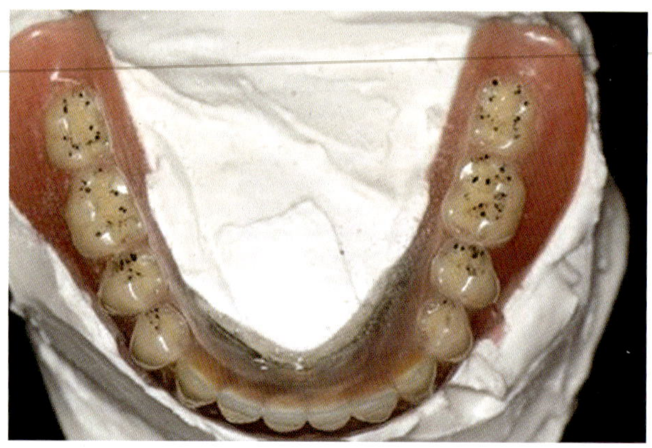

중심위 교합조정 후 하악 의치 교합면에 표시된 중심위 교합

C

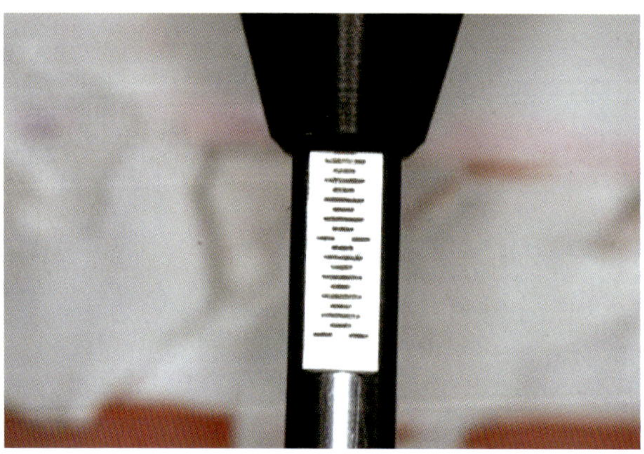

측방운동 시에는 incisal pin이 table에 약간 닿지 않게 합니다.

D

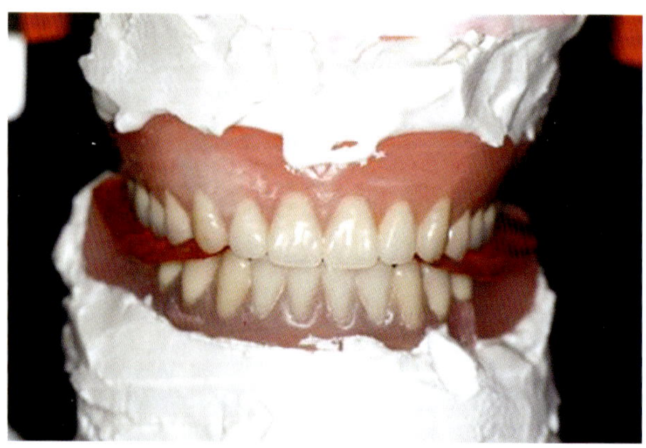

먼저 측방운동 간섭 표시를 위해 붉은 교합지를 양측 동시에 위치시킵니다.

E

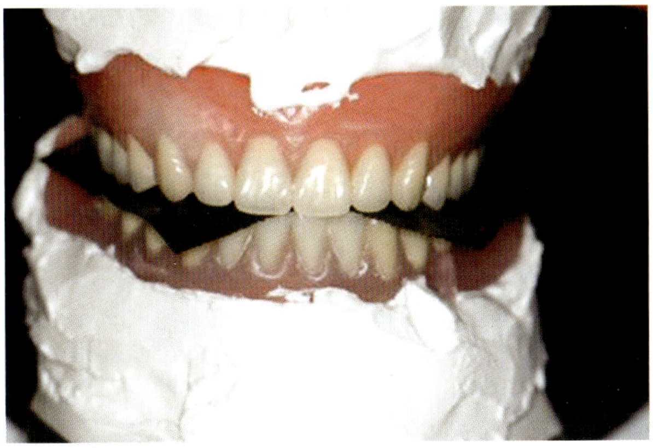

측방운동 검사 후 검은색 교합지를 양측 동시에 위치시켜 중심위 교합점을 표시합니다.

F

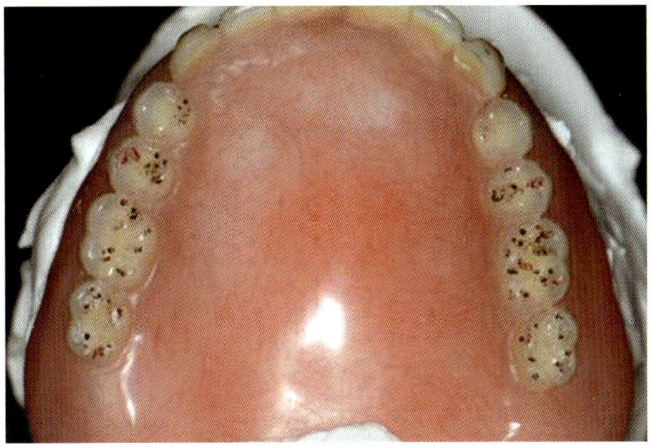

측방운동 간섭과 중심위 교합점이 표시된 상악의치 교합면

G

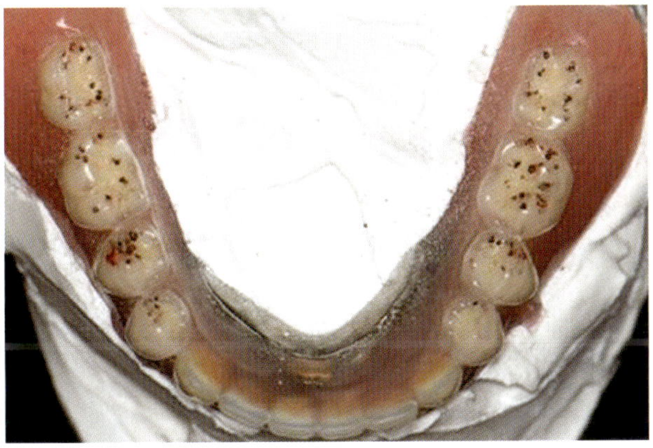

측방운동 간섭과 중심위 교합점이 표시된 하악 의치 교합면

그림 11-7. 측방운동 교합소성의 시작

자 여기서 표시된 붉은색이 작업 측 간섭인지 균형 측 간섭인지 어떻게 알까요? 아주 쉽습니다. 그림 11-8의 (A)를 보면 상악구치부의 중심구를 연결한 선의 협측은 모두 작업 측이고, 기능교두인 설측교두의 능선을 연결한 선과의 사이는 모두 균형 측이며, 그 능선의 설측에 보이는 것은 작업 측으로 나타난 것입니다.

하악에도 같이 할 수 있는데 그림 11-8의 (B)에서 하악 기능교두의 능선을 연결한 선의 협측은 작업 측에 해당되며 구치부의 중심구를 연결한 선과의 사이는 모두 균형 측이 되며, 그 선의 설측으로 교두에 나타나는 것은 모두 작업 측이 되는 것입니다. 가끔 치아의 위치가 심하게 잘못된 경우에는 다를 수 있으나 대체적으로 맞습니다.

A

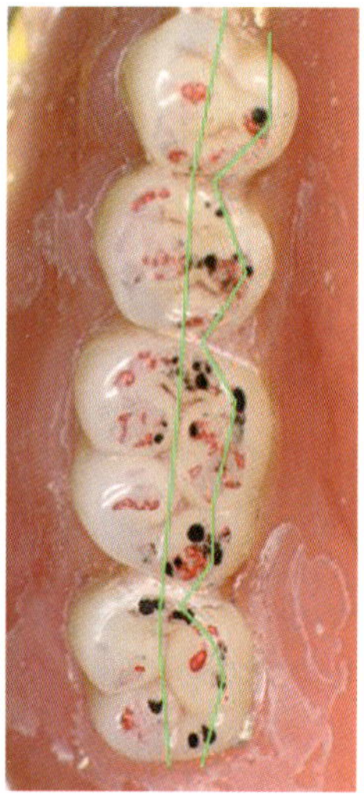

검사 후 상악 우측 교합면; 협측 녹색선은 중심구의 연결선이며 설측 녹색선은 설측교두의 능선

B

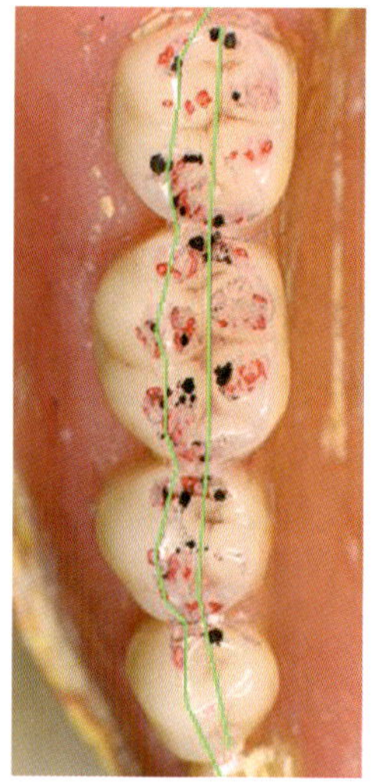

검사 후 하악 우측 교합면; 협측 녹색선은 협측교두의 능선이며 설측 녹색선은 중심구의 연결선

그림 11-8. 작업측 간섭과 균형측 간섭의 구분(협측 녹색선의 협측과 설측 녹색선의 설측은 작업측이며 협측과 설측 녹색선 사이는 균형측에 해당).

이렇게 구분하면 측방운동 교합조정의 원칙을 적용하기가 쉬워지겠습니다. 그리고 기능교두가 움직이는 방향을 고려하여, 그림 11-9에 나오듯 움직임을 방해하는 돌출부나 급경사를 줄여서 기능교두가 부드럽게 유도되도록 조정하는 것입니다. 작업측 조정은 유도선이 운동 초기에 convex 하지 않고 concave하도록 나타난 간섭을 조심스럽게 조정하며 균형측 조정은 기능교두가 서로 닿아 간섭을 하기 때문에 간섭이 표시된 부위의 교두사면의 convex를 조금 낮추어주는 느낌으로 조정하면 되겠습니다(그림 11-9. D).

A

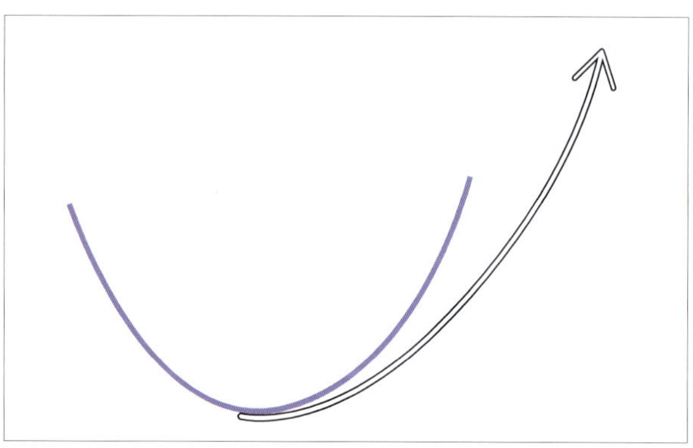

교두가 자연스럽게 움직이는 모습; 초기에 접선각이 낮습니다.

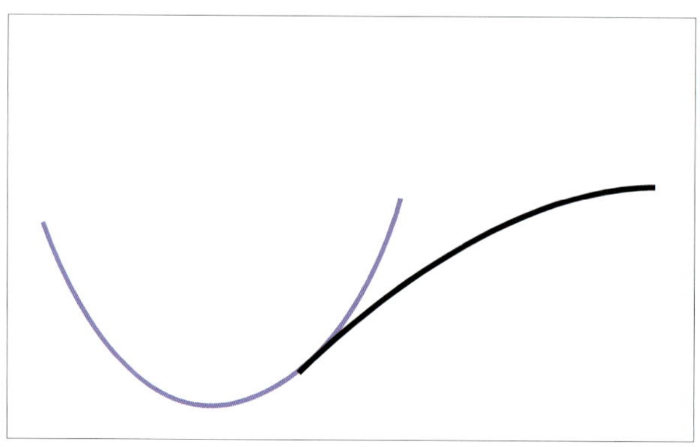

B

교두가 움직이기 힘든 경우; 초기 접선각이 높습니다.

C

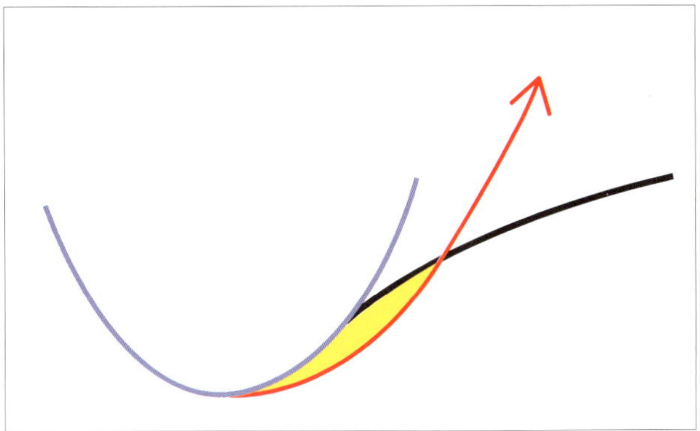

A와 B 사이의 차이(노란색)를 조정

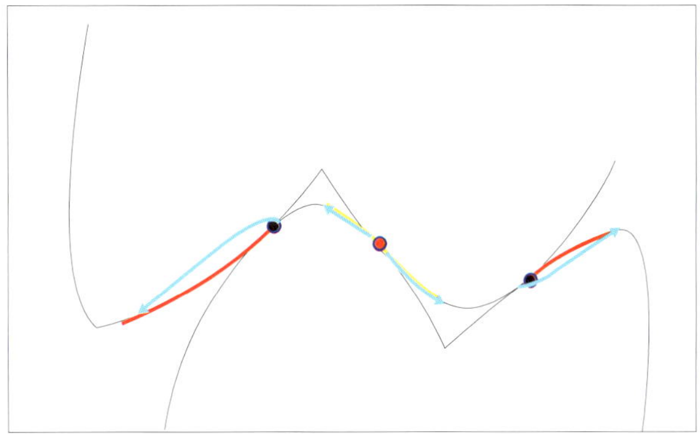

D

조정의 개념도; 붉은선은 작업 측 간섭, 노란 선은 균형 측 간섭, 파란 선은 조정하는 방향

그림 11-9. 측방운동 조정의 개념.

그림 11-10에 실제로 조정하는 예를 보여주고 있습니다. 대부분의 경우 여러 번 조정해야 하지만 아주 중요한 단계라고 생각합니다. 교합조정이 완성된 의치의 교합면(그림 11-10. E & F)을 보면 그림 11-1과 매우 다르게 유도면 표시가 화려하지(^^) 못한 것을 알 수 있습니다. 그렇지만 그림 11-10의 임상환자는 이러한 조정 후 의치를 문제없이 잘 사용하고 있습니다.

A

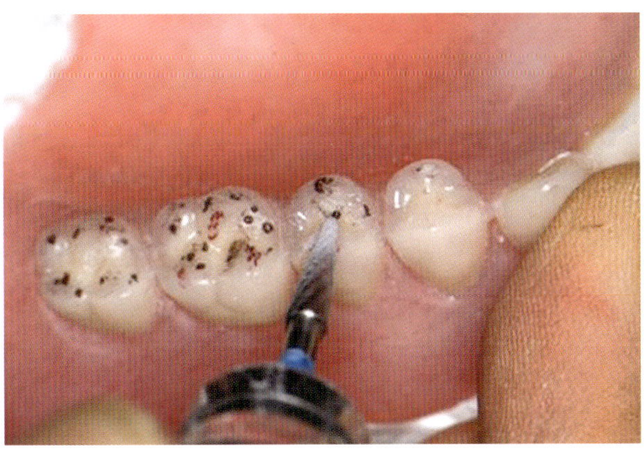

기능측 교합조정

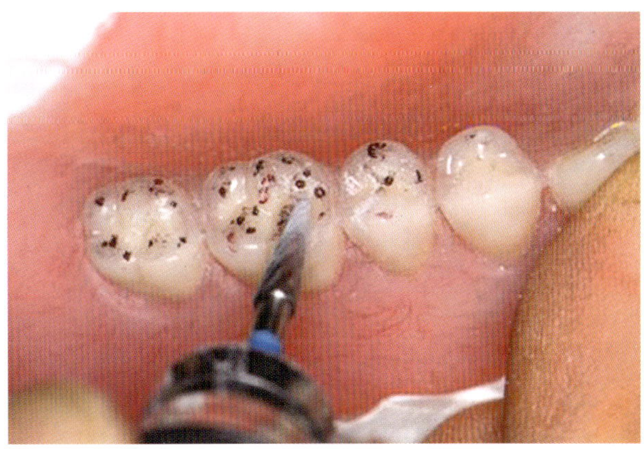

B

기능측 교합조정

C

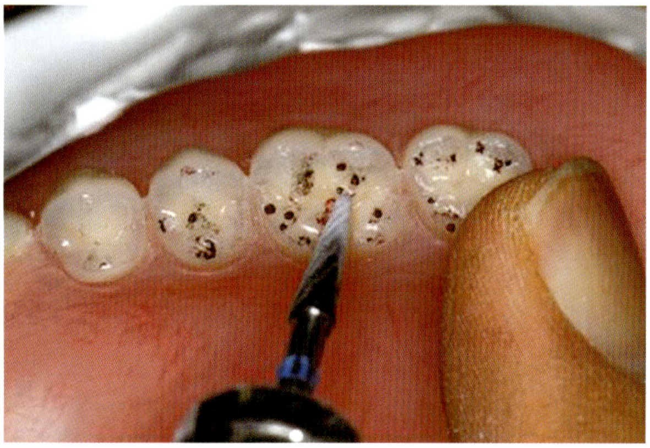

균형 측 교합조정

D

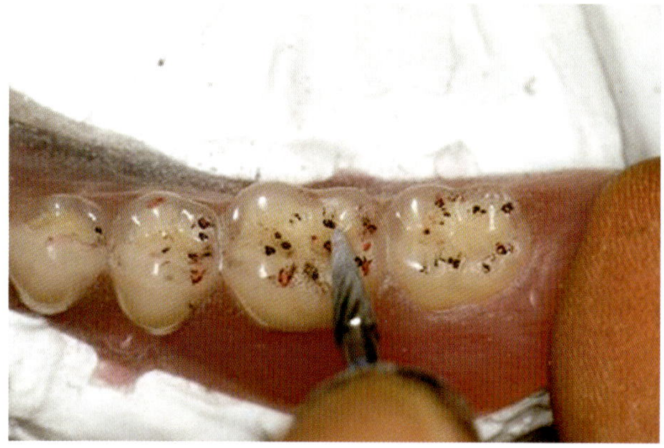

균형 측 교합조정

E

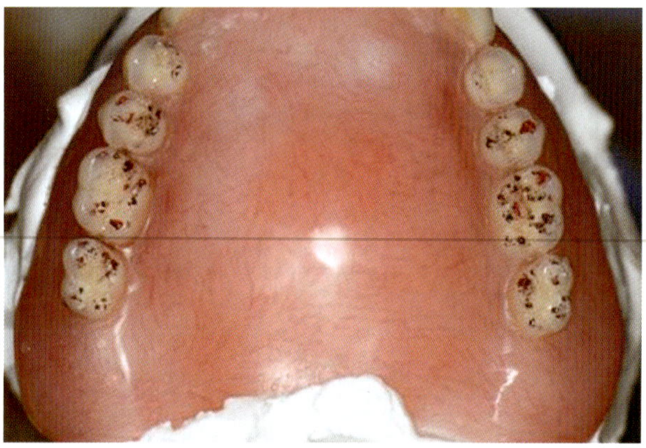

교합조정을 마무리한 상악의치

F

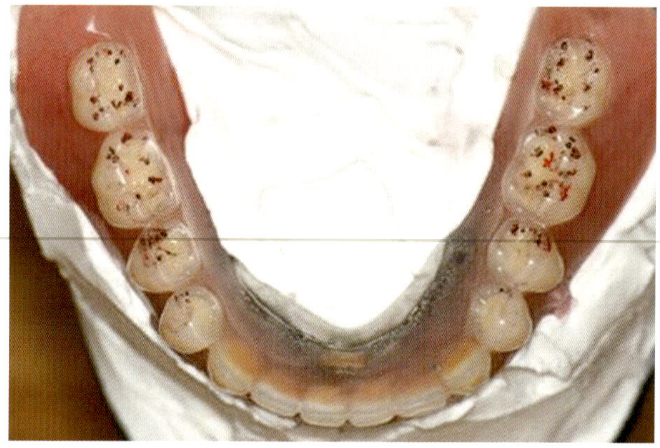

교합조정을 마무리한 하악 의치

그림 11-10. 교합조정의 완성

즉 실제적 환자에서는 그림 11-1과 같이 보기 좋도록 조정하는 것은 어려운 것 같습니다. 그래서 교합조정의 목표를 다음과 같이 정하고 저는 조정하고 있습니다.

1) 중심위에서 양측에 고르게(4구치에) 교합점을 명확히 형성하자. – 점이 많지 않아도 된다. 정확히
2) 측방운동에서 유도는 부드럽게(smooth) 되게 하자.
3) 작업 측 유도가 잘 나온다면 균형 측 유도가 잘 나오지 않아도 크게 신경을 쓰지 말자.

비해부학적 치아에서 교합조정은 해부학적 치아에서 교합조정과 같이 중심위 교합에서 조정을 먼저 한 다음, 측방운동에서 조정하면 됩니다. 교두가 없어서 평면이므로 조정도 가능하면 평면이 되게 조정을 하면 됩니다.

교합조정이 마무리된 의치는 깨끗이 씻어서 환자에게 장착하여 주고 사용상의 주의점에 대하여 설명하고 마무리하면 되겠습니다(그림 11-11).

A

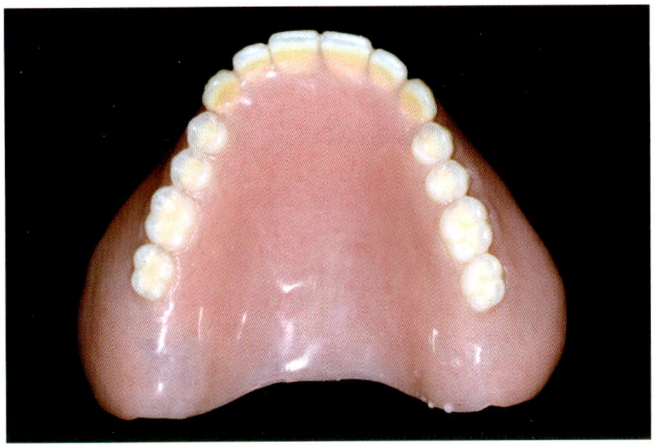

완전히 마무리된 상악의치

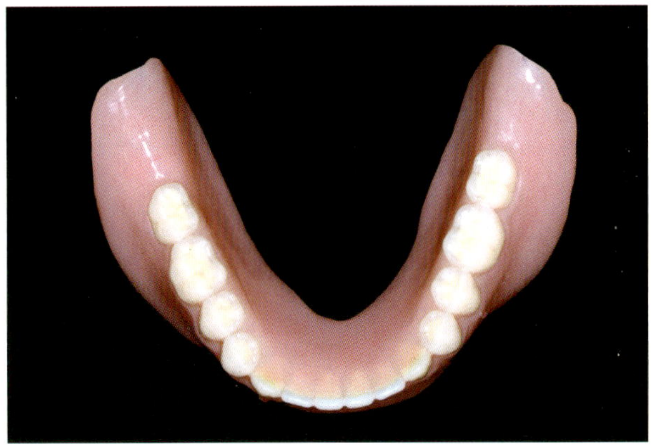

B

완전히 마무리된 하악 의치

C

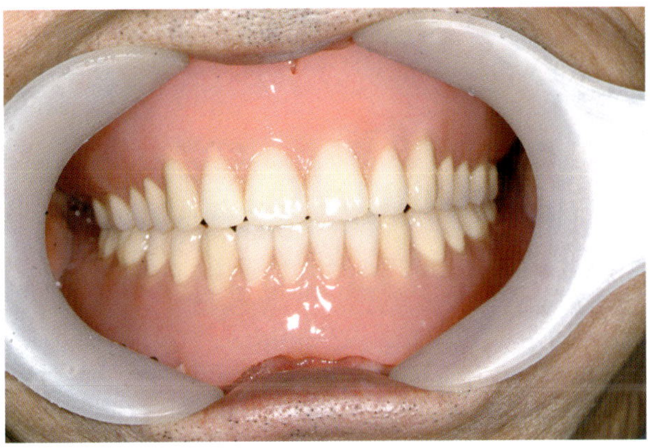

구강 내에 장착된 모습

그림 11-11. 완성된 의치와 구강 내 장착한 모습

의치 장착 시 설명할 주의점(발음, 저작, 심미 등은 교과서 참조해 주세요)에 대해서는 여기서 간단히만 언급하도록 하겠습니다. 저는 환자에게 잘 때에는 반드시 의치를 제거하여 찬물에 담아 두었다가 아침에 일어나면 살짝 씻고 구강에 장착하시고, 식사 후에는 의치를 제거하여 의치용 칫솔(따로 준비합니다)에 치약을 사용하지 말고(마모제가 있어서 사용시 의치가 마모됩니다), 중성세제를 사용하여 씻고 그래서 하루에 4회 즉 아침에 장착전, 매 식사 3회 후, 하시라고 이야기합니다. 1~3일 후에 약속을 정하여주고 아프든 안아프든 그 약속날 반드시 내원하라고 이야기합니다. 그리고 반드시 환자에게 말씀드려야 할 것은 의치를 사용하면 아픈 곳이 나타나는 것이 당연함으로 다음 내원시에 조정을 하여야하며 이러한 조정은 환자마다 달라서 수회 오셔야 되는데 건강보험에서도 3회하는 것으로 정하여 있을 정도로 생기는 것이니 절대 참지 말고 스트레스 쌓이지 말고 오셔서 조정하

시라고 이야기드립니다. 그리고 장착 후 1~3일에 내원하게 약속일을 정하여 주었지만, 약속일까지 못 참도록 아프면 의치를 빼두었다가 오시기 전날부터 사용(최소 2회 이상 식사하면 동통 부위를 찾기가 쉽습니다)하면 좋겠다고 말씀드립니다. '적응을 위해 불편한 것은 좀 참아야할 수도 있지만, 아픈 것은 참지마시라. 제가 99.9% 없애드리겠습니다'라고 환자에게 이야기합니다만, 그래도 약속날이 지난 후에 오셔서 환자는 '아픈데 질내려고 참다참다가 안되서 왔다'고 딴소리(^^)를 하는 경우가 많은 것 같습니다.

환자를 위한 의치 사용 지침서를 제작하여 두었다가 새의치를 장착할 때 환자 및 보호자에게 한장씩 주는 것이 필요하다고 생각합니다.

제 12 장

장착 후 의치조정

의치를 장착한 날, 다음 검사날을 1~3일 후에 잡았습니다. 환자와 보호자에게 그날은 반드시 내원하라고 미리 이야기했습니다.

사실 의치를 장착하는 날에, 우리는 인상면 적합 검사도 열심히 하였고, 진료실 교합조정을 통하여 정성껏 조정을 했지만 안타깝게도 환자들은 대부분 아프고 잘 사용하지 못하였다고 합니다. –대부분이 그렇습니다. 그래서 환자가 진료실에 나타나면 먼저 환자에게 '어르신 많이 아프셨죠?'라고 물으면서 인사를 대신합니다. –아프면 내가 미리 잘 알고 있었던 것이고 안 아프면 환자 기분이 좋으니 ^^ 문제가 없겠죠– 총의치의 경우에는 거의 모두가 정도 차이지 아픈 것 같습니다.

조정을 시작해 볼까요. 환자들은 많은 조정 경험이 있기 때문에 아픈 부위만 손 좀 봐달라면서 빨리 조정해 달라고 떼를 쓰는 경우가 많습니다. 원칙적인 조정을 위해서는 이러한 요구를 잘 설명하여 이해시키고 시간이 많이 걸리지만 대부분의 경우(아픈 경우)에 진료실 교합조정을 다시 하도록 준비합니다. 이렇게 하는 이유는 많은 조직면의 아픈 경우가 중심위 교합이 정확히 맞지 않거나 편위성 교합접촉으로 의치가 움직여서 나타나는 경우가 많기 때문이죠. 그림 12–1에 장착 후 조정에서 진료실 교합조정을 보여주고 있습니다.

A

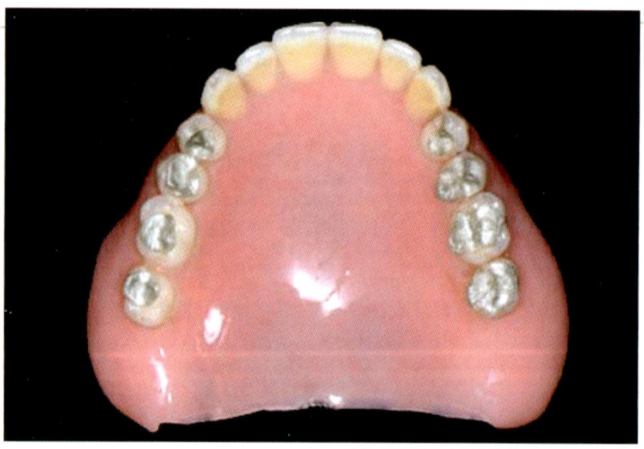

중심위 교합간기록의 채득

B

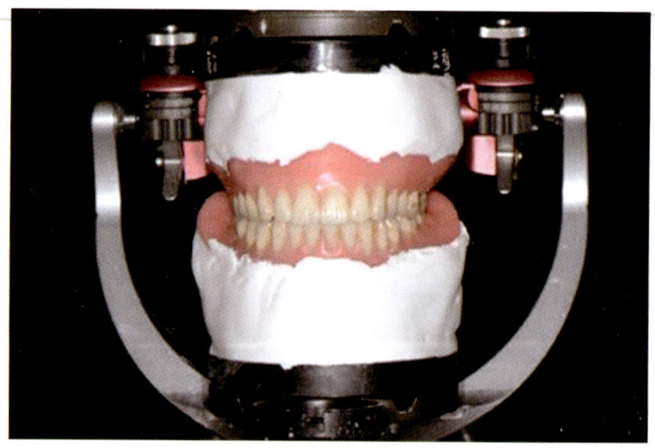

인위적 방법으로 교합기에 거상

C

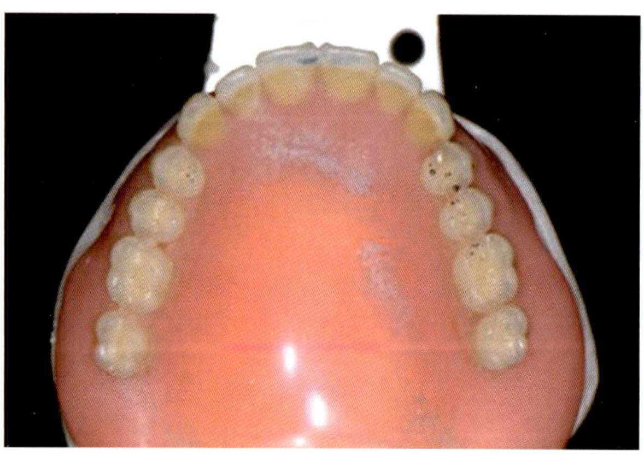

재조정에서 처음 나온 중심위 교합에서의 교합점(상악)

D

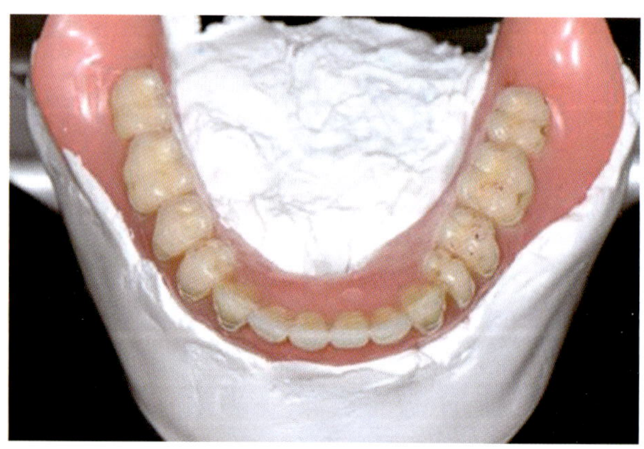

재조정에서 처음 나온 중심위 교합에서의 교합점(하악)

E

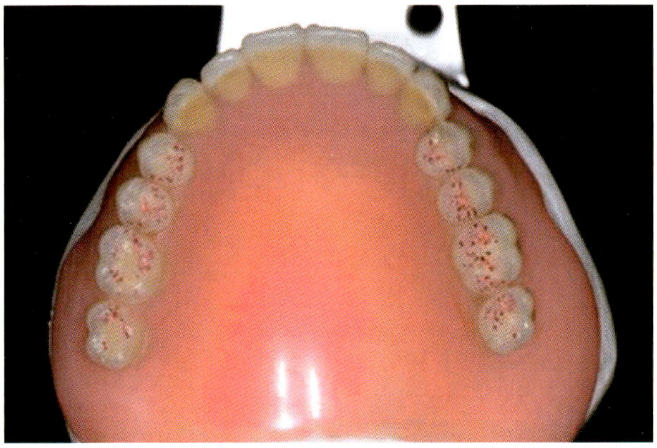

다시 조정된 중심위 교합점(상악)

F

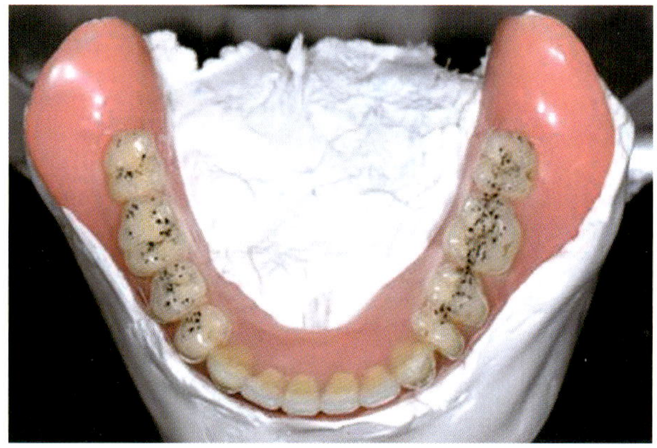

다시 조정된 중심위 교합점(하악)

G

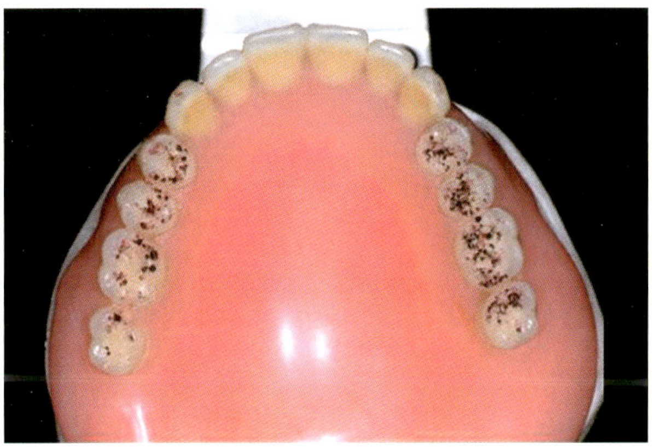

다시 조정된 중심위 교합 및 측방유도(상악)

H

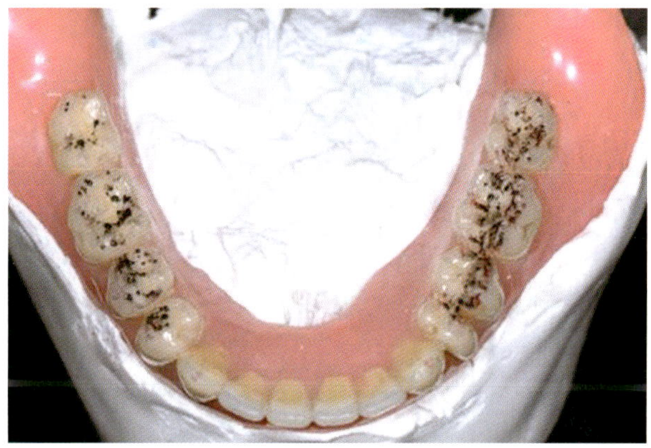

다시 조정된 중심위 교합 및 측방유도(하악)

그림 12-1. 재거상된 의치의 진료실 교합소성

새로 중심위 교합기록을 채득하여(그림 12-1. A) 교합기에 인위적으로 거상한 결과, 의치 장착 전에 교합조정을 하였기에 잘 나올 것이라고 기대하지만 대부분의 경우에는 교합점이 매우 적게 나옵니다(그림 12-1. C & D). 다시 진료실 교합조정을 중심위 교합 및 측방운동 조정을 마무리하면 됩니다(그림 12-1. F & G). 2~3 차례 이러한 진료실 교합조정을 하다보면 교합이 거의 변화가 없이 이전처럼 잘 나오고 또 교합유도면이 더 부드러워지면서, 교합유도 각도도 낮아지고 또 환자도 새 의치 교합에 점점 적응하면서 교합문제는 점차 적어지는 것 같습니다.

일차적인 교합조정을 한 후에 의치상과 관련된 조정을 하게 됩니다. 여기서는 의치의 변연이 날카롭거나 너무 과연장된 경우, 특정 부위가 너무 심하게 눌리는 경우로 나눌 수 있습니다.

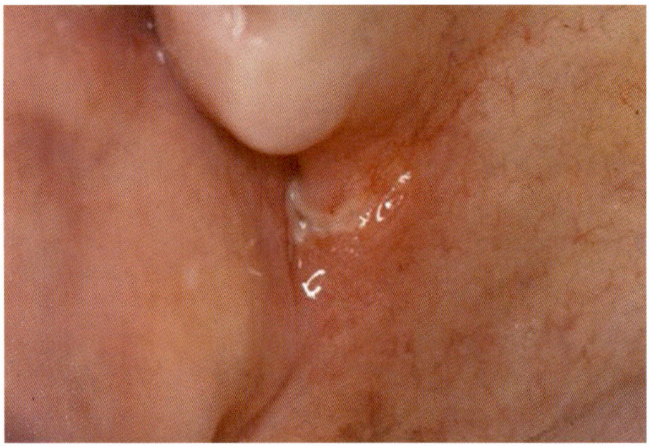

그림 12-2. 구상절흔 후방에 생긴 상처

그림 12-2는 구상절흔의 후방에 생긴 상처로, 구상절흔 부위의 의치 후연이 과연장되어서 주위 조직의 움직임에 상처가 생기는 것이죠. 이때는 그 부위의 변연 길이를 짧게 해야합니다. 절흔 내부에 생긴 경우에는 내면을 조정해야 하므로 위치를 잘 평가해야 합니다.

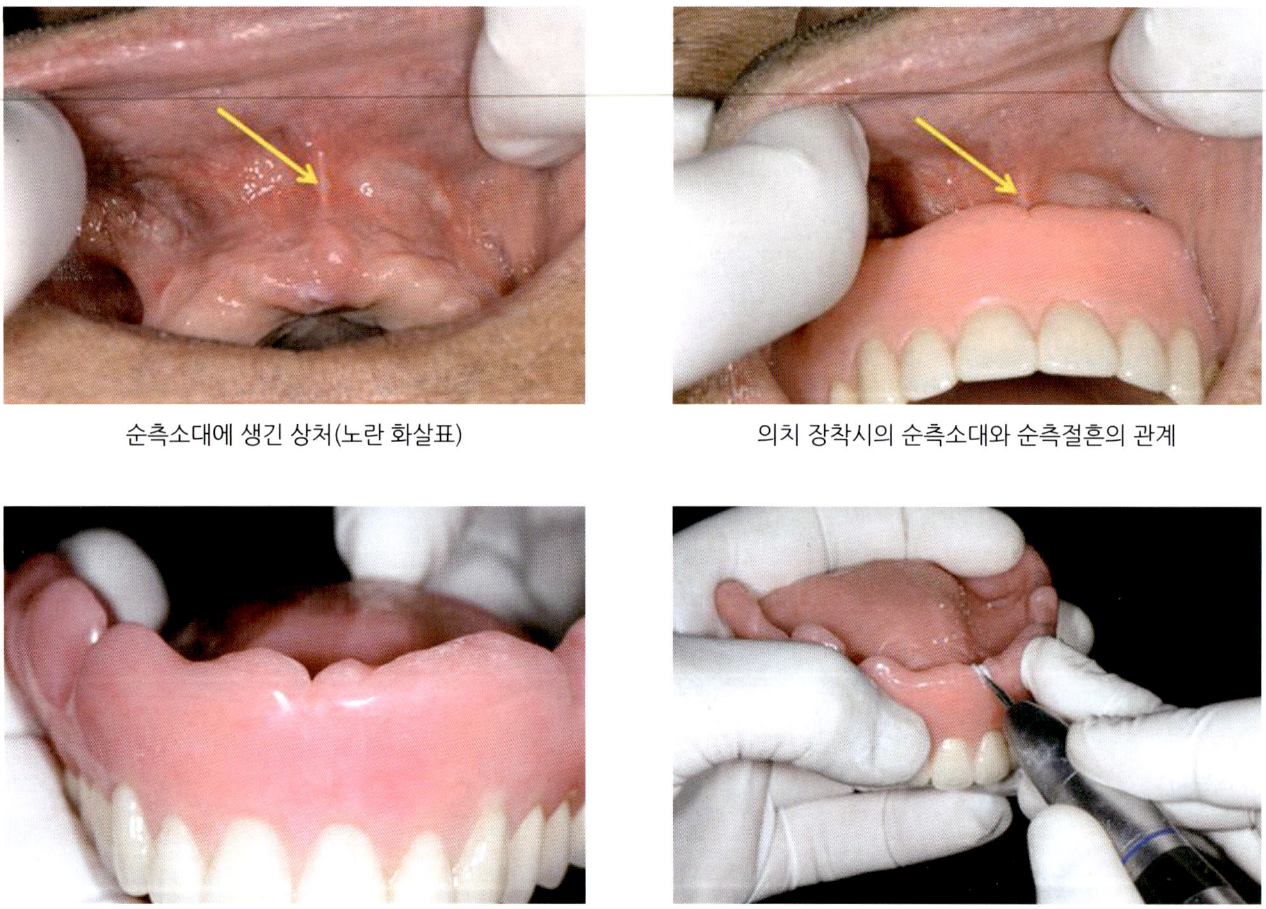

A 순측소대에 생긴 상처(노란 화살표)

B 의치 장착시의 순측소대와 순측절흔의 관계

C 상악의치의 순측절흔

D 순측절흔의 조정

그림 12-3. 순측절흔의 조정

그림 12-3은 순측소대에 생기려는 상처를 조정하기 위한 순측절흔의 조정으로, 순측소대는 상하운동만 하기 때문에 절흔의 폭은 증가하지 않고 깊이만 증가하도록 조정하는 것이 중요합니다. 그림 12-4는 변연을 마무리할 때 기공사의 부주의로 변연이 과연장되게 되었습니다. 구강 내 검사에서 찾지 못했고 첫 조정에서 과연장된 변연부에 동통과 상처가 있는 경우로 자세한 검사에서 과형성된 변연을 볼 수 있고 그것을 조정하면 간단히 해결할 수 있습니다.

A

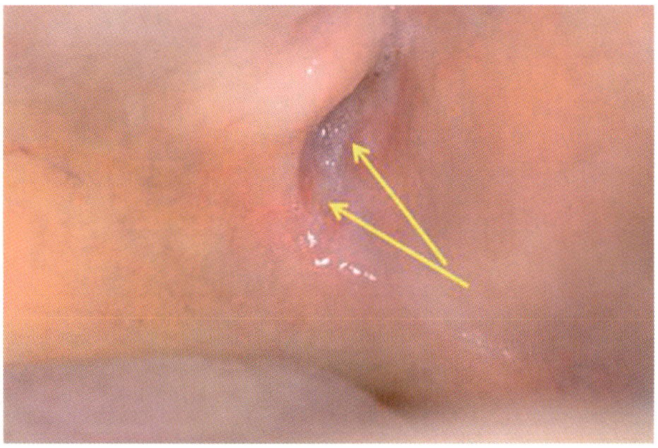

상악 협측변연 후방의 협측에 생긴 상처

B

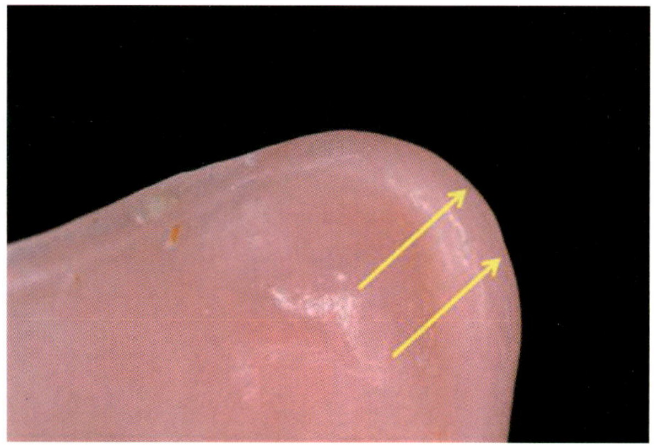

해당 부위의 의치변연에 과연장이 보입니다.

C

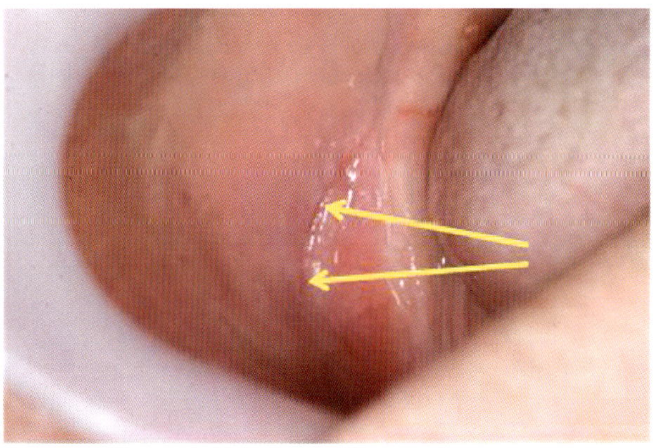

하악 협붕의 변연에 생긴 상처

D

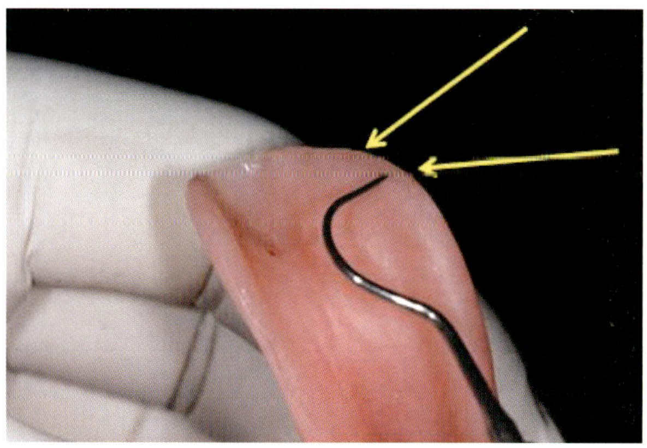

해당 부위의 의치 변연으로 마무리가 잘못되어 있습니다.

그림 12-4. 변연 마무리가 부적절하여 생긴 상처

심하게 눌리는 경우에 해당하는 것을 살펴보면, 그림 12-5는 상악 후방구개폐쇄가 깊게 제작된 경우에는 환자가 의치 완성 후 처음 조정에서 그 부위가 아프다고 이야기하며 눈으로 확인이 가능합니다(그림 12-5. A). 의치의 후방구개폐쇄 부위를 비교하여 돌출부위를 조금 조정하면 쉽게 해결할 수 있습니다(그림 12-5. D). 제작 시에 의도적으로 후방구개폐쇄를 깊게 형성하는 경향이 있기 때문에 처음 장착할 때 주의 깊은 조정이 필요하다고 생각합니다.

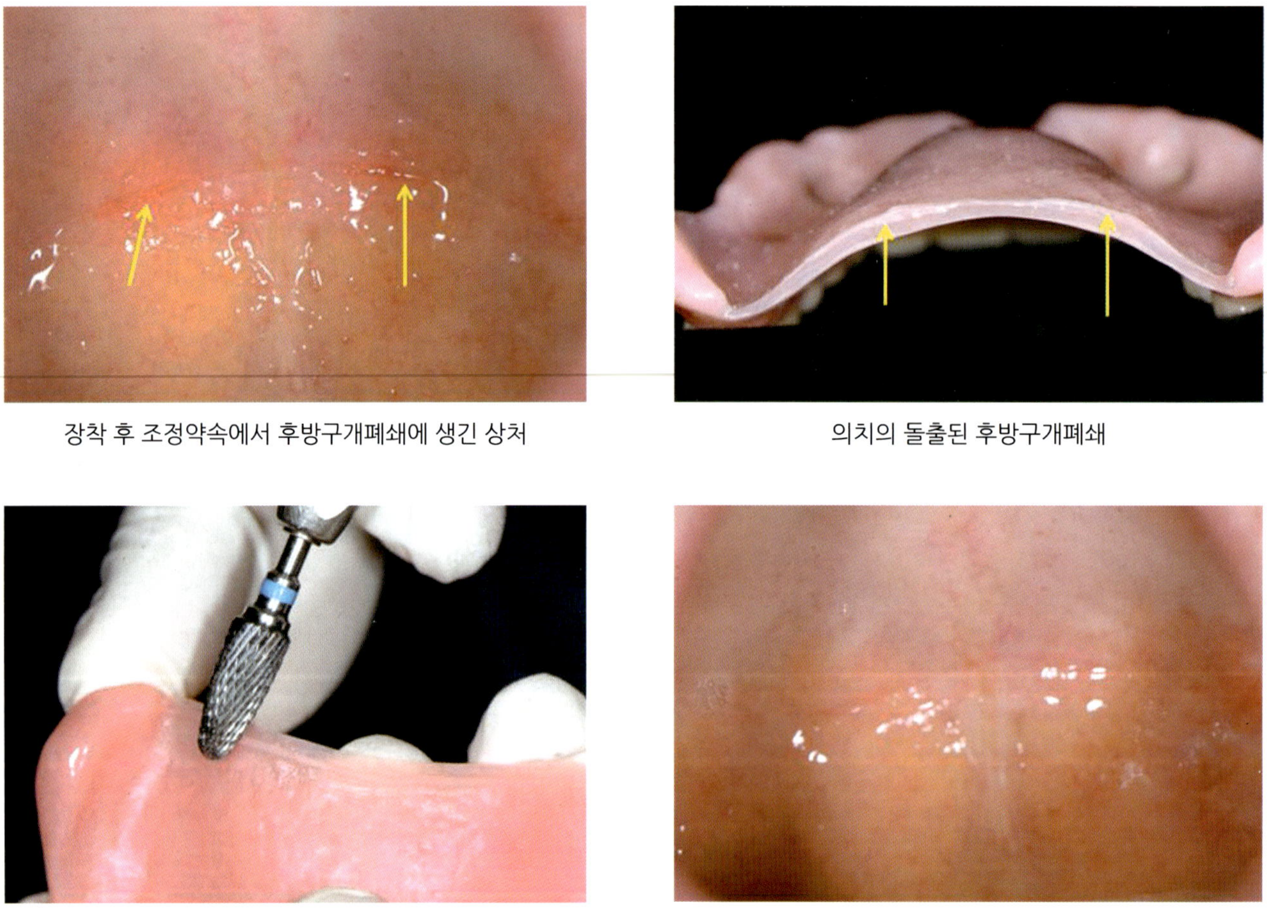

A 장착 후 조정약속에서 후방구개폐쇄에 생긴 상처

B 의치의 돌출된 후방구개폐쇄

C 돌출된 후방구개폐쇄의 조정

D 조정 후 건강이 회복된 후방구개

그림 12-5. 후방구개폐쇄에 의한 상처의 조정

A
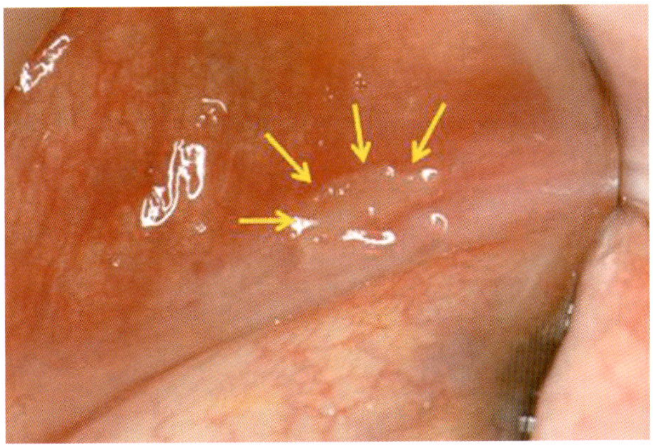

협붕에 생긴 상처

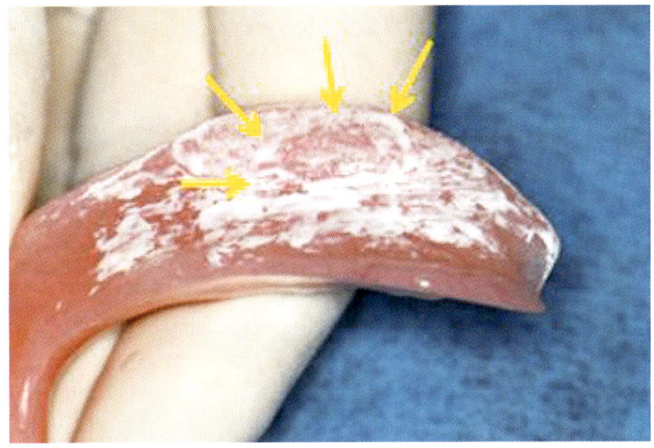
B

협붕에 PIP를 사용한 검사

C
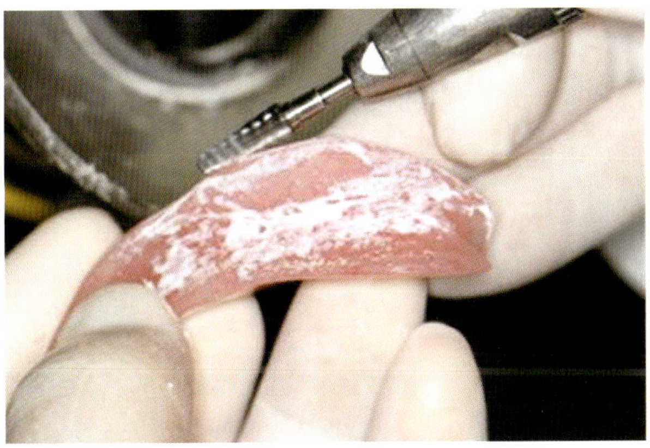

조정

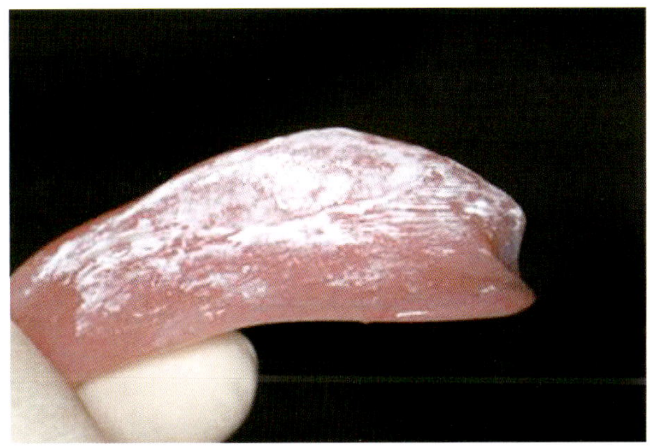
D

조정 후 PIP 검사

그림 12-6. 협붕에 생긴 상처의 조정

그림 12-6에는 저작압으로 협붕에 생긴 상처로 이러한 상처는 인상채득 시 선택적 가압법으로 너무 눌려서 채득되었거나 교합조정이 부적절하여 저작압이 지나치게 많이 가서 생길 수도 있습니다. 이 환자는 인상채득 시 눌린 것으로 사료되어 PIP를 사용하여 심하게 눌리는 부위를 조정하였습니다.

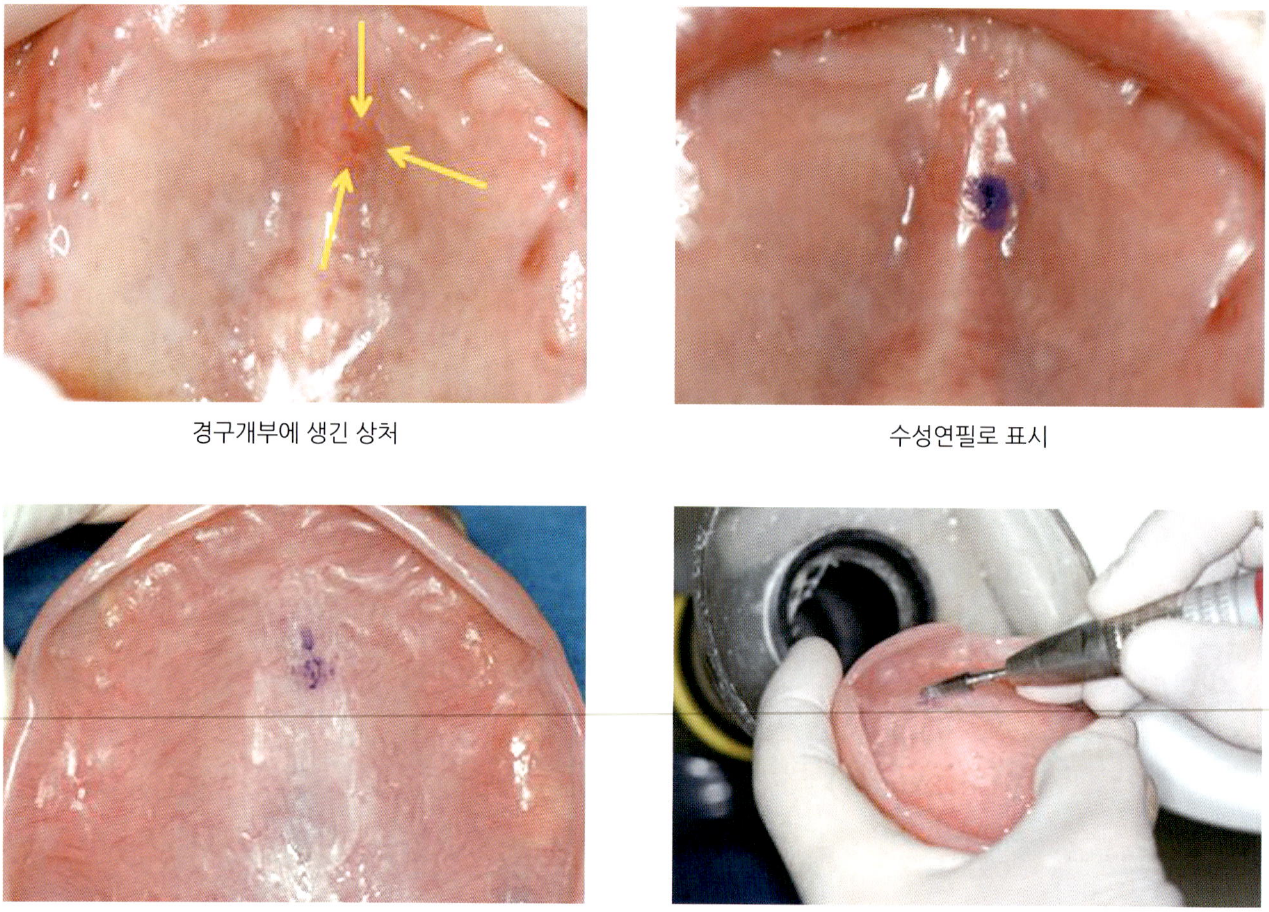

A 경구개부에 생긴 상처

B 수성연필로 표시

C 의치 내면으로 이동

D 표시된 내면의 조정

그림 12-7. 정중부 구개봉선 부위의 상처의 조정

그림 12-7은 경구개의 정중부 구개봉선 바로 옆에 상처가 생긴 것으로 수성연필로 표시하고 의치 내면에 옮겨서 조정하였습니다. 그림 12-8은 구개봉선 부위 불편 부위를 찾는데 Fit-checker를 사용하는 경우로 이런 부위는 교합의 부조화로도 생길 수 있기 때문에 교합조정을 먼저 시행하고 조정하는 것이 좋습니다.

치조제정이나 치조제 사면에 생기는 상처는 주로 편위성 교합접촉에 의해서 생기기 쉬우므로 환자가 의치 내면 조정만을 요구해도 교합조정을 먼저 한 후 내면조정은 조금 적게 조정하는 것이 좋습니다.

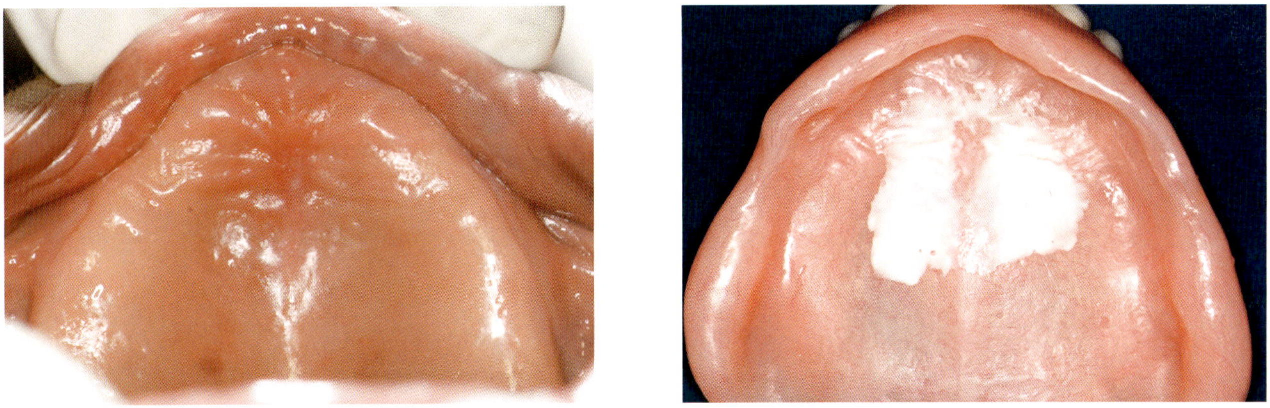

A 정중부 구개봉선부에 환자의 불편감

B Fit-checker를 적용하니 눌리는 부위가 표시됨

그림 12-8. 정중부 구개봉선부의 눌리는 부위를 Fit-checker를 사용하여 의치로 이전함

여기서 우리가 한번 생각할 것은 구강 내 상처 부위를 의치의 내면으로 옮기는 방법은 어떠한 것이 있는가입니다. 일반적으로 수성연필(그림 12-7. B)을 사용하는 방법이 많이 소개되었고 실제 임상에서도 가장 많이 사용되고 있습니다.

그러나 수성연필의 특성상 구강 내 연조직에 잘 표시되지만 물이 들어가면 많이 퍼져서 정확한 위치를 알기 어려운 경우도 있습니다. 다른 방법으로는 PIP(그림 12-6)나 FIT checker(그림 12-8) 혹은 조직조정제를 사용하기도 하나 압력을 받는 부위를 표시하기는 유리하나 동통 부위-특히 두툼한 연조직-를 표시하기에는 어려운 경우도 있습니다.

그리고 다른 방법으로는 고정성 보철물에 사용되는 임시시멘트의 base를 이용하는 방법입니다(그림 12-9). 이 방법을 사용할 때 상처조직에 물기가 있으면 표시가 잘 되지 않으므로 거즈 등으로 닦아주고 바르면 잘됩니다(그림 12-9. C).

A

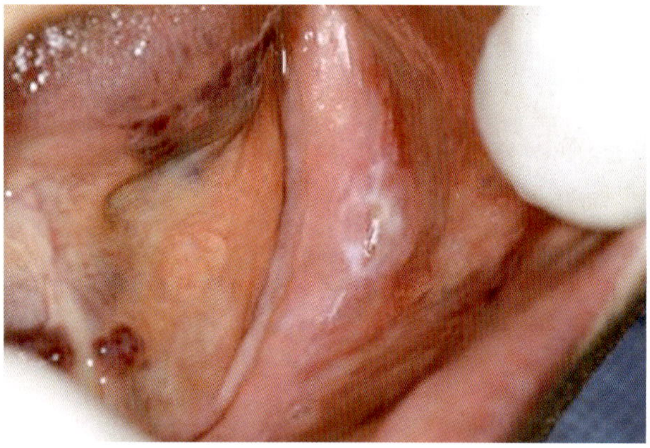

좌측 협붕의 순측변연에 생긴 상처

B

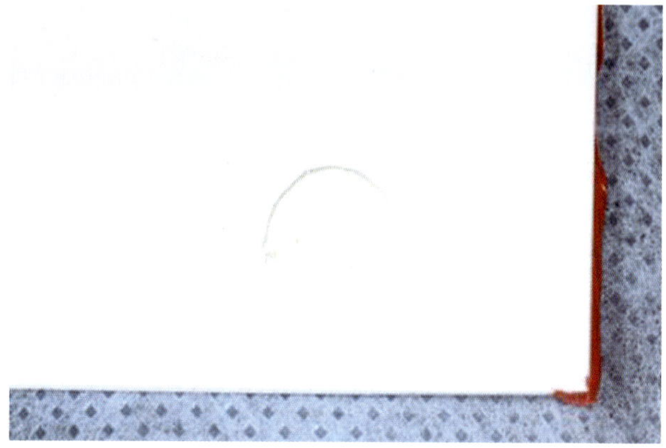

임시시멘트의 base

C

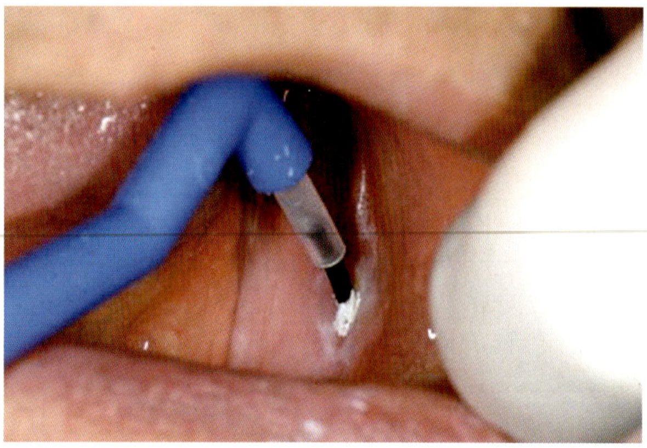

플라스틱 브러쉬로 상처 부위를 표시

D

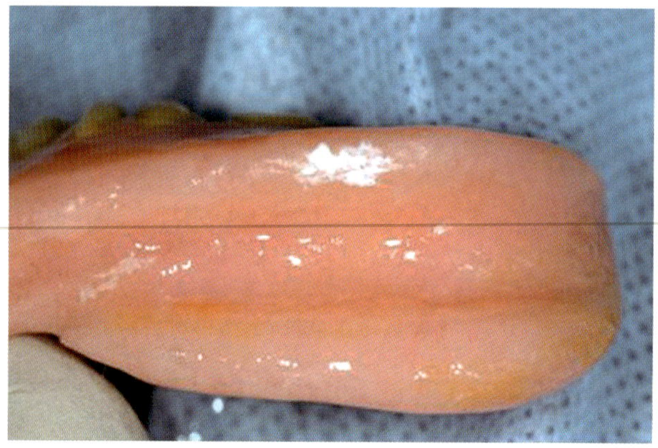

의치상으로 이전된 표시

그림 12-9. 임시시멘트 base를 이용한 상처 부위의 의치 이전 방법

일반적인 상황에서 보면 먼저 교합기에서 하는 진료실 교합조정을 다시 하여(교합의 오차가 얼마나 되는지를 판단할 수 있는 기회) 교합점이 모든 구치부에 고르고 넓게 형성되게 하면서 교합유도각을 낮추어 부드럽게 하고 환자가 불평한 아픈 부위의 원인을 판단해서 변연이 길면 조정하고 눌리면 내면 조정을 적절히(교합문제도 있으니) 조정하면, 환자가 새 의치에 적응하는데 필요한 시간도 어느 정도 지나면서 새 의치의 이물감도 점차 줄어들고 새로 형성된 교합과 유도에 익숙해져 문제가 점점 사라지는 것 같습니다.